全国中医药行业高等教育"十三五"规划教材

全国高等中医药院校规划教材（第十版）

急救护理学

（新世纪第三版）

（供护理学专业用）

主 编

吕 静（长春中医药大学）

副主编

张传英（安徽中医药大学）　　　王淑荣（黑龙江中医药大学）

蔡恩丽（云南中医学院）　　　　许 瑞（甘肃中医药大学）

编 委（以姓氏笔画为序）

王 芳（成都中医药大学）　　　王 丽（山西中医学院）

王丹丹（长春中医药大学）　　　王惠峰（北京中医药大学）

冯 凤（山东中医药大学）　　　李 霞（福建中医药大学）

吴雪影（大连医科大学）　　　　郭佳莹（广州中医药大学）

中国中医药出版社

·北 京·

图书在版编目（CIP）数据

急救护理学 / 吕静主编 . —3 版 . —北京：中国中医药出版社，2016.9（2018.1重印）

全国中医药行业高等教育"十三五"规划教材

ISBN 978 – 7 – 5132 – 3337 – 8

Ⅰ . ①急… Ⅱ . ①吕… Ⅲ . ①急救 – 护理学 – 中医药院校 – 教材
Ⅳ . ① R472.2

中国版本图书馆 CIP 数据核字（2016）第 096608 号

请到"医开讲 & 医教在线"（网址：www.e–lesson.cn）
注册登录后，刮开封底"序列号"激活本教材数字化内容。

中国中医药出版社出版

北京市朝阳区北三环东路 28 号易亨大厦 16 层
邮政编码　100013
传真　010 64405750
廊坊市晶艺印务有限公司印刷
各地新华书店经销

开本 850 × 1168　1/16　印张 14.5　字数 351 千字
2016 年 9 月第 3 版　2018 年 1 月第 3 次印刷
书号　ISBN 978 – 7 – 5132 – 3337 – 8

定价 38.00 元
网址　www.cptcm.com

社长热线　010 64405720
购书热线　010 64065415　010 64065413
微信服务号　zgzyycbs

书店网址　csln.net/qksd/
官方微博　http：//e.weibo.com/cptcm

淘宝天猫网址　http：//zgzyycbs.tmall.com

全国中医药行业高等教育"十三五"规划教材

全国高等中医药院校规划教材（第十版）

专家指导委员会

名誉主任委员

王国强（国家卫生计生委副主任　国家中医药管理局局长）

主 任 委 员

王志勇（国家中医药管理局副局长）

副主任委员

王永炎（中国中医科学院名誉院长　中国工程院院士）

张伯礼（教育部高等学校中医学类专业教学指导委员会主任委员
　　　　天津中医药大学校长）

卢国慧（国家中医药管理局人事教育司司长）

委　　　员（以姓氏笔画为序）

王省良（广州中医药大学校长）

王振宇（国家中医药管理局中医师资格认证中心主任）

方剑乔（浙江中医药大学校长）

孔祥骊（河北中医学院院长）

石学敏（天津中医药大学教授　中国工程院院士）

卢国慧（全国中医药高等教育学会理事长）

匡海学（教育部高等学校中药学类专业教学指导委员会主任委员
　　　　黑龙江中医药大学教授）

吕文亮（湖北中医药大学校长）

刘　力（陕西中医药大学校长）

刘振民（全国中医药高等教育学会顾问　北京中医药大学教授）

安冬青（新疆医科大学副校长）

许二平（河南中医药大学校长）

孙忠人（黑龙江中医药大学校长）

严世芸（上海中医药大学教授）

李灿东（福建中医药大学校长）

李青山（山西中医药大学校长）

李金田（甘肃中医药大学校长）

杨　柱（贵阳中医学院院长）

杨关林（辽宁中医药大学校长）

余曙光（成都中医药大学校长）

宋柏林（长春中医药大学校长）

张欣霞（国家中医药管理局人事教育司师承继教处处长）

陈可冀（中国中医科学院研究员　中国科学院院士　国医大师）

陈明人（江西中医药大学校长）

武继彪（山东中医药大学校长）

范吉平（中国中医药出版社社长）

周仲瑛（南京中医药大学教授　国医大师）

周景玉（国家中医药管理局人事教育司综合协调处处长）

胡　刚（南京中医药大学校长）

秦裕辉（湖南中医药大学校长）

徐安龙（北京中医药大学校长）

徐建光（上海中医药大学校长）

唐　农（广西中医药大学校长）

彭代银（安徽中医药大学校长）

路志正（中国中医科学院研究员　国医大师）

熊　磊（云南中医学院院长）

秘 书 长

王　键（安徽中医药大学教授）

卢国慧（国家中医药管理局人事教育司司长）

范吉平（中国中医药出版社社长）

办公室主任

周景玉（国家中医药管理局人事教育司综合协调处副处长）

林超岱（中国中医药出版社副社长）

李秀明（中国中医药出版社副社长）

李占永（中国中医药出版社副总编辑）

前 言

为落实《国家中长期教育改革和发展规划纲要（2010–2020年）》《关于医教协同深化临床医学人才培养改革的意见》，适应新形势下我国中医药行业高等教育教学改革和中医药人才培养的需要，国家中医药管理局教材建设工作委员会办公室（以下简称"教材办"）、中国中医药出版社在国家中医药管理局领导下，在全国中医药行业高等教育规划教材专家指导委员会指导下，总结全国中医药行业历版教材特别是新世纪以来全国高等中医药院校规划教材建设的经验，制定了"'十三五'中医药教材改革工作方案"和"'十三五'中医药行业本科规划教材建设工作总体方案"，全面组织和规划了全国中医药行业高等教育"十三五"规划教材。鉴于由全国中医药行业主管部门主持编写的全国高等中医药院校规划教材目前已出版九版，为体现其系统性和传承性，本套教材在中国中医药教育史上称为第十版。

本套教材规划过程中，教材办认真听取了教育部中医学、中药学等专业教学指导委员会相关专家的意见，结合中医药教育教学一线教师的反馈意见，加强顶层设计和组织管理，在新世纪以来三版优秀教材的基础上，进一步明确了"正本清源，突出中医药特色，弘扬中医药优势，优化知识结构，做好基础课程和专业核心课程衔接"的建设目标，旨在适应新时期中医药教育事业发展和教学手段变革的需要，彰显现代中医药教育理念，在继承中创新，在发展中提高，打造符合中医药教育教学规律的经典教材。

本套教材建设过程中，教材办还聘请中医学、中药学、针灸推拿学三个专业德高望重的专家组成编审专家组，请他们参与主编确定，列席编写会议和定稿会议，对编写过程中遇到的问题提出指导性意见，参加教材间内容统筹、审读稿件等。

本套教材具有以下特点：

1. 加强顶层设计，强化中医经典地位

针对中医药人才成长的规律，正本清源，突出中医思维方式，体现中医药学科的人文特色和"读经典，做临床"的实践特点，突出中医理论在中医药教育教学和实践工作中的核心地位，与执业中医（药）师资格考试、中医住院医师规范化培训等工作对接，更具有针对性和实践性。

2. 精选编写队伍，汇集权威专家智慧

主编遴选严格按照程序进行，经过院校推荐、国家中医药管理局教材建设专家指导委员会专家评审、编审专家组认可后确定，确保公开、公平、公正。编委优先吸纳教学名师、学科带头人和一线优秀教师，集中了全国范围内各高等中医药院校的权威专家，确保了编写队伍的水平，体现了中医药行业规划教材的整体优势。

3. 突出精品意识，完善学科知识体系

结合教学实践环节的反馈意见，精心组织编写队伍进行编写大纲和样稿的讨论，要求每门教材立足专业需求,在保持内容稳定性、先进性、适用性的基础上,根据其在整个中医知识体系中的地位、学生知识结构和课程开设时间,突出本学科的教学重点,努力处理好继承与创新、理论与实践、基础与临床的关系。

4. 尝试形式创新,注重实践技能培养

为提升对学生实践技能的培养,配合高等中医药院校数字化教学的发展,更好地服务于中医药教学改革,本套教材在传承历版教材基本知识、基本理论、基本技能主体框架的基础上,将数字化作为重点建设目标,在中医药行业教育云平台的总体构架下,借助网络信息技术,为广大师生提供了丰富的教学资源和广阔的互动空间。

本套教材的建设,得到国家中医药管理局领导的指导与大力支持,凝聚了全国中医药行业高等教育工作者的集体智慧,体现了全国中医药行业齐心协力、求真务实的工作作风,代表了全国中医药行业为"十三五"期间中医药事业发展和人才培养所做的共同努力,谨向有关单位和个人致以衷心的感谢!希望本套教材的出版,能够对全国中医药行业高等教育教学的发展和中医药人才的培养产生积极的推动作用。

需要说明的是,尽管所有组织者与编写者竭尽心智,精益求精,本套教材仍有一定的提升空间,敬请各高等中医药院校广大师生提出宝贵意见和建议,以便今后修订和提高。

国家中医药管理局教材建设工作委员会办公室

中国中医药出版社

2016 年 6 月

编写说明

为了更好地贯彻落实《国家中长期教育改革和发展规划纲要》和《医药卫生中长期人才发展规划（2011–2020年）》，根据《教育部关于"十三五"普通高等教育本科教材建设的若干意见》，在国家中医药管理局教材建设工作委员会宏观指导下，中国中医药出版社组织了全国中医药行业高等教育"十三五"规划教材护理学专业（本科）系列教材的编写。

本教材在全国中医药行业高等教育"十二五"规划教材《急救护理学》的基础上，结合当前国内外急救护理的发展现状，将急救护理发展的新知识、新技术等引入教材，以院前急救—急诊科救治—院内急救为护理模式，重点突出院前急救特色。在力求知识的时代性、适用性、够用性基础上，结合本科护理教育的特点进行内容的组织和编排。教材新增了灾难救护、危重症患者的营养支持、气道异物的现场急救、急诊科的护理管理和急诊患者及家属的心理护理、ICU伦理及法律、血管置管术、临时心脏起搏、主动脉球囊反搏、连续性血液净化治疗、体外膜肺氧合技术。将原教材中与其他课程重复的内容进行了合理删减。总之，本教材力求做到内容和形式上有所突破，更加符合护理学专业本课程的教学规律，以达到培养学生急救意识、提高其综合急救能力的目的。

全书分十七章，编写内容及分工如下：第一章绪论、第二章急诊医疗服务体系由吕静编写；第三章院前急救由许瑞编写；第四章院前急救技术由张传英编写；第五章灾难救护由许瑞、吕静编写；第六章心搏骤停与心肺脑复苏由李霞编写；第七章急诊科护理工作由吴雪影编写；第八章重症监护病房护理由王惠峰编写；第九章危重症患者监护由王芳编写；第十章常用院内急救技术由王淑荣编写；第十一章危重症患者的营养支持由王丽编写；第十二章休克患者的护理由冯凤编写；第十三章多发性创伤急救与护理由王丹丹编写；第十四章急性中毒由郭佳莹、王惠峰、吕静编写；第十五章环境及物理因素损伤由蔡恩丽编写；第十六章常见临床危象护理由王丽编写；第十七章多器官功能障碍综合征由冯凤编写。

本教材在编写、审定过程中，得到各参编院校领导、专家的热情指导和帮助，在此深表谢意！同时，向参加编写全国中医药行业高等教育"十二五"规划教材《急救护理学》的全体编写人员表示感谢。

本教材数字化工作是在国家中医药管理局中医药教育教学改革研究项目的支持下，由中国中医药出版社资助展开的。该项目（编号：GJYJS16097）由吕静、张传英负责，全体编者共同参与完成。

《急救护理学》编委会

2016年6月

目 录

第一章 绪 论

急救护理学是现代护理学的重要组成部分，是以挽救患者生命、提高抢救成功率、促进患者康复、减少伤残率、提高生命质量为目的，以现代医学科学、护理学专业理论为基础，研究各类急危重症患者抢救、护理和科学管理的一门综合性应用学科。近年来，随着灾难事故的增多、人类疾病谱的改变、人口和家庭结构的变化等，急救护理学在社会医疗服务工作中发挥了越来越重要的作用。

第一节 急救护理学的起源与发展

急救护理学是随着急诊医学、危重病医学的发展以及现代科技的不断进步、新兴医学与护理学理论的不断形成而发展起来的。

一、急救护理学的起源

人类在自然界生存，就会遇到自然灾害、意外伤害和疾病等各种危及生命和健康的情况。前人在自身生存和与疾病斗争的过程中积累、总结了许多经验，形成理论后再经过反复实践，逐渐发展成为急诊医学。急诊医学在其形成和发展的过程中始终涵盖着护理学的内容，也就开始了急救护理的实践。当时医护没有明确分工，在许多古代医学文献中有不少名医治疗、护理的记载。中国古代对急症最早的论述见于春秋战国时期的《黄帝内经》。《黄帝内经》奠定了中医急诊学的理论基础，书中详细论述了相关急症的疾病名称、临床表现、病因病机、诊治要点，同时对中医急诊学临床辨证思维有了纲领性的认识。《素问·至真要大论》提出："病有盛衰，治有缓急，方有大小。"东汉张仲景所著的《伤寒杂病论》开创了急诊辨证论治的先河，并创造性地提出应用人工呼吸的方法抢救自缢患者。晋代著名医家葛洪所著的《肘后备急方》是第一部中医急诊手册，该书收集了魏晋南北朝时期治疗急症的经验，包括内、外、妇、儿、五官各科，尤其在治疗抢救方面，提出了"急则治标，因证而异，针药摩熨"的综合治疗学术思想，首次记载了蜡疗、烧灼止血、放腹水、小夹板固定等急救技术。此外，唐代孙思邈的《备急千金要方》、元代危亦林的《世医得效方》，都记载了多种急症的医方和救治方法。急救医学的起源及发展更重要的方面是源自战争，战地救护一直是急救的主要内涵。春秋战国时期就有当时的方士或巫医随军出征，担任"队医"，并逐步形成战伤救护条例和措施。"军医"一词始于后唐清泰三年（936年），军队医院正式设立始于宋代（1126年），随后战地救护逐步得到进一步发展。历史上这些丰富的医学遗产，为中医药学在急诊医学理论和急救方法上积累了独特的理论和实践经验，为祖国急诊医学和急救护理学的发展奠定了基础。

近代急救护理的起源可追溯到 19 世纪中叶，国际护理事业的先驱弗罗伦斯·南丁格尔（Florence Nightingale，1820—1910）在 1854—1856 年克里米亚战争期间，率领 38 名护理人员到前线医院对伤病员进行救护，在短短 6 个月的时间内收治了 6 万余名伤病员，并且使伤病员的死亡率由 42% 下降到 2.2%。1863 年，南丁格尔根据自己的工作体会，提出要在手术间附近设一个房间，以便于随时观察病情，使手术后的患者在此得以恢复，这就是"监护病房"的雏形。南丁格尔是现代护理学的创始人，也为急救护理学的发展奠定了基础。

二、急救护理学的发展与现状

（一）国际急救护理学的发展与现状

急救护理学真正得到发展是在 20 世纪 50 年代初，北欧发生了脊髓灰质炎大流行，很多病人伴有呼吸肌麻痹不能自主呼吸，因此出现了最早用于监护呼吸衰竭患者的监护病房。60 年代始，随着电子仪器设备的发展，急救护理工作进入了有抢救设备配合的新阶段，心电示波、电除颤器、呼吸机、血透仪的应用和急诊医学理论与实践的深化，使急救护理理论和技术得到了相应的提高和发展，同时，现代监护仪器设备的集中使用，也促进了加强监护病房（intensive care unit，ICU）的建立，到 60 年代末，美国大部分医院至少有一个 ICU。70 年代中期，在德国召开的由国际红十字会参与的一次医学会议上，提出了急救事业国际化、国际互助和标准化的方针，国际统一了紧急呼救电话、急救车上的抢救设备装置并交流急救经验等。1972 年美国医学会正式承认急诊医学为一门独立医学学科，1979 年国际上正式承认急诊医学为医学科学中的第 23 个专业学科，1983 年危重症医学成为美国医学界一门新的学科。20 世纪 90 年代，急诊医疗服务体系得到迅速发展，使急救护理学的研究范畴拓展到院前急救、灾难救护、院内急诊和危重病救治等多项内容。

（二）我国急救护理学的发展与现状

我国急救护理事业的发展也经历了从简单到逐步完善形成新学科的过程。20 世纪 50 年代，各医院将危重患者集中在靠近护士站的病房以便于观察和护理；将外科术后病人集中送到术后恢复室护理，病情稳定后再转回病房。20 世纪 70 年代末期，随着心脏手术的开展建立了 CCU 病房。20 世纪 80 年代，国家卫生部相继颁发了"关于加强城市急救工作的意见"和"医院急诊科（室）建设方案"的文件，要求医院成立急诊科（室），促进了我国急救事业的发展。1981 年，我国第一本有关急救的杂志《中国急救医学》创刊。1986 年 1 月，我国邮电部和卫生部相继发布"关于启动 120 特种服务号码为全国急救中心（站）的统一号码"。1986 年 11 月全国人大通过了"中华人民共和国急救医疗法（草案）"，规定"市、县以上地区都要成立急救医疗指挥系统，实行三级急救医疗体制"。1987 年 5 月中华医学会急诊医学分会成立，标志着急诊医学在我国成为一门独立的新兴学科，随之急诊医学教育开始得到应有的重视和发展。1988 年上海第二军医大学开设了国内第一门《急救护理学》课程。1989 年国家卫生部将医院建立急诊科和 ICU 作为医院评定等级的条件之一，明确了急诊和危重症医学在医院建设中的重要地位，我国急救护理学随之也进入了快速发展时期。恢复高等护理教育后，教育部将《急救护理学》确定为护理学科必修课程之一。2011 年国家执业护士资格考试首次将《急救护理学》纳入考试范畴，标志着急救护理教育进入了一个崭新阶段。

第二节 急救护理学的研究范畴

近年来，随着灾难事故频发、城市交通事业迅猛发展、人口老龄化、社区医疗服务的出现及现代化仪器设备的不断更新和出现，急救护理学的研究范畴也在不断扩大和发展，主要包括以下几个方面。

一、院前急救

院前急救是指急危重症患者进入医院前的医疗救护，是急诊医疗服务体系（emergency medical service system，EMSS）的第一步。包括呼救、现场救护、途中监护和运送等环节。及时有效的院前急救，在维持患者生命、防止再损伤、减轻患者痛苦，提高抢救成功率，减少致残率，为进一步救治创造条件等方面均具有极其重要的意义。

二、院内急救

（一）急诊科抢救

急诊科救护是院前救护的延续，是 EMSS 中第二个重要环节，是医院医疗护理服务的窗口。急诊科是医院内主持急救工作的重要专业部门，其救治能力和工作质量的优劣不仅直接关系到患者的生命安危，也是一所医院急救技术水平、科学管理水平及医护人员素质的综合体现。

（二）危重病救护

危重病救护是指受过专门培训的医护人员在加强监护病房（ICU），对急危重症患者进行全面监护、抢救治疗和护理，从而使患者能度过危险期，为康复奠定基础，提高危重患者的抢救成功率和治愈率。

三、灾难救护

灾难医学是急诊医学的一个重要组成部分，Cunn 氏灾难医学词典将灾难医学定义为对各种医疗专业（如外科学、儿科学、传染病学、社区医学、公共卫生学等）进行研究并将其协调运用到预防、给予人道主义关怀，解决由灾难带来的健康问题，以及与灾难管理有关的其他非医学学科合作。灾难医学的涉及面及内涵非常广泛，因此，灾难医学是一项极其复杂的系统工程，突发批量人员伤亡是灾难性事件的共同特征，灾难救援时一定要坚持"就近救援"的原则。另外，对灾难的预测、预防、准备工作、预教和预演、灾后防疫及心理危机干预也是灾难医学研究的重要内容。

四、战地救护

由于军事科技的发展，与传统的战争模式相比较，现代战争已发生了巨大变化。近年的战争伤亡统计显示，大部分战斗受伤来自与爆炸相关的冲击波（爆炸伤），其中，发生较高的有四肢伤、眼外伤、闭合性颅脑损伤等。战地救护主要研究战地伤的特点，以及在野战环境下对大批战地伤员实施紧急救护的组织措施、救护原则及救护技术和方法等，以提高战地救护的质量和水平，保全战士的生命，降低伤残率和死亡率，保证战斗力。

五、中毒急救

有毒物质进入人体，短时间内产生一系列病理生理变化，出现症状甚至危及生命的过程称为急性中毒。随着生产的发展和生活的多样性，能引起中毒的动、植物和化学物质日益增多，导致急性中毒的发病率呈上升趋势。因此，研究各种急性中毒的原理及救护是急救护理学研究的重要内容之一。

六、急诊医疗服务体系

急诊医疗服务体系是研究如何建立和完善一个高质量、高效率的急救医疗服务系统，并且把急救医疗、护理措施快速、有效地送到伤病员身边的组织管理方法。

七、急救护理管理学

急救护理管理学研究的主要内容包括急救护理人才的培训及岗位管理、急救护理科学研究及学术交流工作、急救护理经济学的研究、急救护理教育学研究等。

第三节 急救护理人员的素质要求

急救护理工作具有突发性强、随机性大、病种复杂多变等特点。因此，对急救护理人员的综合素质也提出了更高的要求。

一、良好的思想素质

急救护士要热爱本职工作，自觉规范自己的言行，牢固树立时间就是生命、抢救就是命令的急救观念，做到争分夺秒，全力以赴抢救急危重症患者，尽量缩短从接诊到抢救的时间。要有慎独精神，在任何情况下都必须忠实于患者的利益。

二、扎实的业务素质

急救护理工作范畴涉及多学科，要求急救护士不仅要掌握各学科的理论知识和技能，还要熟练掌握急救程序、心肺脑复苏技术、心电监护、呼吸机、除颤器、输液泵等操作。急救强调的是"急"，在任何急救护理操作中都必须做到能准确地配合、及时地观察病情和预见潜在危险与突发变化。因此，急救护士必须刻苦学习，培养细致的观察能力和敏锐的判断能力，掌握丰富的医学理论知识、娴熟的操作技能。

三、健康的身体素质

急救护理工作具有节奏快、任务重、随机性强、应变性高、面对突发性紧急事件多，工作负荷大等特点，因此，要求急救护士要具有健康的体魄、有能吃苦耐劳的精神。

四、稳定的心理素质

面对各种心态的危急重症患者和家属，急救护士应养成对急救工作的特殊敏感性，思维敏捷，沉着冷静，具有稳定的心理素质和良好的应变能力。做到既要有坦诚豁达的气度、又要有严于律己、奋发向上的精神；既要有坚定的正义感和法律意识，又要有较强的适应能力和良好的忍耐力及自我控制力；既要有饱满的精神状态和强烈的进取心，又能保持稳定乐观的心情。

五、较强的协作精神

一个好的急救护士除具备较强的个人工作能力外，还要有良好的与他人协作的精神。这不仅限于医护之间配合与协作，同时，护士与其他医疗辅助人员也存在着广泛的联系与合作，彼此之间应相互尊重、理解支持、精诚团结。

急救护士不仅要具有良好的职业道德，敏锐的思维，冷静的头脑，娴熟的技术，还要有健康的体魄及稳定的心理素质，加强学习，掌握护理新信息、新技术，不断总结经验，努力提高急救护理水平及抢救成功率，推动急救护理学的发展。

【思考题】

1. 通过查询资料等方式，归纳和总结祖国医学中有关急诊医学和护理的内容。
2. 结合急救护理学的研究范畴，谈谈哪些领域在未来可做进一步的探究？

第二章　急诊医疗服务体系

随着工农业和医学科学技术的发展，城市人口集中、交通发达、人口老龄化及灾难事故频发等原因，急诊医学越来越受到人们的重视。传统的急救模式已不再适应现代社会的发展和人们就医的要求，这就需要建立一个崭新的急救模式去适应新型的社会化急诊、急救的需求，即"急诊医疗服务体系"。

一、急诊医疗服务体系的概念

急诊医疗服务体系（EMSS）是集院前急救、院内急诊科（室）诊治、重症监护病房救治和各专科"急救生命绿色通道"为一体的急救网络。其中，院前急救负责现场急救和途中救护，急诊科（室）和重症监护病房负责院内救护。它既适用于平时的急诊医疗工作，也适用于灾难或意外事故的急救。一个完整的急诊医疗服务体系应包括完善的通讯指挥系统、现场救护、有监测和急救装置的运输工具，以及高水平的医院急诊服务和强化治疗。EMSS 中各组成部分既有各自的工作职责和任务，又相互密切联系，目前，EMSS 已成为一个以急救医疗组织为主体、全社会共同参与、组织结构严密、统一指挥的急救网络。

二、急诊医疗服务体系的起源与现状

为保障急救工作高效性和急危重患者治疗规范性，国际上一些先进的国家率先建立了"急诊医疗服务体系"，但由于各国急诊医学起步和发展情况不同，各国急诊医疗服务体系的发展状况也各有其特点和优势。

（一）国外急诊医疗服务体系起源与现状

1. 美国　美国是急诊医学发展最快的国家之一。20 世纪 50 年代起就有急救人员进行专业的、规范的现场救治。1966 年美国交通部国家高速公路交通安全委员会通过的《公路安全条例》，明确要求各州的运输部门建立 EMSS；同时，美国心脏协会提倡在公众中普及初级心肺复苏术。1973 年美国国会通过了加强急救医疗法案，规定各州政府在构建 EMSS 中要给予人力、财力、物力的支持，1976 年该法案重新修订后，完成相关立法程序，在全美范围内形成了全国急救医疗网，之后又建立了院前急救、现场和途中急救以及 ICU、CCU 监护系统。20 世纪 80 年代美国开始把焦点转移到急诊医疗服务质量的提高上来，各种教育和培训项目依次开展。到 20 世纪 90 年代美国的 EMSS 进入了一个崭新时代，医疗救护员得到了社会的认可。进入 21 世纪，美国的 EMSS 更加完善和科学化，目前美国已经划分了 304 个 EMSS 区，并与区内的各家医院联合组成急救医疗服务网，极大地提高了急危重症患者的救治效率。

2. 法国　法国医疗急救服务体系缩写名称是 SAMU（service aide medical urgent，SAMU）。

SAMU 是院前医疗急救工作的主体，是社会福利保障的一部分，由国家统一管理和规划。SAMU 一词是在 20 世纪 70 年代由一些麻醉师非正式提出的，他们主张"将医院带给现场病人"的理念。1986 年法国制定了相关法律，明确了 SAMU 的结构和功能，并将"15"作为全国急救电话，SAMU 可对所有急救电话进行接收和分派，并实行 24 小时工作制。当发生急救事件时，由 SAMU 派出移动 ICU 抢救车，同时消防部门也参与院前急救，并往往作为第一救助者到达现场进行基本的抢救治疗。法国院前急救体系的辅助部分还包括红十字协会、私人救护车公司、公民保护协会、家庭医师等，具有显著的统一协调性。目前，SAMU 已经在法国的 80 多个地区实行分支机构运作，由政府统一控制，并且大多数医院都与 SAMU 实现了医疗信息共享。由于急救医疗服务网络的庞大，院前对急危重症患者的抢救效率也得到了极大程度的提高。

3. 德国　德国急救中心归属红十字会组织和管理，全国统一使用"110"作为急救呼救电话号码。德国的 EMSS 具有先进的、立体式的通讯指挥系统，急救中心的医护人员可随救护车或直升机出诊、抢救和转运患者，德国的救援工作无论是陆地还是空中运送伤员，都是高效率的，尤其是空中救援是德国院前急救工作的最大特点。自 20 世纪 70 年代起，德国空中急救事业发展迅速，现已有 36 个直升救护机站基地，几乎覆盖近 95% 的领空，医务人员可在 5 ～ 20 分钟抵达事故或灾难现场，20 ～ 45 分钟将伤员运送到医院。目前德国全国各地基本上形成了以急救中心、消防队、急救医院、医院急诊科为主体的急救医疗网。

（二）我国急诊医疗服务体系起源与现状

我国院前急救医疗始于 20 世纪 50 年代，一些大城市成立了急救站，基本上除了简单的外伤处理外，仅能提供救护车转运服务。1980 年 10 月，我国卫生部正式颁发了新中国成立后第一个关于急救的文件《关于加强城市急救工作的意见》，总结了新中国成立以来急救工作的基本状况，提出建立、健全急救组织，加强急救工作，将发展急救事业作为医院建设的重要任务。1987 年 5 月急诊医学分会（chinese association for emergency medicine，CAEM）成立，这是一个重要的里程碑，它标志着在我国急诊医学成为一门独立的新兴学科，从此，我国的急诊医疗服务进入了快速发展阶段，北京、上海等地相继成立了急救中心。经过近三十年的发展，我国各大、中城市都建立了急救医疗中心，小城市及各县镇医院也基本建立了急救医疗站，全国县以上综合医院、部分专科医院都建立了急诊科和 ICU 病房，形成了急救中心（站）- 急诊科 -ICU 相结合的急救医疗网络。2003 年 SARS 后，国家对突发公共卫生事件开始重视及公众对院前急救医疗的需求越来越高，使我国的院前急救医疗飞速发展，从单纯的院前转运变成代表政府职能的，集医学救援、灾难救援、医疗保障、危重病救护及科学转运等功能为一体的 EMSS。

由于经济实力和国情的差距，我国的 EMSS 与发达国家相比，在某些方面上还存在着一定的差距和不足，主要表现在院前急救的普及程度和公平性、相关法律制度建设、急救观念和认知程度、教育和培训、资源配置、急救操作规范化和急救能力、最初目击者的参与意识等方面。尽管如此，我国的 EMSS 也形成了自己的特点和优势，2006 年 11 月全国备案的急救中心有 289 家，急救中心的指挥调度系统也已趋于完善。国家对于院前急救医疗硬件建设逐步加强，部分大城市急救中心已经开展直升机救援，各地也积极开展对公众的急救知识和技能普及工作，北京、上海等地建立了急救培训中心和基地，急救志愿者队伍不断发展和壮大，"全社会参与急救"的理念已经逐步建立起来。

三、急诊医疗服务体系的组成与任务

（一）急诊医疗服务体系的组成

我国的 EMSS 应由四个环节组成，即现场急救、院前急救、急诊科和 ICU 救治。现场急救一定是包含在院前急救里，但是，人们所指的院前急救，常常是专指由"120"急救中心的急救人员到达现场所开展的现场初步急救。然而事实告诉我们，一些需要立即现场急救的情况，如异物卡喉、心搏骤停、溺水、大出血等，如等待由"120"专业急救人员到来，救治成功的微乎其微，因此，必须强调给予即刻的现场救护，才能真正达到急救的目的。

（二）急诊医疗服务体系的任务

EMSS 的主要任务是对突发疾病、灾难事故的现场紧急救援、运送和院内急诊科、ICU 对各类急危重症患者的抢救和生命支持。各级各部门之间既要分工明确，又要相互配合，其主要目的是提高患者的生存率，降低死亡率和伤残率。

1. 急救中心（站）的主要任务

（1）急救中心（站）在卫生行政部门直接领导下，统一指挥日常急救工作；急救分站在中心急救站的领导下，担负一定范围内的抢救任务。

（2）以医疗急救为中心，负责对各科急危重症患者及灾难事故受伤人员的现场救治和转送途中的抢救治疗。

（3）在基层卫生组织和群众中宣传、普及急救知识。有条件的急救站可承担一定的科研、教学任务。

（4）接受上级领导指派的临时救护任务。

2. 医院急诊科（室）的主要任务

（1）承担急救站转送的和来诊的急危重症患者的诊治、抢救和留院观察工作。

（2）有些城市的医院急诊科（室）同时承担急救站的任务。

3. 街道、乡镇卫生院、红十字卫生站等组织的主要任务

（1）在急救专业机构的指导下，学习和掌握现场救护的基本知识及技术操作。

（2）负责所在地段、单位的战伤救护、防火、防毒等知识的宣传教育工作。

（3）一旦出现急危重症患者或灾难事故时，在专业急救人员到达前，及时、正确地组织群众开展现场自救、互救工作。

四、急诊医疗服务体系的管理

做好规范化、完善的 EMSS 管理工作，是提高急救、急诊工作的前提和保障。

（一）EMSS 的主要参与人员

1. 现场救护人员 由最初目击者、志愿者（愿意伸出援手的最初目击者）、好心人（愿意在现场施救的人）和"119"消防队员组成。2007 年我国相关部门对"119"消防工作的任务做了新的界定，即"救人灭火、抗灾救援、自救互救"，强调要以救人为第一宗旨，提倡消防队员接受紧急医疗救护员（emergent medical technician，EMT）课程培训。

2. 院前急救医护人员 一般情况下，救护车上应配备 1～2 名急救人员，参与现场和运送途中的救护工作。

3. 院内医护人员 危重患者送到医院后，由急诊科和 ICU 医护人员进行确定性治疗。

（二）建立急救医疗服务通信网络

现代化急救医疗服务通信网络是 EMSS 的灵魂。现代急救医疗已把通讯、运输和急救技术称为院前急救的三大要素，其中，通讯是第一要素。急救中心（站）、救护车与医院急诊科应配备无线通信，有条件的城市应逐步建立救护车派遣中心和急救呼叫专线电话，建立通信网络。目前全国急救电话号码统一为"120"，个别地区还在积极探索建立"120""110""122""119"联动机制，以确保在任何地点、时间和突发情况下医疗急救通讯畅通无阻。

（三）改善院前急救运输工具，提高现场救援和转送能力

目前院前急救运输工具主要以救护车为主，救护车的装备水平已经成为衡量一个国家或地区急救水平的标志。在沿海地区及有条件的城市、牧区、林区应因地制宜地根据急救需要发展快艇、直升机救援工作。一些大、中城市救护车内均配备无线对讲机、卫星定位系统（GPS）和电子地图系统（GIS）。但是，由于我国各地区经济发展水平差异较大，导致运输工具内装备和医疗设施配备也参差不齐，一些地区急救车配备较低，降低了院前的检查和诊疗水平。急救运输工具应由国家卫生行政部门统一规定车内配置标准和使用管理制度，实行统一受理、就近派车、按需送院的原则。

（四）加强医院急诊科建设，提高急诊科的应急能力

急诊科是医院急危重症伤病员救治的首诊场所，也是 EMSS 的重要组成部分。急诊科实施 24 小时开放，承担来院急诊或"120"转送的危重患者的紧急诊治，是真正体现时间就是生命的场所，是一所医院的窗口单位。急诊科能否高效率、高质量地抢救各种危重患者，是一个医院技术水平和管理水平的重要标志。因此，应加强急诊科的硬件设施及业务管理，通过有计划、有组织的业务目标训练，提高急诊科医务人员的急救意识和整体素质。

（五）加强宣传，开展社会急救工作

提高全民急救意识、急救知识和基本急救技术，如通气、徒手心肺复苏、止血、包扎、骨折固定、搬运等，是提高现场救护水平最重要一环，也符合"三分提高，七分普及"的急诊医学发展原则。可利用各种网络工具、报刊、电视、广播、宣传栏、讲座等手段进行公众的普及教育，使其知道在任何时间发现急危重症患者都有义务向急救中心呼救，同时予以现场急救和转送医疗部门。社会各部门或单位，接到急救求援电话时，也必须从人力、物力、财力上给予援助，在专业队伍尚未到达现场之前展开正确、及时的自救和互救工作。

【思考题】

1. 通过查询资料等方式，对比研究我国 EMSS 和美国、英国等发达国家有哪些异同点？
2. 结合实际工作，谈谈我国 EMSS 目前还存在哪些薄弱环节？你的改进建议有哪些？

NOTE

第三章 院前急救

急救医学将急救的过程分为院前急救、急诊科（室）救治和 ICU 救治与监护三个阶段。其中，院前急救是第一环节，其救治水平的高低能反映一个国家的卫生组织管理、医疗救治水平及公共福利机制的综合能力。

第一节 概 述

院前急救是急诊医疗服务体系的首要环节，也是整个城市和地区应急防御体系的重要组成部分。一个快速、有效的院前急救体系可最大限度地缩短急危重症伤病员的无治疗期，对维持伤病员的生命、防止再损伤、减轻伤病员痛苦、提高抢救成功率、减少致残率，创造进一步诊治条件等方面具有极其重要的意义。

一、院前急救的概念及特点

（一）院前急救的概念

院前急救（pre-hospital emergency medical care，PEMC）又称院外急救（out-hospital emergency medical care），是指急危重症伤病员进入医院前的医疗救护活动，包括伤病员发病现场对医疗救护的呼救、现场救护、途中监护和运送等环节。院前急救有狭义和广义之分，其主要区别在于是否有公众参加。狭义的院前急救是指专业急救医疗服务机构的医护人员在发病或受伤现场对伤病员实施的医疗救护和途中监护；广义的院前急救是指有公众参与的医疗活动，提供现场救护服务的既可以是医疗单位的专业救护人员，也可以是最初目击的过往路人、司机、警察等，二者密切协作，对伤病员实施有效的救治活动，为挽救生命、减少伤残赢得最宝贵的时间。

（二）院前急救的特点

急救事件常发生在医院以外，且大多具有突发性，需要及时、有效的院前急救。院前急救在急救的对象、环境、条件以及伤病员对医疗的要求等方面具有以下特点：

1. 院前急救对象的特点

（1）突发性 灾难事故何时发生是不可预知的。院前急救对象的发病时间、病情严重程度、病种以及人数等也均难以预测。

（2）紧迫性 院前急救对象大多是病情突然加重或突然发生各种危及生命的急症、创伤、中毒、灾难事故的伤病员，且伤病员及家属有焦虑、恐惧等心理特点。有时还会出现成批伤病员，抢救时间非常紧急。因此，要求救护人员能迅速反应，及时到达，快速实施有效的救护措施及安全转运。

（3）散发性 院前急救对象大多分散在家庭、单位、街头或野外等事发现场，救护工作容易受天气、地形、路途等因素的影响，给院前急救工作的开展增加了难度。

（4）病种复杂 院前急救对象的病种多，具有多学科性。病情或伤情复杂，有的还涉及传染病、中毒或不明原因的疾病等情况。

（5）群体危害性 突发事件常造成群体性疾病或伤病的发生，几乎同时或相继出现众多伤病员，其中以意外事故最常见、自然灾难最严重、战争恐怖事件最骇人。

2. 院前急救工作的特点

（1）随机性强 由于院前急救对象的特殊性，使院前急救工作在时间、方案和环境等方面均具有很强的随机性，无规律可循。因此，相关部门要有预案，一旦发生突发事件，能及时进行自救和专业救援。同时，救护人员要根据现场情况，因地制宜地采取灵活多变的救护措施，才能把握更多的抢救时机。

（2）社会性广 院前急救活动常涉及社会诸多方面，不单纯是医学救援，还需与公安、交警、消防、铁路交通、建筑、运输等政府部门或相关行业密切合作，共同解决事发现场的医疗和非医疗性问题，这就使院前急救跨越了纯粹的医学领域，表现出社会性广的特点。同时，院前急救也是整个城市和地区应急防御功能的组成部分，是履行政府职能的社会公益性事业。

（3）流动性大 院前急救事件的发生地不可预测，救护地点可以分散在区域内任何地方，伤病员可流向区域内任意一家医院。如遇有突发灾难事故发生，也可能超越行政医疗区域分管范围，到邻近省、市、县开展救护工作。

（4）时间紧急 无论是疾病突发还是意外伤害导致的严重创伤，在院前急救过程中必须充分体现"时间就是生命"的急救理念，一有"呼救"必须立即出车，一到现场必须迅速抢救，在短时间内对伤病员做出紧急处理，最大限度地挽救伤病员生命。

（5）救护环境和条件差 院前急救多在非医疗条件或不理想的环境下进行，恶劣的急救环境往往使院前急救活动难以正常实施。如地方狭窄难以操作、光线暗淡不易分辨、马路围观人群拥挤嘈杂、事故现场的险情未排除等。运送途中，救护车震动和马达声常使听诊困难，触诊和问诊也受到一定的影响。

（6）以对症处理为主 院前急救工作强调的是速度，是以达到初步救生为目的，为院内救护赢得时间和创造机会。同时，院前急救缺乏充足的时间和良好的医疗环境，医护人员难以准确进行鉴别诊断。

（7）医学专业性强 院前急救伤病员病种复杂多样，可能涉及多专科的损伤或病变，要求救护人员在短时间内快速评估、判断病情、检伤分类，并采取紧急救护措施，表现出其医学专业性强的特点。

（8）风险性大 院前急救全过程不但存在较大的技术风险，同时还存在人身伤害风险，如进入火场、塌方、毒气泄漏环境等，或遇到酗酒者、精神疾病患者。因此，救护人员应树立和加强自我保护意识。

二、院前急救的任务

急救中心（站）承担院前急救的任务，其主要任务是合理运用急救技术，采取各种有效的

NOTE

急救措施，最大限度地减轻伤病员的痛苦，降低致残率和死亡率，为进一步实施医院内抢救奠定基础。

（一）对平时呼救患者的院前急救

这是院前急救主要的和经常性的任务。平时呼救患者通常分为以下三类：

1. 危重或急救患者　即短时间内存在生命危险，如急性心肌梗死、急性中毒、淹溺、大出血、休克等。对这类患者必须立即实施畅通气道、止血、建立静脉输液通道等现场紧急救护措施，目的在于挽救生命或维持患者基本生命体征。此类患者占呼救的10%～15%。其中病情特别危重需要就地心肺复苏抢救的患者约占5%左右。

2. 急诊患者　病情紧急但短时间内尚无生命危险，如骨折、急腹症、支气管哮喘发作等。现场处理的目的是稳定病情、减轻痛苦、避免并发症发生。此类患者占呼救的60%～80%。

3. 慢性病患者　呼救的目的是需要救护车提供转运服务，大多不需要提供院前急救措施，如高血压、糖尿病患者病情变化需就诊，无法自行前往医院时拨打急救电话。此类患者占呼救的10%～25%。

（二）突发灾难或战争时的院前急救

遇到突发灾难或战争时，应结合具体情况执行有关抢救预案。无预案时应加强现场的调度，做好现场伤员分类、现场救护和合理分流运送。应注意与其他救灾专业队伍如消防、公安、交通等部门密切配合，同时注意自身的安全防护。

（三）特殊任务时的救护值班

国家或地区的重要会议、外国元首来访、国际赛事及大型集会等，由专业的医护人员组成医疗小组，执行救护值班任务。

（四）通信网络中心的枢纽任务

通信网络通常由三部分组成：一是急救中心（站）与市民的联络；二是急救中心（站）与所属分中心（站）、救护车、急救医院的联络；三是急救中心（站）与上级领导、卫生行政部门及其他救灾系统的联络。急救中心（站）在通信网络中承担着上传下达、互通信息的枢纽任务。

（五）救护知识与技能的普及培训

院前急救的成功率与公众的急救意识、自救和互救能力紧密相关。平时应通过广播、电视、报刊、网络等媒介对公众普及急救知识，开展有关通气、止血、包扎、固定、搬运和徒手心肺复苏术等院前救护技能的普及培训工作，提高公众的自救互救能力，使更多的公众能够成为开展现场救护的"最初目击者"，从而赢得抢救时间，达到"挽救生命，减轻伤残"的目的。

三、院前急救的原则

院前急救总的原则是采取及时、有效的急救措施，最大限度地挽救生命、减轻患者的痛苦、降低病死率和致残率，为院内救治打好基础。

（一）先评估后施救

救护人员到达现场后，首先应评估周围环境是否安全，如有安全隐患应先排除险情后再实施救治。如触电现场，先切断电源；有害气体中毒，先脱离险区。

（二）先救命后治伤

先救命后治伤是院前急救的重要原则，主要包含以下几个方面。

1. 先重伤后轻伤　院前急救应遵循先抢救危重患者，后抢救较轻者。但是当灾难或事故现场有大批伤病员，并且在时间、人力和物力条件有限的情况下，应先伤检分类，在遵循"先重后轻"原则的同时，重点抢救有存活希望的伤病员。

2. 先复苏后固定　如患者发生心跳、呼吸骤停同时伴骨折，应先实施心肺复苏术，使患者呼吸、心跳恢复后，再对骨折进行包扎与固定。

3. 先止血后包扎　如患者大出血，同时又有创口或骨折时，应综合评估患者的伤情，先选择适宜的方法止血后，再包扎伤口或固定骨折。

（三）急救与呼救并重

当只有一名救护者在现场时，应根据具体情况采取施救与呼救。遇有成批伤病员，又有多名救护人员在场时，要分工合作，急救和呼救同时进行，以尽快争取外援。

（四）争分夺秒，就地取材

院前急救时间紧迫，要时刻牢记"时间就是生命"，争分夺秒实施救援。现场常遇到急救物资紧缺等情况，应就地取材，及时寻找可利用的资源，如相对洁净的毛巾、衣物、门板等。

（五）先救治后运送，转运与监护相结合

在现场医疗条件允许的情况下，先对急危重症患者进行初步的紧急救治，维持其基本生命体征，再运送至医院。转运途中应密切监测患者的意识、生命体征等病情变化，必要时给予相应的紧急救护措施并及时做好记录。

（六）保留并正确储存离断肢体

救护人员应将断肢用无菌或洁净敷料包扎好，放入不透水、干净的塑料袋，袋口扎紧后周围置冰块保存，随患者一起送往医院。

（七）院前与院内衔接

认真填写院前救护的医疗文书，做好与院内的交接工作。做到交接与记录完整，避免前后重复、遗漏或其他差错，保证急救工作的连续性和有效性。

第二节　院前急救的组织体系

院前急救是 EMSS 的首要环节，院前急救组织体系是否完善和先进，是衡量一个城市乃至一个国家的社会安全保障、应急救援反应能力和急诊医学水平的重要标志。

一、国外的院前急救组织体系

目前世界上主要的院前急救组织体系形式有两大类型，分别是美英模式和法德模式。这两种模式对于急救人员的要求各不相同，各有其优缺点。

1. 美英模式　美英模式的显著特征是"将患者带回医院"。其急救理念是"scoop and run"，强调的是"急"，即在现场对患者进行简单处理，尽快将其送往附近医院，急救重点在院内处理。每个地区应急调度中心集消防、警察和医疗急救为一体，一般采用统一的电话号码。救护车上的医疗急救人员是经过相关培训的急救士（emergency medical technician，EMT），一般由消防人员或警察组成，无医师参与，现场处理时间一般不超过半小时，多采取对症治疗，较少使用药物，救护车上配备标准的医疗器械。采用此模式的主要国家和地区有美国、英国、澳大利亚、日本、韩国、菲律宾、中国香港、中国台湾等。

2. 法德模式　法德模式的显著特征是"将医院带给患者"。其急救理念是"stay and stabilize"，强调的是"救"，即将最好的急救医生送至现场，先稳定患者的病情，在患者到达医院前就提供高水平的医疗救护，急救重点在现场及途中处置。救护车上的医疗急救人员包括医生或助理医生、护士和驾驶员。现场处理时间大多超过半小时，不限于简单的对症治疗，使用药物较多，救护车上配备较高规格的医疗器械。采用此模式的主要国家有法国、德国、瑞典、瑞士、奥地利、比利时、芬兰、挪威、波兰、葡萄牙等。

二、我国的院前急救组织体系

我国的院前急救模式总体上介于美英和法德两种模式之间，院前急救随车人员普遍是具有执业资格的医护人员，但现场治疗的深度却又逊于法德模式。因我国各地经济文化水平、地域特点的不同，各地区的院前急救组织体系和服务模式各有特点，主要分为以下5种模式。

1. 指挥型　以广州急救中心为代表。急救指挥中心负责全市急救工作的总调度，以若干医院急诊科为区域，按医院专科性质分片负责急救的模式。急救指挥中心与各医院没有行政上的隶属关系，只拥有全市急救工作的调度指挥权。

2. 依托型　以重庆、海口急救中心为代表。急救中心依托于一所综合医院为主的模式，院前救护机构实质上是医院的一个部门，同时受医院和卫生局领导，形成"一套班子，两块牌子"的机构框架，既有院前急救医疗，又负责院内急救。

3. 院前型　以北京、上海急救中心为代表。急救中心配备专业人员和车辆，为独立的医疗卫生机构，既有调度指挥权，又有人、财、物等资源的调配权。城市按急救半径设立急救分站，并与急救网络医院紧密配合，形成完整的急救链。急救中心只负责院前急救部分，院内急救功能归各急救网络医院。

4. 独立型　以沈阳急救中心为代表，是一种"大而全"的急救模式。急救中心具有院前、院内急救的全方位服务功能。

5. 附属消防型　香港实行此模式。负责院前急救的组织隶属于消防机构，由消防队监管，并与警察部门密切协作，共同使用一个报警电话"999"。

三、急救中心的设置与管理

急救中心（站）的数量、分布、规模和建筑设施等方面，要根据所在区域的地域特点、经济水平、人口密度、急诊需求、医疗条件、文化及交通状况综合考虑，合理布局。

（一）急救中心的设置原则

原则上一个城市只能设置一个急救中心。地点设置应符合以下条件：在区域中心地带；交通便利，运送方便，有较大的停车场。20万～30万人口的区域应设置一个急救分站，再根据辖区人口分布、面积等设置相应的急救点。

（二）加强急救通信网络建设

通讯是院前急救的灵魂。通讯管理的目标是建立健全现代化急救通信网络，确保在任何地点、任何时间急救通讯畅通无阻。包括有线通讯、无线通信、视频传输和卫星GPS定位，以便及时了解现场及急救车辆运行方位，为指挥调度提供准确的第一手资料。具体要求包括：①120急救电话收接通畅，电话进线数要满足需要，每天24小时有专职指挥调度人员值守。②自动记录呼救时间，自动同步录音，自动显示急救呼救方位，自动显示救护车动态变化，自动推荐合适的急救分站值班车辆，大屏幕投影能随时显示急救现场地图和值班车辆信息。③急救资料与危重患者病情计算机存储并统计，方便事后查阅和提供医疗咨询。

（三）运输工具与人员配备

急救运输工具是执行救护任务的必备设备。目前我国院前急救最常用的运送工具是救护车。救护车辆配置标准原则上每5万人口配1辆救护车，且至少有1辆急救指挥车。经济力量较强的区域、灾害多发区域可增加车辆比例。救护车分为普通型和危重病监护型，救护车原则上只能用于抢救、转运危重患者，处理紧急疫情等工作，严禁挪作他用。应经常进行检修，保持良好车况。每辆救护车医师护士配编比例为1∶5，每辆急救车应配5名驾驶员。在沿海、牧区、林区、山区等地，应根据需要发展救生艇、急救直升机等运输工具。

知识链接

120电话呼救注意事项

1. 拨通电话后先确定对方是否是医疗救护中心。

2. 尽可能说明患者最紧急的情况或典型的表现，如胸痛、昏迷、大出血、呼吸困难等。

3. 说清患者的确切地点，尽可能清楚说明现场周围明显标记、标志性建筑物和通往出事地点的最佳路线等。

4. 清楚说明呼救人电话号码、姓名，患者性别、年龄。尽量留下2个联系电话，并保持电话畅通。

5. 说明灾难事故或突发事件造成伤害的原因、性质、程度、受伤人数等，现场已采取的救护措施。动态地向急救中心调度员汇报现场情况，如可能需要的医护人数、物资、医疗器械和药品的种类与数量等，以便及时补充，为抢救成功提供前提和保障。

6. 挂断电话后，应有人在约定地点等候，见到救护车主动招手示意。

7. 准备好随患者带走的药品、衣物等。如是中毒患者，应将可疑的中毒物带上；如是断肢的伤员，要带上离断的肢体。

（四）急救技术

通讯、运输和急救技术是现代化院前急救的三大要素。目前，在传统的CPR、止血、包扎、固定和搬运技术外，院前急救技能也随着科技的飞速发展发生了很大变化，过去在院内开展的技术不断被引入到院前和转运途中，如除颤术、气管插管、脑复苏、心脏起搏等。

（五）专业急救人员

院前急救的成效与院前急救人员的专业水平高低密切相关。因此，建立健全院前急救专业人员的准入制度、培训与考核制度势在必行。在我国，院前急救人员的基本要求是：急救医师必须持有执业医师资格证书，毕业后从事医疗工作3年以上，从事急诊科工作1年以上，参加过院前急救知识及操作技术培训并考试合格；急救护士必须持有执业护士资格证书，毕业后在医院急诊科工作1年以上。紧急医疗技术人员（emergency medical technician，EMT）或称救护技术员（ambulance technician）是指包括救护车司机及救护车内的救护人员，是国家劳动和社会保障部新批准的职业，可从护士及医师中选拔，必须接受急救医学系统培训。

（六）急救半径与院前急救反应时间

急救半径和院前急救平均反应时间是反映一个国家、一个地区院前急救质量最为重要的指标之一。急救半径是指急救单元执行院前急救服务区域的半径，即院前急救服务范围的最长直线辐射距离。目前，我国规定城市急救半径≤5km，农村急救半径≤15km；院前急救反应时间是指急救单元接到呼救电话开始，至急救车到达现场并展开抢救所需时间，包括通讯时间、出发时间、途中时间和到达患者身边时间四个部分。平均反应时间指区域内每次反应时间的平均值，我国市区内要求15分钟以内，郊区要求不超过30分钟。

知识拓展

医疗优先分级调派系统

医疗优先分级调派系统（medical priotity dispatch system，MPDS）是一套嵌入在"120"调度系统中的急救医疗知识体系的智能软件，系统将患者急救情况按照"轻重缓急"分为六个等级，有效指导"120"调度员科学规范地开展现场评估、电话指导、分级处理等工作。调度人员在接到呼救后，根据系统提示，准确评估患者的病情，并根据轻重缓急，对急、危重患者优先调派救护车。同时，调度人员还将通过电话为呼救者提供清晰、易于遵从、恰当的医疗指令，指导现场人员或有能力的患者力所能及地采取措施进行自救和互救，以稳定患者的病情，实现"零分钟"响应，提高院前急救抢救成功率。

第三节　院前急救护理工作

在院前急救工作中，护士将配合医生共同完成救护任务。主要护理工作包括现场评估、大批患者的检伤分类、现场急救护理、转运和途中监护等几个阶段。每个阶段既有不同的任务、内容和特点，又相互联系，共同组成一个完整的院前急救"应急反应链"（图3-1）。

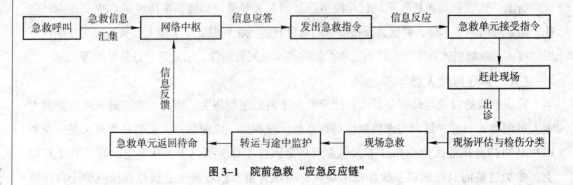

图3-1　院前急救"应急反应链"

一、现场评估

现场评估包括环境评估和伤情评估两个方面。

（一）环境评估

重点评估环境中现存的或潜在的危险因素以及有无可利用的急救资源。救护人员赶赴现场后，应快速评估现场是否存在对救护者和患者继续造成伤害的危险因素，如有毒环境、火灾现场等，迅速撤离危险环境。

（二）伤（病）情评估

病情评估的目的在于迅速发现危及生命的首要问题，并立即采取有效急救措施。在对急危重症患者进行病情评估的过程中必须树立"挽救生命第一"的急救理念，并强调边评估边救治的原则。评估内容主要包括意识、气道、呼吸和循环四个方面。评估病情要求迅速、准确，针对不同病因的患者要重点突出，不能因评估耽误抢救时间。

1. 意识　首先判断患者意识是否存在。如拍打患者双肩并大声呼唤，有无睁眼或有肢体运动等反应；拍打婴儿足跟或捏掐其上臂是否出现哭泣。如患者对上述刺激无反应，表明意识丧失。同时观察瞳孔是否等大等圆，瞳孔对光反射、压眶反射、角膜反射是否存在。

2. 气道　对清醒患者应检查其说话及发音是否正常，如患者出现咳嗽、憋气等呼吸困难症状，表明可能存在气道梗阻，继续检查可能造成呼吸道阻塞的原因，如口、鼻、咽、喉部有无异物，有无呕吐物、血块、黏液、牙齿脱落等情况；意识不清患者应检查有无舌后坠、口咽肿胀等可能造成气道阻塞的原因存在。如存在气道阻塞，立即解开患者的衣领、腰带，迅速清除气道异物，开放气道，保持气道通畅。

3. 呼吸　观察患者胸廓的起伏，侧头用耳尽量接近患者的口鼻，听有无呼气声，用面颊感觉有无气流呼出，以判断患者是否有自主呼吸。评估呼吸频率、深浅度、节律有无改变，有无呼吸困难、被动呼吸体位、发绀或三凹征。呼吸停止者立即行人工呼吸。

4. 循环　成人可先触摸桡动脉，若未触及，再触摸颈动脉。婴儿应常规触摸肱动脉。也可通过触摸患者肢体皮肤，了解皮肤温度、有无湿冷等，判断末梢血液循环情况。观察皮肤、黏膜颜色是否苍白或青紫。

二、现场检伤分类

现场检伤分类也称现场分拣（triage），是根据伤病员生理体征、明显的解剖损伤、致伤机制和伤员一般情况等，对伤情做出迅速判断，以便及时掌握救治重点，确定救治和运送顺序的有效手段。

（一）检伤分类的目的

检伤分类方法有多种，如急救伤病员分类、突发事故伤病员分类、大规模伤病员分类等，每一种分类的目的均有所不同。大规模伤病员分类适用于灾难救援，其目的是在资源有限的情况下，让尽可能多的伤病员获得最佳救治效果，检伤的目的是分配急救优先权和确定转送的顺序，它是分级救治的基础和前提。

（二）检伤分类的原则

当灾难和突发事故现场医疗救援资源不足，无法满足每个伤病员的救治需求时，其检伤分类原则主要包括以下几个方面：

1. 优先救治病情危重但是有存活希望的伤员。对没有存活希望的伤病员放弃治疗。

2. 分类时只做简单可稳定伤情的急救处理，不做过多消耗人力的处置。不要在单个伤病员身上停留过长时间，一般不超过 30 ～ 60 秒。

3. 有明显感染征象的伤病员要及时隔离。

4. 伤情分类后要加强巡视工作，对经短时间复苏救治无效、出现严重并发症的危重伤员或出现病情恶化的重伤员，都要及时给予二次评估分类。

（三）检伤分类的要求

现场检伤应做到快速、准确、无误。分类标准有两种：一种是以现场救援时间顺序为标准的分类；另一种是以伤病员病情严重程度为标准的分类。两种分类方法既有区别又有联系，使用时要有机结合。具体要求如下：

1. 专人承担分类 分类工作应由经过训练、经验丰富、有组织能力的高年资医师承担。

2. 边抢救边分类 分类工作是在特殊而紧急情况下进行的，不能耽误抢救。

3. 分类先后有序 分类应遵循先危后重，再轻后小（伤势小）的原则。

（四）伤情分级与标记

根据现场检伤结果，将伤病员分为以下四组，并用不同颜色的分类卡对伤病员进行标记（表 3-1），以便参加抢救的医护人员按分类卡进行相应处理。分类卡上的项目包括：伤病员的姓名或编号、初步诊断、是否需要现场紧急处理等。分类卡统一挂在伤员左胸的衣服上。

表 3-1   伤情分级与标记

伤情分级	伤情	标记颜色	病情严重程度
一级	危重伤	红色（第一优先）	伤势严重，有生命危险，但如能及时抢救可有生存的机会，需立即抢救，并在 1 小时内转运至确定性医疗单位救治
二级	中重伤	黄色（第二优先）	生命体征稳定的严重损伤，有潜在危险。应在 4 ～ 6 小时内得到有效治疗并优先后送
三级	轻伤	绿（蓝）色（第三优先）	伤情较轻，可行走，其损伤可延迟处理。多数在现场处置而不需要送医院
四级	死亡或濒死	黑色	死亡、没有生还可能、治疗为时已晚者

分类卡由急救系统统一印制，也可临时用硬纸片自制。柏思（Perth）分类标签是当今国际上日益得到认可的一种分类标签。该卡片可以按任何所需顺序折叠成标有优先顺序颜色的卡片，在伤病员病情发生变化时可以及时转换分类级别，无论卡片前面标有何种颜色，背面都有人体略图（图 3-2）。

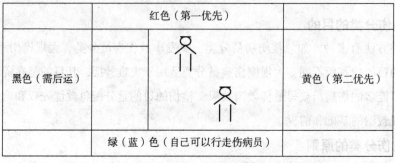

图 3-2   柏思分类标签

（五）常用检伤分类方法

1. 初次检伤分类

（1）START（simple triage and rapid treatment）　灾难现场最常用的分类方法，即简单分类、快速救治。主要通过对伤员呼吸、循环和意识进行快速判断，具体流程见图3-3。

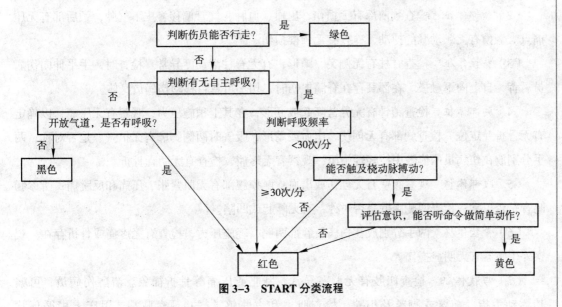

图3-3　START分类流程

（2）Triage Sieve　分类指标是自行行走、通气、呼吸和脉搏。具体流程见图3-4。

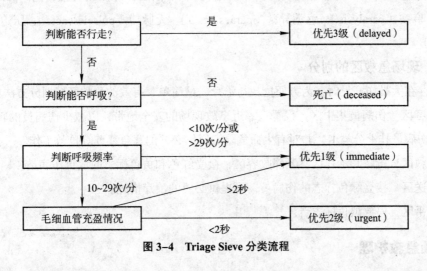

图3-4　Triage Sieve分类流程

2. 二次检伤分类　根据不同的现场情况，二次分类方法也有很多。如SAVE Triage一般是配合START原则一起应用，主要用于重大灾难后条件恶劣、大批伤员被迫长时间停留在灾区。将伤员分为三类：第一类是即使治疗也不大可能存活；第二类是有无治疗都会存活；第三类是治疗可以存活，不治疗就会死亡。

当现场医疗条件充足时，在完成现场危重伤情快速评估和及时处理，伤病员生命体征趋于平稳后，应针对伤病员的具体情况，再次进行自上而下、由外到内的全面评估，目的在于更全面地发现伤情。

（1）头部体征　①口唇有无外伤、发绀，口腔内有无呕吐物、血液、食物或脱落牙齿。经口呼吸者，观察呼吸的频率、幅度、有无呼吸困难。呼气有无异味等。②鼻骨是否完整或变形，有无呼吸气流，有无血液或脑脊液自鼻孔流出。③眼球表面及晶状体有无出血、充血，视物是否清楚。观察瞳孔大小和对光反射情况。④耳郭是否完整，耳道中有无异物、有无血性或清亮液体流出，是否有耳鸣、听力障碍等。⑤面色是否苍白或潮红，有无大汗；头颅骨是否完整，有无血肿或凹陷，有无出血等。

（2）颈部体征　检查颈前部有无损伤、出血、血肿、气管偏移、皮下气肿，颈后部有无压痛点。触摸有无颈动脉的搏动，检查有无颈椎损伤。

（3）脊柱体征　检查脊柱有无侧突、畸形，有无脊柱活动度异常。检查时，手平伸向伤病员后背，自上向下触摸。在怀疑存在脊髓损伤时，切不可盲目移动伤病员身体。

（4）胸部体征　检查锁骨有无异常隆起或变形，在其上稍施压力，观察有无压痛，以确定有无骨折并定位。检查胸部有无创伤、出血或畸形，吸气时两侧胸廓有无扩张、是否对称；两手分别放在伤病员两侧腋中线轻轻施压，观察有无疼痛，检查有无肋骨骨折。

（5）腹部体征　观察腹壁有无创伤或出血；触摸腹部有无肌紧张、压痛和反跳痛；听诊肠鸣音是否正常；检查两侧腹壁是否对称，有无隆起或凹陷。

（6）骨盆体征　两手分别放在伤病员髋部两侧，轻施压力，检查有无疼痛或骨折存在。观察外生殖器有无明显损伤。

（7）四肢体征　检查四肢有无形态异常、肿胀或压痛等骨折征象。清醒伤病员，可嘱其活动手指、前臂或脚趾及小腿，检查肌力和皮肤感觉，并观察肢端、甲床末梢循环状况。检查时应两侧相互对照进行。可简单归纳为 6P 评估法，即四肢有无：痛（pain）、苍白（pallor）、麻痹（paralysis）、感觉异常（paraesthesia）、无脉搏（pulselessness）、压迫感 / 压力（pressure）。

（六）现场急救区的划分

现场存在大批伤病员时，为方便抢救与治疗，最简单、有效的急救区域划分方法如下：

1. 收容区　伤病员集中区，设置在靠近事故现场的安全地带，以减少伤病员的转送距离。在此区给伤病员挂上分类卡，并对有生命危险者提供必要的紧急复苏等抢救工作。

2. 急救区　抢救和治疗区，紧邻收容区，接受红色和黄色标志的危重伤病员。

3. 后送区　接受绿色标志的伤病员，可提供必要的治疗措施。

4. 太平区　停放黑色标志者。

三、现场急救护理

在现场评估和检伤的同时，护士应协助医生对伤病员进行相应的急救处理，如安置体位、维持呼吸及循环功能、建立静脉通路等。

1. 安置体位　根据受伤性质、程度、部位等综合情况采取合理的体位。

（1）复苏体位　呼吸、心搏骤停者将其置于仰卧位，立即实施心肺复苏术。

（2）合理体位　昏迷或舌后坠伴呕吐的伤病员，将其置于平卧位头偏向一侧或屈膝侧卧位；腹痛或腹部伤者，取屈膝半卧位；胸、肺部损伤者，可用支架或被褥将背部垫起或取半卧位；心脏病出现心力衰竭者取坐位；下肢损伤者，平卧抬高患肢；颅脑损伤、高血压、脑出血者，可适当垫高头部。

2. 维持呼吸功能　及时清除口、咽和气管内的异物及痰液，保持呼吸道畅通。对呼吸停止者，迅速建立人工气道、应用简易人工呼吸器等。昏迷者采用口咽通气管或用舌钳拉出舌头固定，以防止舌后坠。呼吸困难患者及时给予氧气吸入。

3. 维持循环功能 对呼吸、心搏骤停者，立即行心肺复苏。有条件者及时进行电除颤、心电监护。快速建立静脉通道，按医嘱给予药物。在抢救创伤出血、休克等危重伤病员时，静脉输液时尽量选用静脉留置针，并固定牢固。

4. 迅速松解或去除患者衣服 现场处理猝死、创伤、烧伤等患者时，需要适当地脱去某些衣服、鞋、帽，以便于抢救和治疗。松解患者衣服，需要掌握一定的技巧，以免因操作不当而加重伤情。

5. 维持中枢神经系统功能 在现场实施基础生命支持的同时，即开始采取脑复苏的措施，进行头部重点降温，以提高脑细胞对缺氧的耐受性，减轻脑水肿、降低颅内压。

6. 正确保存离断肢体。（详见本章第一节院前急救原则）

7. 配合医生进行现场急救 密切配合医生做出初步处理，如清创、加压包扎和止血、固定、引流、用药等，执行口头医嘱时注意"三清一核对"原则，防止差错事故。

8. 心理护理 院前急救患者伤（病）情严重且复杂，对于突然遭受的意外伤害或疾病，患者及家属没有思想准备，常表现为惊慌、焦虑和恐惧等心理问题。因此，救护人员要在救护的同时，关怀、安慰患者，对家属要客观地介绍病情，取得其合作和理解。避免对清醒患者反复提问，避免在患者面前讨论病情。尽量应用安慰性语言、提供安静、舒适的环境让患者休息，从而减轻心理压力。

四、分流与转运

现场检伤分类后，重度伤病员经现场急救处理、生命体征基本平稳后，应尽快分流至附近医院或专科医院；中度伤病员经对症处理后可分流至附近的医院；轻度伤病员经一般处理后可分流至住处、暂住点或社区卫生服务中心；做好死亡者遗体处理和善后工作。

（一）做好转运前准备工作

1. 患者准备 危重患者经过紧急处理后病情稳定，无直接威胁生命的因素存在，或直接威胁生命的危险因素得到有效控制或基本控制的情况下，可考虑进行转运，并由有经验的专业救护人员护送。转运前需联系好接收医院，需和患者及家属做好解释沟通，说明途中可能出现的情况或意外，取得其同意。出发前再次检查和记录患者生命体征，确定气道通畅情况，静脉输液通道的可靠性，骨折临时固定的牢固情况等。

2. 运输工具及通信设备准备 转运危重患者时，所用运输工具的可靠性、适用性和稳定性必须有保障。转运的另一个重要因素是通讯联络必须通畅可靠，以便指挥者随时掌握转运情况并适时调整救治方案。

（二）选择合适的转运工具

选择并正确使用转运工具，将患者妥善地送往指定的医疗机构，也是保证院前急救任务顺利完成的重要措施之一。转运工具的选择一般根据院前急救任务、患者的数量、病情严重程度及区域环境来确定。可根据情况选用担架、救护车、直升机、快艇、飞机和火车等。其中最常用的是担架和救护车。

知识链接

担架转运伤病员护理要点

担架是院前急救转运伤病员最常用的工具，结构简单、轻便耐用，一般不受道路、地形的影响。担架有铲式担架、板式担架、四轮担架、帆布担架等，也可现场用木板、树枝等制作简易担架。担架缺点是转运速度慢、人力消耗大，且易受到气候条件影响。担架转运伤病员时应注意以下事项：

1. 担架转运伤病员行进过程中，伤病员头部在后，足在前，以便随时观察病情变化。

2. 务必将伤病员固定在担架上，但应注意松紧适宜。

3. 行进途中，担架员的步调力求协调一致、平稳。上下楼梯时应保持担架处于水平位，在狭窄楼道拐弯等处，应保证伤病员安全，防碰伤、坠落摔伤。

4. 行进途中应注意保暖、防雨、防暑，且每隔 2 小时翻身一次。

5. 移离担架时应先抬起伤病员再移动，切忌拉拽而造成皮肤擦伤。

（三）转运途中监护与注意事项

1. 合理安置患者体位　根据伤情和转运工具的特点安置体位。在不影响病情、救治的前提下，协助患者取舒适、安全的体位（详见本章现场急救护理）。

2. 加强途中病情监测，确保安全转运　密切观察患者的意识、生命体征、口唇黏膜颜色及伤情等。有条件应使用便携式多功能监护仪。动态观察救护措施的效果，如创面出血有无改善、止血措施是否有效、肢体末梢循环情况等，使用止血带者更应慎重。

3. 医护配合，救护措施不间断　根据病情需要，及时给予吸氧、给药、止血、心肺复苏、电除颤、气管插管、静脉穿刺等。

4. 做好管道护理　保持吸氧管、输液管、导尿管、胸腔及腹腔引流管等通畅，妥善固定，防止因体位变动、途中颠簸或患者烦躁致导管扭曲、脱出等。

5. 保障特殊患者转运安全　详见第四章第一节搬运法。

6. 做好抢救和监护记录　内容包括患者症状、体征，抢救措施，用药名称、剂量、效果等，记录要客观、真实、准确、及时，以备医护人员交接查询。

7. 心理护理　注意与清醒患者的语言交流，了解其意识状态，帮助缓解紧张情绪。

（四）做好患者交接工作

患者到达急救中心或接收医院后，院前急救人员要与急救中心或急诊科的医护人员做好交接工作。内容包括病史或受伤经过、已采取的急救措施、所用药物、各种留置管道以及目前状况等，保证患者治疗护理的连续性。

【思考题】

1. 结合实际，谈谈我国院前急救工作还存在哪些薄弱点？如何进一步改进和加强？

2. 通过资料查询的方式，谈谈院前急救常用转运工具的优缺点？

第四章　院前急救技术

在我国突发伤病意外死亡的病例中，很多是由于没有得到及时、有效的现场救治而造成的。因此，学习并掌握一些必要的院前急救技术，是每个公民的责任，也是应尽的义务。

第一节　止血、包扎、固定与搬运

止血、包扎、固定与搬运是院前急救的四项基本技术，是抢救患者生命的首要措施之一，是各级医务人员必须熟练掌握的急救技术。同时，也是普及全民急救知识，提高公众自救互救能力的必备技能。

一、止血

出血是各类创伤最常见的症状。止血是为了防止创伤后出血过多导致休克，危及患者生命所采取的紧急处理方法，是挽救患者生命的一项重要技术。

（一）适应证

凡是出血的伤口均需止血。现场急救止血适用于外出血，以四肢及头面部出血为多见。

（二）用物准备

现场抢救可采用无菌纱布、绷带、三角巾（若现场缺乏这些材料，也可就地取材用干净手绢、毛巾、衣物等代替）、充气止血带或橡皮止血带等制式止血带（紧急情况下也可用较宽的布带代替，但不可用绳索、电线或铁丝等物品）。

（三）操作方法

1. 指压止血法　适用于头、面、颈部和四肢的外出血。根据动脉走行位置，用手指压迫伤口近心端的表浅动脉，将动脉压向深部的骨骼上，阻断血液流通，以达到临时止血的目的。常见出血部位及止血方法见表4-1。

表4-1　常见出血部位的指压止血法

解剖部位	按压部位	适应证
颞浅动脉	同侧耳屏颧弓根部的搏动点	头顶部及前额出血（图4-1）
面动脉	双侧下颌骨下缘、咬肌前缘凹陷处搏动点	面部出血（图4-2）
枕动脉	同侧耳后乳突下稍往后的搏动点	枕部出血（图4-3）
颈总动脉	同侧气管外侧与胸锁乳突肌前缘中点之间（禁忌双侧同时按压）	头颈部出血（图4-4）
锁骨下动脉	同侧锁骨上窝中部，胸锁乳突肌外缘的搏动点	肩部、腋部、上臂出血（图4-5）
肱动脉	同侧肱二头肌内侧沟中部搏动点	前臂出血（图4-6）

NOTE

续表

解剖部位	按压部位	适应证
尺、桡动脉	同侧手腕横纹稍上方的内、外侧搏动点	手掌、手背出血（图4-7）
股动脉	同侧大腿根部腹股沟中点稍下方搏动点	大腿出血（图4-8）
胫前、胫后动脉	同侧足背中部近脚腕处和足跟与内踝之间的搏动点	足部出血（图4-9）
指（趾）动脉	同时压迫同侧手指（脚趾）两侧	手指（脚趾）大出血

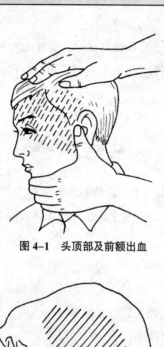

图 4-1　头顶部及前额出血

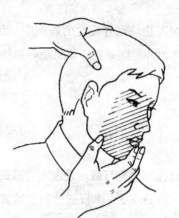

图 4-2　面部出血

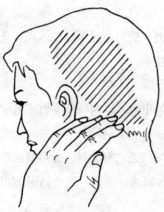

图 4-3　枕部出血

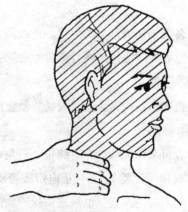

图 4-4　头颈部出血

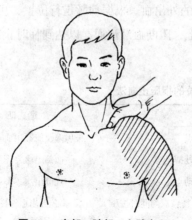

图 4-5　肩部、腋部、上臂出血

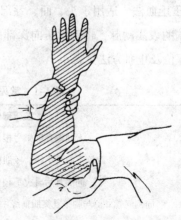

图 4-6　前臂出血

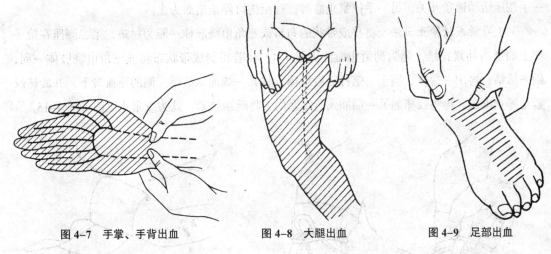

图 4-7　手掌、手背出血　　　　图 4-8　大腿出血　　　　图 4-9　足部出血

2. 加压包扎止血法　适用于小动脉，中、小静脉或毛细血管出血。先用无菌敷料覆盖压迫伤口，再用三角巾或绷带以适当压力包扎，包扎范围应比伤口稍大。其松紧度以能达到止血目的为宜，必要时可将手掌放在敷料上均匀加压，一般需要持续 5 ～ 15 分钟才能奏效。

3. 屈肢加垫止血法　适用于肘、膝关节远端肢体出血。确认伤肢无骨折后，在肘窝或腘窝处垫以棉垫卷或绷带卷，将肘、膝关节尽力弯曲，借衬物压迫动脉，用绷带或三角巾将该肢体固定于屈曲位（图 4-10）。

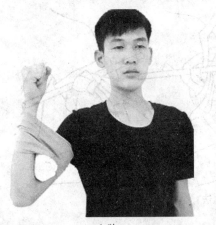
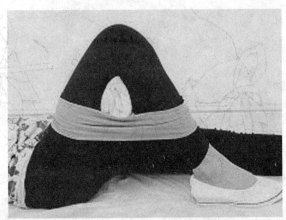

A 上肢　　　　　　　　　　　　　　　　B 下肢

图 4-10　屈肢加垫止血法

4. 填塞止血法　适用于部位较大而深难以加压包扎的伤口出血，以及实质性脏器的广泛渗血等。用无菌敷料填入伤口压住破裂的血管，外用大块敷料加压包扎。

5. 止血带止血法　主要用于暂不能用其他方法控制的四肢较大动脉出血。常用的止血带有橡皮止血带、卡式止血带和充气止血带。常用的止血带止血方法有：

（1）橡皮止血带止血法　在肢体伤口近心端放衬垫后，取止血带的一端适当拉紧拉长，绕伤肢一圈半，将橡皮带末端压在紧缠的橡皮带下面拉出形成一个活结，外观呈 A 字形（图4-11）。优点是携带方便，事故现场应用较多。

（2）充气止血带止血法　常用血压计袖带或特制气囊止血带。把袖带绕在伤口的近心端，充气至伤口停止出血即可。优点是压力均匀，止血效果较好。

（3）卡式止血带止血法　将止血带绕肢体一周，将插入式自动锁卡插进活动锁紧开关内，一手按压活动锁紧开关，另一手拉紧止血带，直至伤口停止出血为止。

（4）勒紧或绞紧止血法　将叠成带状的布料或三角巾绕肢体一圈为衬垫，第二圈压在第一圈上面适当勒紧打结，此为勒紧止血法（图4-12）；若将制成带状布料或三角巾绕肢体一周，做一活结，再用一短棒、筷子、笔杆等做绞棒，将其一端插入活结一侧的止血带下，并旋转绞紧至停止出血，再将绞棒的另一端插入活结套内，将活结拉紧，此为绞紧止血法（图4-13）。

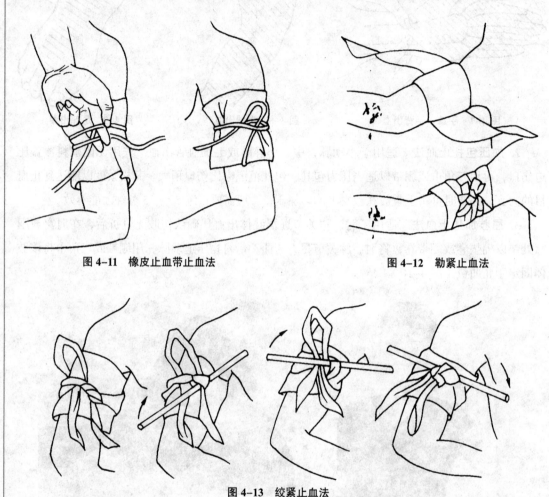

图4-11　橡皮止血带止血法　　　　　　图4-12　勒紧止血法

图4-13　绞紧止血法

（四）注意事项

止血带止血法能有效地控制四肢大动脉出血，但损伤最大，使用不当可导致肢体坏死、急性肾功能衰竭等严重并发症。因此，使用时应注意以下事项。

1. 部位准确　止血带应缚在伤口的近心端并尽量靠近伤口。因前臂和小腿有二根长骨，使血流阻断不全，所以，止血带应缚在上臂（肱骨）和大腿（股骨）的上1/3处。

2. 压力适度　止血带压力大小根据伤员年龄、止血带的宽度、肢体的大小而决定。一般以不能摸到远端动脉搏动或出血停止为度。充气止血带的标准压力是：上肢250～300mmHg，下肢400～500mmHg。

3. 加好衬垫　上止血带前，先用无菌敷料或毛巾等作衬垫，不要直接扎在皮肤上；紧急时，可将裤脚或袖口卷起，止血带扎在其上。

4. 标记明显　在醒目位置安放标志，注明结扎的时间、部位和上止血带的原因等，优先后送并及时进一步处置。

5. 控制时间 扎止血带时间越短越好，一般小于 1 小时为宜，必须延长时，需每隔 30 分钟至 1 小时放松 2～3 分钟，但总时间最长不宜超过 3 小时。放松期间，应用指压法暂时止血。

二、包扎

包扎在创伤伤员的院前急救中应用广泛，其目的是保护伤口，减少污染和再损伤；固定敷料及夹板；局部加压，帮助止血；挟托受伤肢体，使伤肢舒适、减轻痛苦。

（一）适应证

体表各部位伤口，除需采用暴露疗法外，均应给予包扎。

（二）用物准备

常用的包扎材料有无菌敷料、绷带、三角巾、多头带、棉垫等。现场应急时也可采用洁净的毛巾、围巾、衣服、床单等临时性包扎材料。

（三）操作方法

1. 绷带包扎法 院前急救常用纱布或弹性绷带，其长度和宽度有多种规格。包扎时要掌握"三点一走行"，即绷带的起点、止点、着力点（多在伤处）和走行方向顺序。常用的卷轴绷带基本包扎方法有六种。

（1）环形包扎法 适用于绷带包扎开始与结束或包扎手腕、颈胸、腹部等粗细大致相等的部位。将绷带作环形重叠缠绕，每一环均将上一环的绷带完全覆盖，为防止绷带滑脱，可将第一圈绷带斜置，环绕第二或第三圈时将斜出圈外的绷带角反折到圈内再重叠环绕固定（图 4-14）。

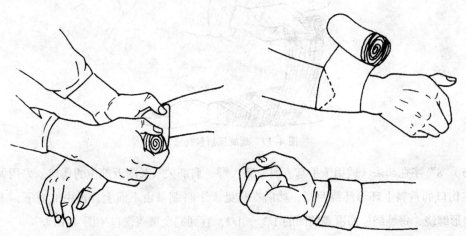

图 4-14 环形包扎法

（2）蛇形包扎法 适用于需将绷带由一处迅速延伸到另一处时，或用于固定夹板、维持敷料。起始将绷带以环形缠绕数周，然后以绷带宽度为间隔，斜形向上缠绕，各周互不遮盖（图 4-15）。

（3）螺旋包扎法 适用于包扎直径基本相同的部位，如上臂、大腿、躯干等。将绷带斜形向上螺旋状环绕肢体，每旋绕一圈将上一圈绷带覆盖 1/3 或 2/3（图 4-16）。

（4）螺旋反折包扎法 适用于包扎粗细差别较大的前臂、小腿等。此法与螺旋包扎法基本相同，只是在必要时反折绷带一次，反折时用左手拇指按住反折处，右手将绷带反折向下拉紧绕缠肢体，但绷带反折处要注意避开伤口和骨突起处（图 4-17）。

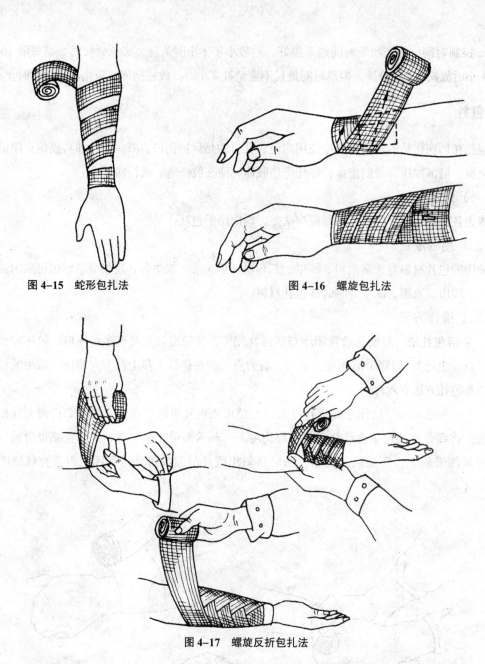

图 4-15　蛇形包扎法　　　　　　　　　　图 4-16　螺旋包扎法

图 4-17　螺旋反折包扎法

（5）"8"字包扎法　适用于手掌、肘、膝、踝、肩部关节及附近部位的伤口。先用绷带的一端在伤口的敷料上环形环绕两圈，然后在伤处上下将绷带由下而上，再由上而下，重复做"8"字形缠绕，每缠绕一圈覆盖前圈的 1/3 ～ 1/2，直到完全覆盖伤口（图 4-18）。

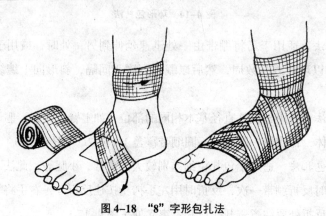

图 4-18　"8"字形包扎法

（6）回返包扎法　适用于包扎有顶端的部位，如头部、肢体末端、断肢残端。环形起始后，第一周常在中央开始，来回返折，直到该端全部包扎后再做环形固定（图4-19）。

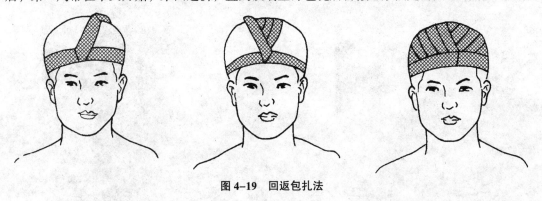

图4-19　回返包扎法

2. 三角巾包扎法　三角巾具有制作简单、应用方便、包扎范围广等特点。制式三角巾底边长130cm，侧边长85cm，高65cm，顶角有一条45cm的系带。在应用时可按需要折叠成不同的形状。包扎时要做到边要固定，角要拉紧，中心伸展，敷料贴实。适用于身体不同部位的包扎，亦可做悬吊或固定的带子用。

（1）头面部包扎法

1）帽式包扎法：将三角巾从底边3cm处折叠，折好后盖在伤员头部，三角巾中心在眉毛中心上方，顶角经头顶垂于枕后，将三角巾两端绷紧拉至耳后，向内拧紧后交叉，再绕至前额打结固定。常用于包扎额部、枕部及头顶部等（图4-20）。

2）风帽式包扎法：将三角巾顶角和底边中点各打一结，将顶角结置于前额部，底边结放于枕后，然后将两底角拉紧包绕下颌至枕后打结固定（图4-21）。常用于包扎头顶部和两侧面颊、枕部的外伤。

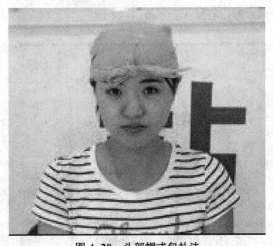

图4-20　头部帽式包扎法

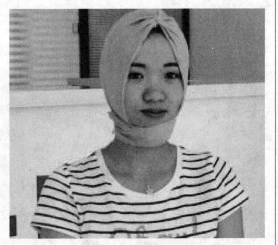

图4-21　风帽式包扎法

3）面具式包扎法：将三角巾顶角打结套在颌下，罩住面部及头部，将底边拉紧至枕后交叉，再绕至前额打结。在眼、鼻、口部各剪一小口。常用于颜面部较大范围的伤口。

（2）眼部包扎法

1）单眼包扎法：将三角巾折成4指宽的带状，将上1/3处斜盖住伤眼，下2/3从耳下端绕向脑后至健侧，在健侧眼上方前额处反折后，转向伤侧耳上打结固定（图4-22）。

2）双眼包扎法：将三角巾折成4指宽的带状，中段置于头后枕骨上，两旁分别经耳上拉向双眼，在鼻梁处交叉，再持两端分别从耳下拉向头后枕下部打结固定（图4-23）。

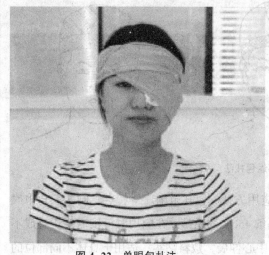
图4-22　单眼包扎法

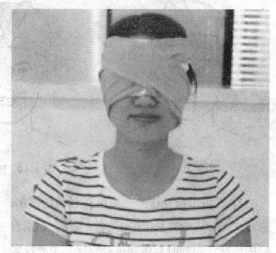
图4-23　双眼包扎法

（3）耳部包扎法　将三角巾折成约5指宽的带状，包扎单耳时，一端从枕后斜向前上绕行，包住伤耳，另一端从前额绕至健侧耳上，两端交叉打结固定。双耳包扎时带子的中段置于枕后，两端均从枕后斜向前上绕行，包住双耳，在前额交叉，环绕头部打结并固定。

（4）下颌包扎法　将三角巾折成约4指宽的带状，留出顶角的带子并置于枕后，两端经耳下绕向前，一端托住下颌至对侧耳前，与另一端交叉后在耳前向上绕过头顶，另一端交叉后向下绕过下颌，经耳后拉向头顶，将两端和顶角的带子一起打结。

（5）胸、背部包扎法　三角巾背部包扎方法与胸部相同，只是位置相反，结打于胸前。

1）单胸包扎法：将三角巾顶角对准受伤一侧肩部，底边向内折3～5cm，与胸部大小相当。三角巾底边两端绕向背后打结，再与三角巾顶角系带打结固定（图4-24）。

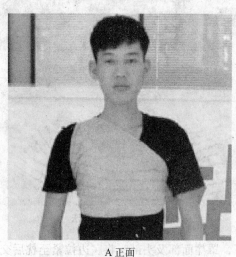
A 正面

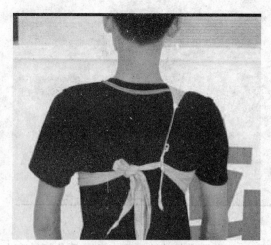
B 背面

图4-24　单胸包扎法

2）双胸包扎法：将三角巾折成燕尾巾，二燕尾角向上置于患者双肩并覆盖前胸，将顶角系带与一侧底部相交打结，再将燕尾两角绕顶角系带在背后 V 字形打结固定（图4-25）。

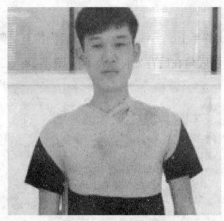 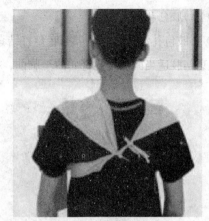

A 正面　　　　　B 背面

图 4-25　双胸包扎法

（6）肩部包扎法

1）单肩包扎法：将三角巾折成燕尾巾，夹角朝上，向后的一角压住向前的角，放于伤侧肩部，燕尾底边绕上臂在腋前方打结固定，再将燕尾两角分别经胸、背部拉到对侧腋下打结固定（图 4-26）。

2）双肩包扎法：将三角巾底边放在两肩上，两侧底角向前下方绕腋下至背部打结，顶角系带翻向胸前，在一侧肩前扎紧固定。

（7）腹部包扎法　三角巾底边向上，顶角向下横放在腹部，两底角围绕到腰后部打结，顶角由两腿间拉向后面与两底角连接处打结。

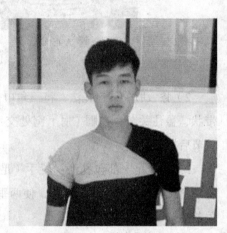

图 4-26　单肩包扎法

（8）臀部包扎法

1）单臀包扎法：将三角巾折成燕尾巾，燕尾夹角对准大腿外侧中线，燕尾巾大片放在臀部，将其顶角系带围绕腰部打结，然后将三角巾两底角拉紧，在大腿根部打结（图 4-27）。

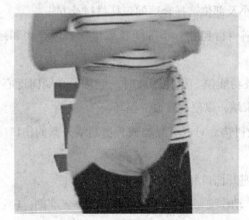 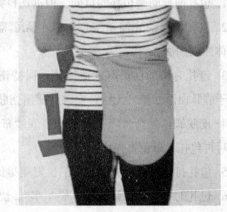

A 正面　　　　　B 背面

图 4-27　单臀包扎法

2）双臀包扎法：将两条三角巾的顶角打结，打结部置于腰骶部，然后把上面两底角由背后绕到腹前打结，下面两底角分别从大腿内侧向前拉，在腹股沟部与三角底边打结固定。

（9）四肢包扎法

1）上肢包扎法：将三角巾一底角打结套在伤侧手上，另一底角沿手臂后侧拉至对侧肩上，顶角包裹伤肢适当固定，前臂屈曲至胸前，拉紧两底角在后背处打结固定（图4-28）。

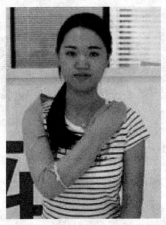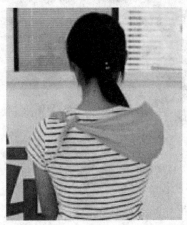

A 正面　　　　　　　　　　　　　　　B 背面

图 4-28　上肢包扎法

2）膝、肘关节包扎法：将三角巾折成适当宽度的带状，盖住关节，在腘（肘）窝处交叉后，两端返绕关节后打结固定。

3）手（足）部包扎法：置手（足）于底边之前，将顶角反转，盖过手（足）背，使两垂端环绕腕（踝）关节后打结固定（图4-29）。

3. 多头带包扎法　包括胸带、腹带、四头带和丁字带等，多用于不规则及面积较大部位的包扎，如头顶、眼、鼻、下颌、肘、膝、会阴、胸腹部等处。

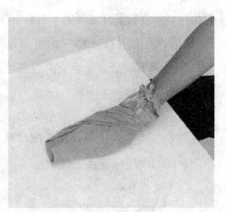

图 4-29　全手包扎法

（四）注意事项

1. 包扎前要明确包扎的目的，根据伤口大小及部位选择合适的包扎材料及方法。

2. 包扎伤口前先简单清创、盖上无菌敷料再行包扎。不准随意取出伤口内异物和还纳脱出体腔的内脏。

3. 包扎时协助伤员取舒适体位，保持伤肢功能位。包扎四肢时，应从远心端向近心端，以利于静脉血液回流。无特殊要求应露出伤肢末端，以便观察血液循环。

4. 皮肤皱褶处与骨隆突处加棉垫或纱布做衬垫。对嵌有异物或骨折断端外露的伤口应先固定后再包扎，以免再损伤。

5. 包扎打结或其他方法固定的位置要尽量避开伤口和坐卧受压的部位。

6. 包扎时要做到"快、准、轻、牢"。快：动作要敏捷而迅速；准：部位要准确；轻：包扎动作要轻，不要触碰伤口，以免加剧疼痛或加重出血；牢：包扎要牢固，松紧适宜。

三、固定

固定的目的是限制受伤部位的活动度，减轻疼痛，预防休克；避免骨折片损伤骨折周围的软组织、血管、神经和重要脏器；便于搬运。

（一）适应证

适用于院前发生的骨折、关节损伤以及四肢广泛软组织损伤。

（二）用物准备

固定器材最理想的是各种类型夹板，如木质夹板、金属夹板等。近年来，各种固定器在院前急救中应用广泛，如颈椎固定器、脊椎固定板等。紧急情况下应就地取材，如木棍、厚纸板、报纸卷、雨伞等，也可以直接用伤员的健侧肢体或躯干进行临时固定。另外还需准备毛巾、三角巾、绳带等物品。

（三）操作方法

1. 颈椎骨折固定　患者取仰卧位，一人固定牵引头部后，另一人将毛巾、三角巾折成带状，置于患者颈后，两侧加毛巾或衣物后，拉紧固定。如有条件可用特制头部固定器、颈托等固定，以限制头部晃动（图4-30）。

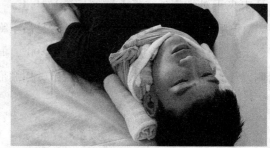

图4-30　颈椎固定

知识链接

颈椎固定器和脊柱固定板

1. 颈椎固定器　以透气孔环绕颈托，减少蓄热及潮湿，双片设计增加伤员的舒适感，与肩部和下颌骨的结合稳定舒适，可保持颈椎稳定的排列。

2. 脊椎固定板　板面坚固，可帮助固定伤员的位置，确保患者气道通畅。脊椎固定板头部的杯状结构可与伤员的头部保持一致。束带式脊椎固定板使用快速简单，同时适用于躁狂精神病患者，皮带式的束缚使脊椎板上的患者转运更安全，可以使脊椎板紧贴身体，极大地减少运输途中的意外。

---

2. 锁骨骨折固定　单侧锁骨骨折用三角巾将患侧手臂悬挂在胸前，限制上肢活动即可；双侧锁骨骨折固定时，用一条带状三角巾环绕两个肩关节，在两肩过度后张的情况下，在背部将底角拉紧做"8"字形打结固定（图4-31）；或在伤员背部放"T"型夹板，分别在两肩及腰部用绷带包扎固定。

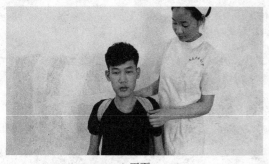
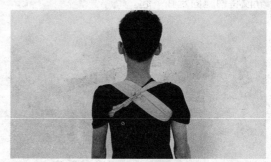

A 正面　　　　　　　　　　　　　B 背面

图4-31　锁骨骨折"8字形"固定

3. 胸、腰椎骨折固定　患者平卧在硬质木板上，两上肢垂于身体两侧，双下肢伸直，在伤处垫一薄枕，用带子分段将患者固定，使之不能左右转动。有条件者可使用脊椎固定板、束带式脊椎固定板等。

4. 上臂骨折固定　患者屈肘 90°，上臂以夹板固定，前臂呈中立位，用三角巾将上肢悬吊于胸前（图 4-32）。若现场没有夹板，也可用三角巾折叠成 10～15cm 宽的条带，其中央正对骨折处，将上臂固定在躯干上，于对侧腋下打结，再用小悬臂带将前臂悬吊于胸前。

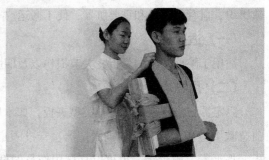

图 4-32　上臂（肱骨）骨折固定

5. 前臂及腕部骨折固定　患者屈肘 90°，拇指向上。用两块夹板分别置于前臂的掌侧和背侧，背侧夹板两端分别超过肘和腕关节，用绷带固定后，三角巾悬吊前臂于胸前（图 4-33）。

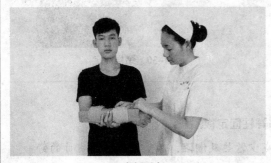

A 夹板固定

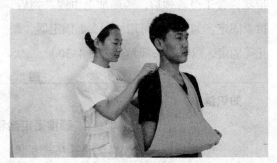

B 三角巾悬吊

图 4-33　前臂骨折固定

6. 骨盆骨折固定　用大块包扎材料对骨盆做环形包扎后，使患者仰卧于硬担架或门板上，膝部稍弯曲并于膝下加垫。

7. 大腿骨折固定　合理移动伤腿，取一长夹板放在伤腿的外侧，长度为自足跟至腰部或腋窝部，另用一短夹板置于伤腿内侧，长度为自足跟至大腿根部，在关节、腰部及空隙处垫棉垫，用三角巾分段将夹板固定。若无夹板，也可将伤员双下肢并拢，中间空隙处加衬垫，将健肢和伤肢分段固定在一起（图 4-34）。

8. 小腿骨折固定　选用长度相同的夹板（超过膝、踝两关节）两块，分别放于小腿的内外侧，空隙及关节处垫棉垫，用三角巾分段将夹板固定。若无夹板，也可将两下肢并列对齐，分段将两腿固定在一起。

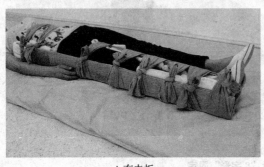

A 有夹板

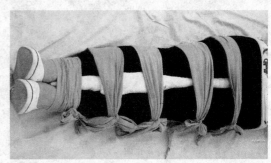

B 无夹板

图 4-34　股骨骨折固定

（四）注意事项

1. 遵循"先复苏后固定，先止血后包扎"的院前急救原则。若患者休克，应先抗休克，病情稳定后再行固定。

2. 对骨折后造成的畸形，院前固定时禁止整复。开放性骨折时，不可将骨折断端送回伤口内。

3. 夹板固定时，其长度与宽度要与骨折的肢体相适应。下肢骨折固定用夹板要超过骨折的上下两个关节，即"超关节固定"原则，固定夹板时除固定骨折部位上下两端外，还应固定骨折处上、下两关节。

4. 夹板与皮肤之间要加衬垫，尤其在夹板两端、悬空部位和骨隆突处应加厚垫，以防局部组织受压或固定不牢。

5. 四肢骨折固定时，应尽可能暴露指（趾）端，以便观察末梢血液循环情况。

6. 固定牢固可靠，松紧以不影响血液循环为宜。固定后尽可能避免不必要的搬动。

四、搬运

搬运是指用人工或简单的工具使患者迅速脱离危险环境，防止再次损伤。或将经过现场救治的患者移动到运输工具以及治疗场所。

（一）适应证

适用于所有活动受限患者的转移。

（二）用物准备

最常用的工具为各种类型的担架。紧急情况下多为徒手搬运，也可就地利用和制作简单的搬运工具，如门板、床板、椅子和床单等。

（三）操作方法

1. 徒手搬运 适用于现场无任何搬运工具，伤情不是很严重、转运路途较近时。分为单人、双人和多人搬运法。

（1）单人搬运法

1）扶持法：救护者与患者同侧，将其手臂放在自己颈、肩部，一手拉其手腕，另一手扶住患者腰部行走。适用于伤病较轻，能行走的患者。

2）抱持法：救护者蹲于患者一侧，一手托其背部，一手托其大腿，将其轻轻抱起。有知觉的患者可用手抱住救护者颈部。适用于不能行走的患者。

3）背负法：救护者蹲在患者前面，呈同一方向，微弯背部将其背起。如患者卧于地上，不能站立，则救护者和患者同方向侧躺，一手反向紧握其肩部，另一手抱腿用力翻身，慢慢站起。胸、腹受伤的患者不宜采用此方法。

4）拖行法：适用于在房屋垮塌、火灾现场或其他不便于直接抱、扶、背的现场急救。救护者站在患者背后，两手从其腋下伸到胸前，先将其双手交叉并握紧，使患者背部紧靠在救护者的胸前，慢慢向后退到安全的地方。如为昏迷患者，也可借助工具，如大浴巾、床单等进行拖拽。

（2）双人搬运法

1）椅托式：两个救护者在患者两侧对立，各以右或左膝跪地，并以一手伸入患者大腿下互相握紧，另一手交替扶住患者背部抬起。

2）拉车式：一个救护者站在患者身后，两手从腋下将其抱在胸前，随后另一个先跨在患者两腿中间，用双手抓住其两膝关节，慢慢将患者抬起，两人同步前行（图4-35）。

3）平拖式：两个救护者站在患者同侧，一人抱住患者肩部、腰部，另一人抱住患者臀部，齐步平行走。亦可一前一后一左一右将患者平抬搬运。

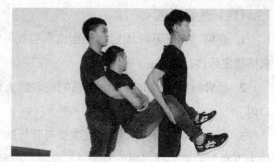

图 4-35　拉车式搬运法

4）扛轿式（四手抬式）：两个救护者相对，四手互握于手腕部，患者坐于其上（双手搭于救护者肩上），抬起前行（图4-36）。

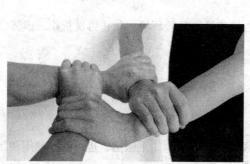

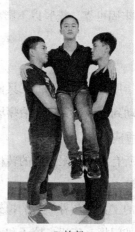

A 手式　　　　　　　　　　B 抬起

图 4-36　四手抬式

（3）三人或多人搬运法　救护人员站在患者的一侧，分别将患者颈部、背部、臀部、膝关节、踝关节等部位同时水平抬起。若搬运人员有四人或以上，可相对站在患者两侧，步调一致地将患者抬起。

2. 担架搬运　担架是院前急救搬运中最常见的工具，使用时搬运人员互相配合将患者水平托起，轻轻放入担架上并适当固定（图4-37）。（操作方法及注意事项详见第三章）

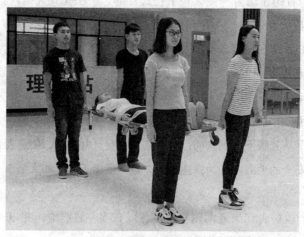

图 4-37　担架搬运法

知识链接

常用担架的种类

1. 帆布担架　制作简单、应用最广泛。重量轻、易清洗，但不可直接搬运有脊柱损伤的伤员。

2. 铲式担架　是由左右两片铝合金板组成。有别于一般的担架，它可以分别将两块板插入患者身体下面，扣合后抬起，最大限度地减少在搬运过程中对伤员造成的二次伤害。

3. 篮式担架　也叫"船型担架"，分为铝合金型和合成树脂型。适用于各种急救环境，其悬钩能与飞机上挂钩连接，实现野外救援。

4. 铝合金楼梯担架　采用铝合金材料，轻巧灵活。可折叠式结构便于携带，用于救护骨折患者上下楼梯之用。

3. 特殊患者的搬运

（1）昏迷　患者侧卧或俯卧于担架上，平卧时保持头偏向一侧，以防呼吸道分泌物阻塞而影响呼吸。

（2）腹腔脏器脱出　脱出的脏器严禁回纳入腹腔，可用大小适当的容器如碗、盆扣住脱出物，或自制一环状物围住脱出的脏器再包扎固定。患者在担架上取仰卧位，双腿屈曲以放松腹部，并注意腹部保暖。

（3）骨盆骨折　患者包扎固定后，仰卧于硬质担架或有脊椎固定板的担架上，膝关节微屈，腘窝处加垫。

（4）脊柱损伤　凡怀疑脊髓损伤者，搬运前必须先固定。选用木板或硬质担架搬运，不可随意搬动或扭摆、屈曲头部和躯体。搬运时先将患者双下肢伸直，两上肢伸直放于身体两侧，担架放在患者一侧。2～3人扶患者躯干使其成一整体滚动至担架上，注意不要使躯干扭转（滚动法）。或3人同时用手将患者平直托离地面至担架上（平托法）。对疑有颈椎损伤的患者，应先固定，再由专人托付头部，使头、颈随躯干一同移动至担架上，用沙袋或垫子放在颈两侧加以固定或使用颈托，防止头部左右扭转和前屈、后伸。如背部有伤口，则取俯卧位，在两肩及腹部加软垫，再将患者固定于担架上。

（5）身体带有刺入物　先用大块敷料支撑异物，用绷带将刺入物和敷料妥善固定于患者身上，并对异物刺入深度做好明显标记后再行搬运。刺入物外露部分较长者，应有专人负责保护。搬运过程中应避免挤压碰撞，转运途中尽量减少震动，以免刺入物深入或脱出。

（四）注意事项

1. 应根据患者伤情和现场具体情况选择恰当的搬运方法，避免造成二次损伤。

2. 非特殊情况，必须原地检伤、止血、包扎及固定等救治后再搬运。

3. 对怀疑脊柱、脊髓损伤者，搬运时必须先行固定，注意轴线转动，避免身体弯曲和扭转，以免加重损伤。

4. 搬运途中应严密观察生命体征变化，保持呼吸道通畅，防止窒息。

5. 寒冷季节应注意保暖。

NOTE

第二节　人工气道

人工气道（artificial airway）是指将导管经口腔或鼻腔插入呼吸道或直接在气管上置入导管而建立的气体通道。是缓解气道梗阻，保证气体通畅，维持有效通气的常用方法，也是抢救急危重症患者的重要手段。

一、咽插管

咽插管是将合适的口咽或鼻咽通气管经口腔或鼻腔插入咽腔而建立的人工气道，其目的是可解除因咽腔软组织松弛、塌陷和相互贴近而导致的上呼吸道通气不畅，并有助于吸引患者咽部积痰。

（一）口咽通气管

口咽通气管（oral-pharyngeal airway，OPA）是由塑料或弹性橡胶制成的、硬质扁管形的弯曲状人工气道，其弯曲度与舌及软腭相似。目前使用的口咽通气管主要由翼缘（防止吞咽和插入过深）、牙垫部分和咽弯曲三部分组成。其外形和长度随 OPA 型号的增加而逐渐增加（图4-38），以供不同年龄和不同体型的患者使用。

1. 适应证　适用于上呼吸道完全性（或部分性）梗阻的昏迷患者；需要牙垫的昏迷患者；需利用口咽通气道进行口咽部吸引的昏迷患者。

2. 操作方法　快速评估病情，根据患者具体情况适当解释操作目的，取得家属同意，准备用物，实施操作（表4-2）。

表 4-2　口咽通气管操作方法

步骤	要点与说明
患者体位：仰卧位或侧卧位	
选管润滑：选择合适型号的口咽通气管，用液状石蜡充分润滑	导管长度为门齿到下颌角的距离（图4-39）一般成人为9cm。选择的原则是宁长勿短，宁大勿小
插管：①反向置入法（图4-40）：迫使患者张口，将口咽通气管凸面顺患者舌面插入口腔，当插入导管全长的 1/2 时，将导管旋转180°，借患者吸气时顺势向下推送到合适位置。②直接置入法（图4-41）：用压舌板下压舌体，将导管沿其上方顺势滑行入咽腔	口咽通气管的禁忌证：清醒，牙关紧闭、下颌骨折、门齿松动、口腔创伤等患者 插管时避免损伤牙齿
固定	确认口咽通气管的位置适宜、气流通畅后再固定

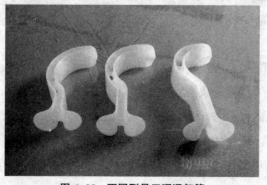

图 4-38　不同型号口咽通气管

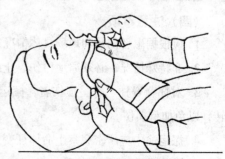

图 4-39　测量口咽通气管的长度

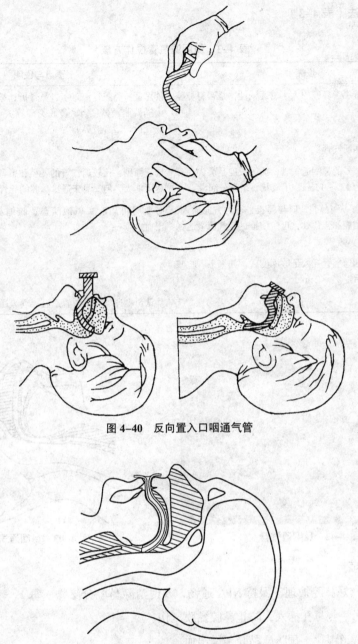

图 4-40 反向置入口咽通气管

图 4-41 直接置入口咽通气管

3. 注意事项

（1）确保管道通畅，及时清理呼吸道分泌物，密切观察有无导管脱出阻塞气道的征象。

（2）插管动作轻柔，避免对牙、舌造成损伤，注意不要将两唇夹在导管与门齿之间。

（3）在 OPA 外口覆盖生理盐水纱布，湿化气道及防止吸入异物和灰尘。

（4）备好各种抢救器械和物品，必要时配合医生行气管插管术。

（二）鼻咽通气管

鼻咽通气管（nasopharyngeal airway，NPA）是治疗上呼吸道梗阻的一种气道装置，是由硅胶或塑料制成的软管道（图 4-42），能在数秒内从患者鼻腔插入咽腔，迅速解除因舌后坠所致的呼吸道梗阻。

1. 适应证 各种原因导致的呼吸道梗阻，不能使用或耐受 OPA 或使用 OPA 效果欠佳者。

NOTE

2. 操作方法（表 4-3）

表 4-3　鼻咽通气管操作方法

步骤	要点与说明
评估：使用前检查患者鼻腔的大小、通畅性，是否有鼻腔疾患	禁忌证：鼻腔气道阻塞、鼻骨折、鼻腔各种疾患（如鼻中隔偏曲、鼻息肉、鼻腔炎症等）、凝血功能异常、颅底骨折、脑脊液鼻漏等
患者体位：同口咽通气管	
选管：选择合适型号的鼻咽通气管，插入长度是鼻尖到耳垂的距离，一般为 13～15cm，用液状石蜡充分润滑	选管原则：比较通气管的外径和患者鼻孔的内腔，使用尽可能大，但又易于通过鼻腔的导管
插管：清洁并润滑一侧鼻腔，取与腭板平行的方向插入，直至感到越过鼻咽腔的转角处，再向前推进至气流最通畅处（图 4-43）	必要时可用麻黄碱液滴鼻，收缩鼻黏膜血管，减少出血
调整位置：将鼻咽通气管插入足够深度后，如果患者呛咳或抗拒，应将其后退 1～2cm	
固定	确认鼻咽通气管的位置适宜、气流通畅后再行固定

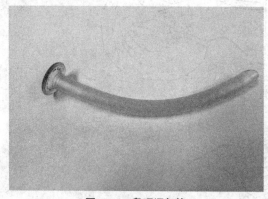

图 4-42　鼻咽通气管

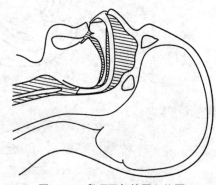

图 4-43　鼻咽通气管置入位置

3. 注意事项

（1）每日做好鼻腔护理，保持 NPA 通畅，及时清除鼻腔分泌物。每 1～2 天更换鼻咽通气管一次并于另一侧鼻孔插入，防止鼻腔黏膜压伤。

（2）做好气道湿化，预防鼻黏膜干燥出血。

（3）保持管道通畅，无痰痂堵塞，及时评价通气效果。

二、简易呼吸器

简易呼吸器（图 4-44）又称球囊－面罩简易呼吸器或加压给氧气囊，是进行人工通气的简易工具。其优点是使用方便，便于携带，无创、无需氧源动力。缺点是不易密封，有效通气量少；昏迷患者使用正压通气时易导致气体进入胃肠道，引起反流和误吸。

（一）适应证

各种原因所致呼吸暂停或呼吸抑制患者

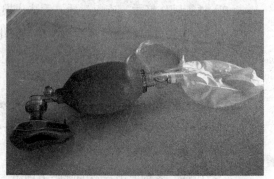

图 4-44　简易呼吸器

的辅助通气。

（二）操作方法

评估病情，根据患者情况适当解释并取得家属同意，准备用物，实施操作（表4-4）。

表4-4　简易呼吸器操作方法

步骤	要点与说明
开放气道：去枕平卧、头向后仰，开放气道，清除口、鼻腔分泌物及异物	简易呼吸器的禁忌证：颌面部外伤或骨折、活动性咯血、大量胸腔积液等患者
连接氧气：将连接面罩的简易呼吸器与氧气导管相连，调节氧气流量 >10L/min	待储氧袋充满氧气后再使用。若无供氧不要接储氧袋
固定面罩：将面罩罩住患者口鼻，正确使用 "E-C" 手法。 ①单人施救：抢救者位于患者头侧，一手拇指和示指按压面罩边缘，其余手指举起患者下颌，另一手挤压气囊，并同时观察胸部起伏 ②二人施救：患者头侧的抢救者用双手大拇指和示指完全封闭面罩周边，其余手指举起患者下颌，同时观察胸部起伏；位于患者肩侧的抢救者缓慢挤压气囊（大于 2 秒 / 次），直到胸部隆起	面罩压紧是成功使用简易呼吸器的关键 呼吸囊容量：成人为 1500mL，儿童为 550mL，婴幼儿为 200mL
挤压气囊：一般潮气量为 8～12mL/kg，以通气适中为好，有条件时测定二氧化碳分压以调节通气量，避免通气过度	频率：成人 10～12 次 / 分 婴儿及儿童 12～20 次 / 分
观察记录	观察胸廓有无起伏、口唇与面部颜色变化，记录患者生命体征及反应

（三）注意事项

1. 保证患者气道通畅，必要时可使用口咽通气管。

2. 根据患者脸型和面部大小选择合适的面罩，以充分罩住患者口鼻为佳。备用时充气面罩内的气体不能太满，以 1/2～2/3 满为宜。

3. 使用过程中，密切观察患者对呼吸器的适应性，如胸廓起伏、皮肤颜色、呼吸音变化、生命体征、血氧饱和度等。

三、环甲膜穿刺术

环甲膜穿刺术是一种紧急的气道开放技术，主要用于现场急救，可为正规气管插管、气管切开造口术赢得宝贵时间。

（一）适应证

适用于各种原因所致的急性上呼吸道阻塞，不能及时行气管切开建立人工气道者。

（二）用物准备

环甲膜穿刺针或 16 号粗针头，无菌注射器，给氧装置。

（三）操作方法

1. 体位　患者仰卧，头尽量后仰。

2. 定位　在甲状软骨与环状软骨

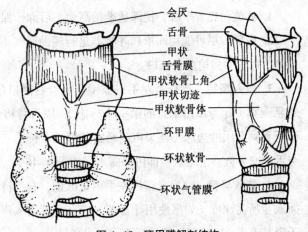

图 4-45　环甲膜解剖结构

会厌
舌骨
甲状
舌骨膜
甲状软骨上角
甲状切迹
甲状软骨体
环甲膜
环状软骨
环状气管膜

之间确定环甲膜位置（图 4-45）。

3. 穿刺　左手在两软骨之间定位，右手持针在环甲膜上垂直刺入，有落空感并有气体溢出，上呼吸道梗阻缓解，证明环甲膜穿刺成功；经环甲膜套管针穿刺后将针取出，外套管留置于气管内，外套管露出皮肤的外端与供氧装置连接，呼出气体经喉自然气道排出。当上呼吸道完全阻塞难以排气时，再插入一根粗针头进入气管排气。

（四）注意事项

1. 进针不宜过深，以免贯穿气管进入食管，造成食管 - 喉头瘘。

2. 若穿刺部位皮肤出血较多，应注意止血，避免血液反流至气管引起窒息。

3. 环甲膜穿刺术只是应急呼吸复苏的急救措施，穿刺针留置时间不宜超过 24 小时。有条件时应尽早行气管切开术。

四、气管插管术

气管插管术是将气管导管经口或鼻通过声门置入气管内的技术，是每一个从事急诊工作的医护人员必须掌握的急救技能。其主要目的是维持气道通畅，保障有效的气体交换；有利于直接进行气管内吸引，保护气管减少误吸；提供气管内给药的途径。

（一）适应证

所有全麻手术和需要给予呼吸功能支持的复苏治疗均是气管插管的适应证。当气管插管作为抢救患者生命所必须采取的抢救措施时，无绝对的禁忌证。

（二）物品准备

1. 喉镜　喉镜是最常用的插管器械，主要用途是显露声门并进行照明。主要由喉镜柄和喉镜片组成。镜片有弯、直两种，分成人、儿童、婴幼儿三种规格，成人常用弯型。

2. 气管导管　目前多使用聚氯乙烯气管导管，气管导管套囊以大容量低压型最佳。导管管腔内径（ID）为 2.5 ～ 11.0mm，每一号相差 0.5mm。导管的选择应依据患者的性别、体重、身高等因素。紧急情况下无论男女，成人都可选用 7.5mm。小儿根据公式进行推算：导管内径 ID（mm）=4.0+ 年龄 /4 或导管内径 ID（mm）=（16 ～ 18+ 年龄）÷4。

3. 其他设备　导管芯、牙垫、注射器、胶布、插管钳、表面麻醉喷雾器、面罩、吸引器、简易呼吸器等。

（三）操作方法（以经口明视插管为例）

1. 体位　患者平卧，枕部适度抬高使头后仰，保证口、咽和喉 3 条轴线尽量一致。

2. 吸氧　尽可能用面罩和呼吸器进行辅助通气（最好是纯氧）1 ～ 2 分钟。术者站于患者头侧，以右手强迫患者张口。

3. 置入喉镜　操作者左手持喉镜从患者右侧口角斜形置入，将舌体推向左侧，此时可见到悬雍垂（此为声门暴露的第一个标志），顺舌背将喉镜片稍作深入至舌根，轻轻上提喉镜，即可看到会厌的边缘（此为声门暴露的第二个标志），继续稍作深入，将喉镜片前端置于会厌与舌根交界处，上提喉镜即可暴露声门（图 4-46）。

4. 置入导管　声门显露后左手固定喉镜，右手持气管导管（图 4-47），斜口对准声门轻轻插入至所需深度（如果使用导管芯，应在导管进入声门后及时退出导管芯）。导管的末端应位于隆突上方 3 ～ 5cm。放置牙垫，退出喉镜。

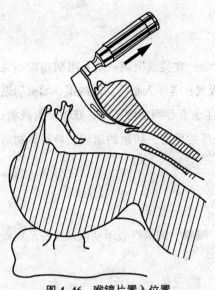
图 4-46 喉镜片置入位置

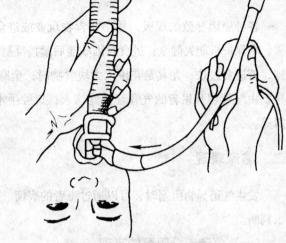
图 4-47 气管插管时持管与插入方法

5. 确定导管在气管内位置正确 通过轻压胸廓导管口感觉有气体流出；连接简易呼吸器压入气体，观察胸廓有起伏，同时听诊肺部有无对称呼吸音；连接呼气末二氧化碳监测仪等方法确认导管位置。

6. 固定 胶布固定导管和牙垫。用注射器向导管气囊内注气封闭气道，用吸引器吸引气道分泌物，保证呼吸道通畅。

（四）注意事项

1. 插管技术要熟练，避免因插管耗时而加重患者缺氧。如 30 秒内插管未成功，应立即用简易呼吸器囊给予 100% 纯氧，稍后再插管。

2. 选用大容量低压型气囊套管，气囊充气应遵守"最低密闭容积"的原则，即充气刚能密闭气管不漏气，呼吸机能正常工作为宜。气管插管后气囊充气量 5 ～ 10mL，通常囊内压维持在 25 ～ 35cmH$_2$O，即可保证与气管壁充分地密封，又不影响气管黏膜的血流。

3. 导管插入深度一般为鼻尖至耳垂再加 4 ～ 5cm（小儿 2 ～ 3cm）。定期测量导管的外露末端距离门齿的长度，并准确记录，做好交接班。通常置管的深度男性 22 ～ 24cm，女性 20 ～ 22cm。

4. 加强呼吸道湿化及口腔护理。正确吸引气管内分泌物，注意无菌操作，一般先吸引气管导管内的分泌物，然后吸引口、鼻腔内分泌物。

5. 导管留置时间一般不超过 2 ～ 3 周，如病情不能改善，可考虑行气管切开术。

第三节　气道异物的现场急救

气道异物阻塞（foreign body airway obstruction，FBAO）是指异物不慎被吸入喉、气管、支气管所产生的一系列呼吸道症状，多发生于小儿和老年人，其中以 3 岁以下小儿最为常见，是临床导致窒息的最常见原因之一。

NOTE

一、病因

各种原因导致的误吸，如小儿含物玩耍或进食时跑动、欢笑或哭闹；幼儿咀嚼功能不完善，喉保护机能欠健全；进食时因咳喘后紧接反射性深吸气；老年人咀嚼功能减退，咽反射迟钝，若进食过快，尤其是在摄入大块食物时；全麻或昏迷患者吞咽功能不全，咳嗽反射减弱；异物由气管切开患者的气管套管处落入；口腔手术时脱落的牙齿、切落的组织、鼻腔异物后滑等。

二、临床表现

发生气道异物阻塞时，可以通过患者的表情、面色、咳嗽、胸部呼吸运动以及全身反应做出判断。

（一）气道部分阻塞的表现

患者表情痛苦，不能说话，出现手掐咽喉部的"V"字型手势，此即 Heimlich 征。尚有较好的通气时，多伴有剧烈的呛咳和喘鸣音；阻塞严重造成气体明显不足时，可出现呼吸困难、气急、咳嗽乏力或有鸡鸣、犬吠样喘鸣音。口唇和面色可苍白或发绀。

（二）气道完全阻塞的表现

患者突然不能说话和咳嗽，表情极度痛苦，有挣扎的呼吸动作但无呼吸声音，面色青紫，意识随即丧失，出现心搏呼吸骤停。

三、现场急救

快速判断，立即实施急救。目的是迅速清除气道异物，恢复气道通畅。现场抢救的时间、方法是否正确，是挽救患者生命的关键。

（一）自救法

主要适用于神志清楚的成人。

1. 咳嗽法　若异物仅造成部分呼吸道阻塞，气体交换尚充足，患者可发音、说话，有呼吸和咳嗽时，应鼓励患者尽力呼吸和自行低头咳嗽，直至异物排出。

2. 腹部手拳冲击法　患者一手握拳，拇指侧置于剑突下和脐上的腹部，另一手紧握该拳，用力向内、向上作快速连续冲击，直至异物排出。

3. 上腹部倾压椅背法　将上腹部迅速倾压于椅背、扶手栏杆、桌子边缘等，快速向前冲击，直至异物排出。

（二）他救法

1. 腹部冲击法　又称 Heimlich 手法。意识清醒患者取立位或坐位，抢救者站其身后，双手臂环绕患者腰部，一手握拳将拇指一侧放在患者剑突下和脐上的腹部，另一手握紧该拳，快速向内、向上冲击患者腹部，直至异物排出。

无意识患者采取仰卧位腹部冲击法：患者仰卧，使头后仰并偏向一侧，开放气道。抢救者面对患者，骑跨在患者的髋部，双膝跪地，上身前倾。一手掌根放在患者剑突下和脐上的腹部，另一手重叠在此手背上，借助身体的重量，向内上方快速冲击，直至异物排出。

Heimlich 手法

海姆里克腹部冲击法（heimlich maneuver）也称海氏手法，是美国医生海姆里克教授发明的。1974 年他首先应用该法成功抢救了一名因食物堵塞了呼吸道而发生窒息的患者，从此该方法在全世界被广泛应用，拯救了无数患者的生命，因此该方法被称为"生命的拥抱"。其作用机理是通过手拳冲击患者腹部，使腹压升高，膈肌上抬，胸腔压力瞬间增高，迫使肺内空气排出，从而将堵塞气管、咽喉部的异物清除。

2. 胸部冲击法 用于腹围过大、肥胖和妊娠晚期的患者。意识清楚的患者取立位或坐位，抢救者站于其身后，双臂经患者腋下环抱其胸部，一手握拳拇指侧顶住患者胸骨中下 1/3 交界处，另一手握紧该拳，快速向下冲击，直至异物排出。

无意识患者采取仰卧位胸部冲击法：患者仰卧屈膝，开放气道，头偏向一侧。抢救者跪于患者肩胛水平，一手掌根置于患者胸骨中下 1/3 交界处，双手重叠，快速向下冲击，直至异物排出。

注意事项：①用力的方向和位置一定要正确，否则有可能造成肝脾损伤和剑突骨折。②饱餐后的患者可能出现胃内容物反流，应及时清除。③施行手法时爆发用力才有效。④不要挤压胸廓，冲击力仅限于手上，不能用双臂加压。

3. 手指清除法 适用于异物在咽部以上的昏迷患者。将患者侧卧或平卧头偏向一侧，强迫患者张口，一手示指沿患者口角内插入，用勾取动作抠出异物。注意事项：①手指清除时宜小心，以免异物落进气管或更深部位。②必要时与 Heimlich 手法配合应用。③抢救者尽可能做好职业防护措施，如戴手套等。

以上三种方法清除异物无效且呼吸困难严重者，立即行环甲膜穿刺或气管切开术。在抢救过程中，密切观察患者的意识、面色变化，如患者的意识由清楚转为昏迷、面色发绀进行性加重、颈动脉搏动消失，应立即行心肺复苏术。必要时启动 EMSS。

婴幼儿气道异物的现场急救

1. 抢救者取坐位，将患儿俯卧于抢救者大腿上。

2. 采取背部拍击联合胸部冲击法。将患儿头部靠在抢救者的前臂上，一手张开托住患儿下颌并固定头部，保持头低位，注意避免压迫患儿喉部软组织，另一手掌根部在患儿的肩胛之间用力拍 5 次。拍背后将空闲的手放在婴儿背部，手指托住其头颈部，小心将患儿全身翻转至面部向上，并将前臂放在自己的大腿上，保持患儿头部低于其躯干。抢救者用两手指在患儿两乳头连线与胸骨中线交界点下一横指处快速按压 5 次。

3. 若能看到患儿口或鼻中异物，可将其取出。若不能看到异物，继续重复上述动作，直至异物排除。

四、健康教育

1. 当出现异物卡喉时，切勿离开有其他人在场的房间，应该用手表示 Heimlich 征象，以求救援。

2. 避免进食时异物卡喉窒息，应注意以下几个方面：进食前将食物切成小块，充分咀嚼；进食时，应避免走动、说话、哭闹、大笑或玩耍；小儿或老年人进食需仔细咀嚼，尤其是质韧而滑的食物，如坚果、花生、石榴、果冻、汤圆、年糕等；将易误入气道的物品置于婴幼儿不易接触的地方，并告诉儿童勿将小的玩具放入口中。

3. 有下列情况进食需注意：成人酒后进食者，有义齿者。

【病案讨论】

1. 患者，女，36 岁，工人。横穿马路时与货车相撞，当即感到右侧胸部和左下肢疼痛难忍，无法动弹，右侧前臂有伤口，出血不止。请问您作为最初目击者，可以为患者做什么？如何做？

2. 患儿，男，3 岁。边吃花生边奔跑玩耍，突然停止跑动，表情极度痛苦，用手掐住脖子，不能言语，面色发绀，呼吸困难。请问该患儿发生了什么情况？如何在现场对患儿实施急救？

第五章 灾难救护

近年来，世界各地灾难性事件频繁发生，对人类的生存环境和生存质量产生了巨大的影响，许多灾难性事件造成了大量人员伤亡和财产损失，灾难救援被推向一个前所未有的高度。如何发展灾难医学及灾难护理学，提高人类应对灾难性事件的能力，是目前全世界关注的热点问题，也是广大医务工作者的重要任务之一。

第一节 概　述

任何能引起设施破坏、经济受损、人员伤亡、人的健康状况及卫生服务条件恶化的事件，当其破坏力已超出事件发生地区所能承受的限度而不得不向该地区以外的地区寻求援助时，就称之为灾难（disaster）。由此可见，灾难必须具有两个要素：首先，灾难是自然或人为的破坏性事件，具有突发性；其次，灾难的规模和强度超出了受灾地区的自身应对能力。

灾难护理学是一门新兴学科，目前，我国对灾难护理学（disaster nursing）的定义是：研究灾难性条件下实施紧急护理救援、疾病防护和卫生保障、为受灾伤员提供预防、救治、康复等护理服务问题的一门学科，是与灾难医学、临床医学和护理学的交叉学科。

一、灾难的分类

灾难的分类方法有很多，目前国际上尚无统一的灾难分类体系。

（一）根据灾难的原因分类

1. 自然灾难　是指给人类生存带来危害或能损害人类生存环境的严重自然灾害。可以分为气象灾害、地质灾害、海洋灾害、生物灾害和天文灾害。这些灾害尚不能完全被人类所征服，但是可以通过积极预防和采取应急措施，使伤害和损失下降到最低限度。2005年世界减灾大会，将此类灾难定义为"自然灾害相关灾难"。

2. 人为灾难　是指人为因素（人类活动或社会活动）导致的灾难。如交通事故、恐怖袭击、核泄漏、战争等。这些灾难大多可通过改善条件、强化防范意识等措施避免发生。

（二）根据灾难的性质分类

1. 自然灾难　如地震、海啸、泥石流、台风、火山爆发等。

2. 事故灾难　如交通事故、矿难、空难、核泄漏等。

3. 公共卫生事件　是指由病原微生物所致大规模疾病流行事件，如传染病疫情、群体性不明原因疾病、食品安全和职业危害、动物疫情以及其他严重影响公共健康和生命安全的事件。

4. 社会安全事件　是指由人为主观因素产生的、危及社会安全的突发事件，如恐怖袭击、核及生化武器的危害、经济安全事件和涉外突发事件等。

二、灾难的特点

根据灾难的原因和性质不同，各类灾难的特点差异很大。本章主要介绍自然灾难的特点。

（一）频率高、破坏性大

随着人类对自然资源的过度开发和消耗、生态系统严重失衡，大自然的调节功能降低，传统自然灾害呈现频率越来越高的态势。同时，由于人口的高度集中，一旦爆发自然灾害，所造成的损失也相应地被放大。

（二）突发性和渐变性

一些自然灾难总是在人们意料不到的情况下突然降临，带有猝不及防的特点。一般具有强度大、过程短但破坏性大、影响范围相对较小。如地震、泥石流等。一些灾难具有渐变性的特点，其危害的严重性是逐渐显现的，如土地沙化、生态平衡破坏等。

（三）复杂性和广泛性

灾难本身种类繁多、原因复杂，有的灾难直接造成人体或财物损害，有的只有潜在的威胁、但可能持续时间长；有的灾难还会引发范围更广、势态更严重的突发性事件。灾难的复杂性、广泛性与灾难本身的性质、种类以及当时的环境条件密切相关。

（四）群发性和链发性

每一种灾难的发生由许多因素构成，都会触动影响其他系统，诱发一连串其他灾难。尤其是等级较高的灾难事故一旦发生，常形成灾害链，即原生灾害、次生灾害和衍生灾害。

（五）危害性大

自然灾难发生后，对人类可产生诸多方面的影响，主要包括：①危及人的生命、健康及正常生活。②破坏公共设施和公私财产，造成经济严重受损。③破坏环境和资源，威胁国民经济的持续发展。④导致受灾群众心理障碍，影响社会稳定。

三、灾难所致伤病类型

根据灾难的性质及严重程度，灾难伤病类型大致有以下几种：

（一）机械因素所致的伤病

机械因素直接对机体造成的损伤，如地震、火灾、台风、泥石流、洪水、车祸等各种灾难事故引起的摔伤、砸伤、挤压伤、烧伤和骨折等。

（二）生物因素所致的疾病

灾难发生后，由于环境的严重破坏，大量细菌孳生可能发生疫病流行。主要包括：

1. 呼吸道疾病　灾后引起的呼吸道疾病主要包括上呼吸道感染、流行性脑脊髓膜炎、猩红热、肺结核、百日咳、流行性腮腺炎等。

2. 肠道疾病　常见的有阿米巴痢疾、肝炎、霍乱、伤寒、细菌性痢疾和其他非特异性感染性腹泻等。

3. 虫媒性疾病　是由病媒生物传播的自然疫源性疾病。常见的有流行性乙型脑炎、伤寒、疟疾、鼠疫和登革热等。常见的病媒昆虫有蚊子、苍蝇、蟑螂、老鼠等。

（三）气体尘埃因素所致疾病

此类疾病主要是由各种灾难产生的烟雾和尘埃所致，其中最严重的情况是窒息。如火山喷发、森林火灾等。

（四）灾难损伤综合征

灾难常对人类的生存构成巨大的威胁，灾难发生时的悲惨场景及紧张状态，以及灾后导致的毁灭性破坏，给灾难幸存者无论是躯体还是精神上都留下了难以恢复的创伤，都可使人们的身心失去常态的平衡，出现悲观、愤怒等应激状态，从而产生一系列的病理、生理改变并引起疾病。

第二节 灾难医学救援

灾难医学救援和平时的医疗活动有很大的区别，是所有医务工作者义不容辞的职责和神圣使命。护士应充分了解灾难医学救援的原则和要求，才能高效率、高质量地完成救援工作。

一、灾难医学救援的主要任务

（一）灾难现场伤病员的紧急救治

灾难现场紧急医学救治是灾难医学救援的首要任务。主要包括在灾难现场搜索、营救幸存者、检伤分类、分级救治、后送转运等方面。

（二）为灾区群众提供紧急医疗救助

为灾区群众提供紧急医疗救助是灾难医学救援的重要内容。灾难条件下，由于灾区人群突然失去赖以生存的环境和物质基础，以及遭受了巨大的精神创伤，会导致各种疾病的发生显著增加，同时可引起传染病的流行。

（三）灾后卫生防疫

为防治灾难现场传染病的爆发和流行，应及时做好卫生防疫工作，主要包括食品卫生、饮水卫生、环境卫生、免疫预防以及疾病监测与报告等。

（四）灾后心理卫生救援

尽早做好灾区群众及相关人员心理危机干预与心理障碍的处理，预防或减少灾难后心理问题及灾难损伤综合征。

（五）灾后医院重建和医疗培训

灾难医学救援的任务之一是帮助灾区做好医疗卫生机构恢复与重建工作，包括重建医院、卫生设施和医疗培训工作。

（六）评估灾难原因和后果

评估灾难事故发生的原因、危害范围和危险程度。及时查清人员伤亡情况。

二、灾难医学救援的原则

为确保灾难现场救护工作的顺利进行，现场救护必须遵循以下原则。

（一）安全原则

任何灾难现场救援都应保证救援者的安全。在救援中正确指挥，尽最大可能避免人员伤亡，保证救援力量，争取最佳的救援效果。

（二）时效性原则

"时间就是生命"，灾难现场伤员救治存在最佳救治时间段，在此时段救治效果最佳。时效性在灾难救援工作中占重要地位。

（三）统一指挥原则

灾难医学救援工作是一项复杂的系统工程，尤其在现场救援阶段，需要医疗、军队、公安、通讯、交通等多部门联合行动、密切配合。因此，只有将各部门综合形成一个有机整体，建立临时指挥机构，实行统一指挥，才能井然有序地实施高效率的医学救援工作。

（四）检伤分类原则

检伤分类是灾难现场救护的重要手段，目的是以有限的人力和资源，在最短时间内救治更多的伤员。分类救治可保证有限的急救资源与服务优先给予那些最需要急救的伤员，以达到最优的灾难救护效果。

（五）自救互救原则

灾难发生时，灾难在哪里就在哪里组织自救和互救，不等不靠、不盲目转院。做到镇静求救、先抢后救和抢中有救，必要时成立临时现场救援小组，统一指挥，快速救治。

（六）转运原则

对伤情稳定、转运途中不会加重伤情的伤员，应迅速组织人力，利用各种交通工具，快速将伤员转运到附近医疗单位进行早期救治和专科治疗。

（七）分级救治原则

指现场有大量伤员且救治环境不稳定时，将伤员救治工作分工、分阶段、连续实施的组织形式和保障原则。主要包括以下三个方面：

1. 现场抢救（第一级） 由医务人员与战士、公安、消防人员、群众等共同组成抢救小组进入灾区现场，搜寻和发现伤员，指导自救、互救和脱离险区。对伤员实行初步急救措施，如开放气道、心肺复苏、止血、包扎、固定等，经初步处理后将伤员就近分点集中，按需做好转运准备。

2. 早期救治（第二级） 由灾区医疗机构或外援的医疗队独立承担，也可由两者合作共同组织实施。其主要任务是对经过现场初步处理的伤员进行检伤分类、登记、填写简要病历，实行紧急救治，包括人工气道的建立、处理气胸、手术止血、抗休克、清创和急诊手术等对因治疗。将需要专科治疗或需较长时间恢复的伤员转送到灾区附近或较远的指定医院。

3. 专科治疗（第三级） 由设置在安全地带的地方和军队医院承担。其主要任务是收容灾区医疗站、医院转送来的伤员，进行较完善的专科治疗，直至伤员痊愈。

三、护理人员在灾难医学救援中的作用

作为灾难医疗救援队伍中的主力军，护理人员在灾前备灾、灾难救护、灾后康复等方面都发挥着重要作用。护士在灾难救援的不同阶段起着不同的作用，国外学者将灾难的医学救援分为三个阶段，即准备/预备期（preparedness/readiness）、反应/实施期（response/implementation）和恢复/重建/评价期（recovery/reconstruction/evaluation）。

（一）第一阶段（准备／预备期）

此阶段护士的主要任务是加强应急训练，参与制定灾难应急反应计划。其中灾难应急训练分为三个方面：①个人准备训练：包括身体适应性训练、军事技能训练、情感预期和熟悉灾难反应及家庭的支持和准备等。②临床技能训练：包括创伤救护、伤员分类和疏散、设备使用和临床评估等；熟悉灾难救护工作程序。③单位或团队训练：包括操作能力、相关知识、领导和管理能力以及单位整合和认同的训练。

（二）第二阶段（反应／实施期）

此阶段为灾难救援的实施阶段，护士的主要作用和任务有五个方面。①建立与灾难救援机构内其他人员的通讯联系。②建立伤员安置点并建立分类区域，根据伤情分类合理安置伤员，方便医疗机构的处理。③对其他医辅人员的工作进行安排，如分配担架员、志愿者等。④安排伤员分流或转诊。⑤做好灾难现场的安全保障，防止无关人员进入处置区域。

（三）第三阶段（恢复／重建／评价期）

此阶段主要是灾后重建与总结，护士的主要作用与任务有五个方面。①护理安置区的伤员并进行合理的转诊。②修复和补充医疗用具、损坏的医疗设施和设备。③对现有的灾难应急计划进行合理评价和修改。④对灾难救援中的积极和消极行为进行识别，奖励积极反应行为，矫正消极行为。⑤对灾难救援中发生的严重事故撰写总结报告。

第三节　灾后防疫

灾难发生后，由于生态环境平衡遭受严重破坏，如水源污染、生活供给困难等综合因素的作用，极易导致灾后疫情的发生。因此，在抢救生命和保护财产的同时，应及时做好防疫工作。

一、灾后诱发疫情的原因

灾难可直接或间接作用于疫病流行过程的各个环节，从而导致疫情的发生，甚至造成大流行成为衍生灾难。诱发原因主要有以下五个方面。

（一）水源污染

绝大多数的自然灾难都可能造成饮用水供应系统的破坏，少数尚存的供水设施也会因供应范围内人口剧增而无法满足实际需求。同时，灾难发生后，人畜尸体腐烂、厕所等卫生设施遭到破坏更加重水源污染，使灾区饮用水卫生得不到保障。

（二）空气污染

火灾、地震、火山喷发等自然灾难产生大量烟尘、灰尘或有毒气体，污染空气。

（三）虫媒孳生

重大灾难导致灾区环境与卫生条件急剧恶化，可引起蚊蝇及病菌大量孳生，鼠类无处藏身、四处流窜，加剧了传播疾病的风险。

（四）居住与生活条件恶化

灾难发生后，一方面灾区生活的基本条件受到破坏，如房屋倒塌、食物缺乏、供水系统损毁、燃料短缺等，为疫情的发生创造了条件。另一方面，灾难引起人口迁徙、食用霉变食物以及当地的卫生医疗系统受损等，都可造成灾后疫情的发生发展。

（五）精神、心理因素

家园的毁灭、亲人的离去、财产的损失、生活常态的改变，使受灾群众心理遭受了沉痛的打击和折磨，导致机体抵抗力下降，增加疾病易感性。

二、灾后卫生防疫的重点疾病

（一）经呼吸道传播的疾病

由于灾区房屋倒塌、交通受到破坏，大量灾区群众居住在帐篷、活动板房等临时安置区；大量伤员被送到临时医疗救护中心。人群的聚集，容易发生呼吸道传播疾病。如麻疹、百日咳、流脑、上呼吸道感染、流感以及肺结核等。

（二）经消化道传播的疾病

灾区供水系统及基本生活条件被破坏，大量人畜粪便、垃圾废液等生物性污染物流入或渗入地面水体，污染并破坏饮用水水质，导致消化道传染病暴发与流行。如霍乱、伤寒、细菌性痢疾、病毒性腹泻、甲型肝炎等。

（三）经虫媒传播的疾病

自然灾难导致生活环境恶劣，如遇高温、雨季等情况，环境潮湿更加速了蚊蝇繁殖，造成虫媒传染病的传播。如疟疾、流行性乙型脑炎、登革热等。

（四）经接触传播的疾病

灾难发生后，人群聚焦易导致经接触传播的疾病，如鼠媒传染病、钩端螺旋体病、流行性出血热和寄生虫病、浸渍性皮炎、虫咬性皮炎、尾蚴性皮炎等。

（五）经土壤传播的传染病

灾区伤员常有开放性创伤，伤口多有泥土等物质污染，是破伤风、气性坏疽等经土壤传播传染病的危险因素。

三、灾后卫生防疫的原则

灾后卫生防疫任务重、时间紧、涉及面广，应从灾前开始准备，建立一套完整、全程的预防和控制体系，才能最大限度地减少因传染病流行带来的衍生灾难。其防疫原则主要包括五个部分：①建立高效、多部门密切协作的灾后卫生防疫指挥体系。②保障医疗卫生物资的供应。③采取一切有效措施控制传染源。④采取公共卫生措施切断传播途径。⑤采取必要措施保护易感人群。

四、灾后卫生防疫的措施

（一）灾前准备

1. 建立传染病监测体系　各级疾控中心收集当地常见传染病的发病率、区域分布特点、免疫接种等流行病学资料，科学地进行统计与分析，掌握当地传染病的流行特点，为灾难发生时的卫生应对提供必要的决策指导。

2. 制订应急预案　组织有关卫生行政部门及专业技术人员根据当地情况制定灾难卫生防

疫应急预案和灾难条件下进行大规模传染病预防和控制的具体措施，为有效应对灾后防疫打下基础。

3. 做好卫生防疫人员培训和物资储备 重视卫生防疫队伍建设，定期培训。结合当地情况储备足够的疫苗和药物；移动水源、消毒设备、消毒药物也需做好储备。

（二）灾难现场应对

1. 启动应急预案 灾后立即启动突发公共卫生应急预案，成立救灾医疗卫生指挥部，恢复和建立疫情监测网络，实行疫情日报告和零报告制度。根据灾难发生时的流行病学特点，确立应重点检查的传染病病种。同时对可能发生的传染病做好免疫接种，如流脑、破伤风等。此外，还应加强对症状监测结果的分析，及时发现可能发生暴发疾病的迹象。

2. 保证饮用水安全 加强饮用水源头控制，防止人畜粪便、垃圾、尸体等污染水源，保证饮用水安全；指导集中式和分散式饮用水消毒处理，严禁饮用生水；加强水质监测，增加监测频次，在灾后的半个月内坚持每日监测，特别是做好集中式供水单位监测工作。有条件最好饮用符合国家卫生标准的瓶装水。

3. 重视食品卫生管理 食物中毒是灾区疾病防控工作的重要内容之一。灾区群众应尽可能食用符合卫生质量要求的定型包装食品和饮料。加强食品卫生知识宣传，指导灾区人群注意食品卫生，不食用未煮熟、过期、变质、腐烂的食品或被污水浸泡过的食物；救灾食品有专人负责卫生监督、管理和发放。对灾区的集体食堂和饮食行业进行严格卫生监督。

4. 加强环境卫生综合治理 政府为灾区群众提供基本的、合乎卫生要求的临时居住场所。搞好环境卫生，设置临时厕所、垃圾堆积点。及时做好环境清理、消毒、杀虫、灭鼠工作，防止虫媒传染病发生。

5. 做好尸体处理 尸体清挖处理时，做好个人防护。对清挖出的尸体和污染区域，及时喷洒高浓度消毒剂，除臭后及时处理尸体，防止尸体腐败污染环境。对家畜、家禽和其他动物尸体，处理后深埋于远离水源和居住区的区域。

6. 大力开展健康教育 健康教育是灾后卫生防疫工作的重要内容之一。通过健康教育使灾区群众了解卫生防疫知识，掌握防治传染病的基本方法，并保持积极的心理状态和良好的作息习惯，增强灾民自我保护意识和自身防病能力。

7. 加强医疗救治和预防接种工作 对灾区群众实施预防接种是降低传染病发病率，控制和消灭传染病的最有力措施。抓好灾区重点人群、重点地区、重点传染病、重点环节的传染病防治工作，对可能发生传染病疫点内密切接触者或其他易感人群进行应急接种或预防服药。

（三）灾后重建

1. 重建传染病监测体系 灾难救援结束后，应逐渐恢复当地的卫生系统，重建传染病的监测体系，特别是做好返乡人员的免疫接种工作。

2. 重建安全饮水系统 灾区水源在灾后一定时间内可能存在病菌超标的情况，应重视饮用水系统的质量监测，确保饮水安全，减少肠道传染病的发生。

3. 重建社区卫生 科学规划生活区，做好垃圾、粪便的处理。重点开展"三灭"（灭蝇、灭蚊、灭鼠）和"一清理"（清理环境）的群众性卫生防病活动，有效切断相关传染病的传播途径。

第四节 灾难心理干预

突如其来的灾难不但夺走了生命、毁灭了财产、破坏了生存环境，同时也会给受灾人群的精神和心理造成极大的创伤，从而引发灾难心理危机。大部分受灾人群不能依靠自身的能力解决这种危机，在得不到及时有效地疏导和心理干预的情况下，易导致个体出现严重的情感、认知和行为方面的功能失调。轻则引起灾难心理应激反应，重则导致灾难心理应激障碍。

一、灾后常见心理问题

（一）灾难心理应激反应

灾难心理应激反应发生急骤，通常在遭受强烈刺激后立即产生。每个个体的表现不尽相同，但也有很多共性的特征，主要表现为以下四个方面。

1. 生理方面 主要表现为失眠、噩梦、易醒、疲倦、呼吸困难甚至窒息感、颤抖、易出汗、口干、食欲下降、消化不良等。

2. 情绪方面 主要表现为悲观、紧张、失落、愤怒、麻木、恐惧、沮丧、焦虑、甚至有自杀或杀人的想法和计划。

3. 行为方面 主要表现为注意力不集中、逃避、独处、反复回忆、过度依赖、有家庭暴力倾向等。

4. 认知方面 主要表现为否认、自责、自怜、罪恶感、不幸感、无助感、敌意、甚至有幻听、幻视、幻觉性思考等精神病症状。

（二）灾难心理应激障碍

1. 急性心理应激障碍（acute stress disorder，ASD） 又名急性应激反应或急性心因性反应，是一种创伤性事件的强烈刺激引发的一过性精神障碍。在灾难幸存者中发生率可达50%。多数伤员在遭受刺激后数分钟或数小时出现精神症状。历时短暂，可在数小时、数天或1周内恢复，预后良好。如处理不当，可有20%～30%的人转为创伤后应激障碍。

2. 创伤后应激障碍（post-traumatic stress disorder，PTSD） 又称延迟性心因性反应，是一种由异乎寻常的威胁性或灾难性心理创伤，导致延迟的（遭受创伤后数日或数月，甚至半年后）、长期持续的精神障碍。经历创伤性应激事件是PTSD最直接的原因，但不是所有经历创伤性应激事件的人都会发生PTSD，目前认为其发生与个体的一些心理社会易感因素有关。

二、灾难心理危机干预

灾难心理危机干预是指由心理救治专业人员应用心理学、社会学等专业知识和技能，帮助受灾人群克服因灾难引起的心理恐惧、焦虑、抑郁等负性情绪，减轻灾难所致的痛苦，并增强适应能力的治疗方法。其目的是缓解干预对象的精神和躯体症状，预防发生PTSD，为灾后的心理康复、心理重建打下良好的基础。

（一）灾难心理危机干预的目标人群

卫生部2008年5月颁布的《紧急心理危机干预指导原则》中，将心理危机人群分为四级。

①第一级人群：亲历灾难的幸存者，如死难者家属、伤员、幸存者。②第二级人群：灾难现场的目击者，如目击发生灾难的灾民、现场指挥和救护人员。③第三级人群：与前二级人群有关的人，如幸存者和目击者的亲人。④第四级人群：后方救援人员、灾难发生后在灾区开展服务的人员或志愿者。心理干预重点要从第一级人群开始，覆盖到四级人群。

（二）灾难心理危机干预的原则

1. 整体性原则　心理危机干预是灾难性事故整体救援的一个主要组成部分，应听从整体救灾工作的部署，综合协调好各方面的关系，以提高心理危机干预的整体效果。同时，应从心理、生理、社会等因素整体考虑干预对象的情况，全面观察和处理其心理问题。

2. 实时性原则　灾难救援中，应注意把握好进行心理危机干预的时机，正确处理好生命救援与心理危机干预的关系。如受灾人群生命处于严重威胁状态时，应把抢救生命放在首位。当两者可同时进行时再给予必要的心理安慰和支持。

3. 保护性原则　灾难救援中任何救援措施包括心理干预都必须强调受灾人群的身心保护，注意根据受灾人群的心理承受能力采取恰当的心理干预方法，尽可能地保护其不再遭受心理刺激。

4. 平等性原则　实施心理干预时应本着生命至上的原则，公平对待所有的当事人，一视同仁。决不能因其社会地位、财产及职业等因素采取不同的对待方式。

5. 服务性原则　强调以人道主义为指导，全心全意为每个心理干预对象做好服务工作，维护其身心健康。

（三）灾难心理危机干预的注意事项

1. 灾难心理危机干预不是一种程序化的心理治疗，而是一种心理服务，是一个长期的过程，在没有准备与计划的情况下不应轻易开展。

2. 心理危机干预过程中，严格遵从伦理道德要求，尊重当事人的心理需要，对于对方的防御机制，不要轻易使用强制性干预，避免造成二次伤害。应尊重受助者的隐私权和知情同意权，杜绝浮躁、浅薄、功利的非专业行为。

3. 心理干预人员要有自我保护的意识和方法，对自身的不良情绪要合理宣泄。干预团队要建立督导机制，成员间相互鼓励支持。

4. 心理危机干预必须和社会支持系统结合起来。尤其在重大灾难事故中，心理危机干预和社会工作服务是紧密结合在一起的。

（四）灾难心理危机干预常用技术

1. 沟通技术　心理危机干预的前提是干预者与求助者双方建立和保持良好沟通和合作关系，重点是要取得当事人的信任。同时，危机干预人员还应注意以下几个方面：消除内外的干扰，以免影响双方诚恳沟通；避免多次重复信息和错误信息交流，做到真诚一致，避免给予过多保证；交谈时语言应通俗易懂，避免专业性或技术性的术语；具备必要的自信，利用可能的机会改善当事人的内省、感知和自我体验。

2. 心理支持技术　主要是给予当事人精神支持，而不是支持其错误观点和行为。通过解释、鼓励、暗示、指导、改变环境等方法，降低当事人的情感张力。同时，心理支持还包括家庭、亲友和社会各界的支持、关心和理解。

3. 解决问题技术　是一种特殊形式的心理咨询和治疗，其核心是帮助当事人学会克服困难和挫折的一些基本方法。主要的干预技术有心理疏导、支持性心理治疗、认知矫正、放松训练等。

（五）灾难心理危机干预措施

1. 普通受灾人群的心理干预　在灾难救援中应根据救援对象的身心状况给予针对性的心理疏导和护理，使其情绪、认知和行为都能有效应对灾难事件的影响，从而能积极配合治疗，有效促进身心康复。

（1）增强认识、普及相关知识　通过发放灾难相关知识手册、书写宣传展板、组建宣讲团、新媒体等方式普及灾难科普知识和心理急救知识，纠正人们对灾难的不合理认知，树立正确的防灾、减灾意识、学会简单的心理干预方法，减少不良心理反应。

（2）创造良好的治疗和休养环境　灾难事故后获救的人员心双重受创、缺乏安全感。心理干预者应注意让受灾者尽可能脱离灾难现场，与严重受伤的幸存者保持距离，尽可能为其提供安全、舒适的环境。

（3）缓解负性情绪　面对灾难带来的心理创伤，心理干预人员应尽可能地鼓励受灾者宣泄负性情绪，以预防心理障碍的发生。如鼓励受灾者向亲友倾诉情绪，鼓励其转移注意力，化负性情绪为力量，投入到家园的建设中。

（4）紧急医疗处理　对极度悲伤或恐慌的幸存者，在采取心理干预措施的同时应及时联系医生或其他专业心理治疗人员，并一直陪伴其身旁或安排他人陪伴，直到幸存者情绪平稳。如果心理干预效果不理想，及时报告医生并遵医嘱使用药物治疗。

（5）重建社会支持系统　灾后幸存者可能失去了所熟悉的社会联系，倍感孤独而加重心理障碍。因此，心理干预者不仅应帮助幸存者与亲人、朋友建立联系，还应该使其与能够得到额外帮助和支持的组织机构建立联系。

（6）心理康复计划　灾难事故造成的心身创伤康复是一个长期的过程，为促进其全面康复，应制定相应的心理康复计划。根据具体情况安排一些有益的、力所能及的活动，如散步、读书看报、听音乐、看电视等。

2. 灾难心理应激障碍人群的心理干预

（1）急性应激障碍（ASD）的心理干预　主要包括与当事人讨论灾难事件的经过，让当事人自述所见所闻和所做所为，告知当事人在遭受灾难之后，出现恐慌、情绪低落、烦躁等反应都是人类正常的应激反应，并针对其亲身经历，告知相关灾难事件的应对知识。鼓励多与家属和朋友交谈。对于急性期的伤员，应用适当的药物治疗可缓解恐惧、抑郁和失眠等症状。为减轻和消除不良刺激，应尽可能脱离或调整诱发疾病的环境，指导伤员重新调整和安排生活习惯、恢复正常的生活和工作。必要时调换工作岗位，改善人际关系，培养生活乐趣，促进伤员康复。

（2）创伤后应激障碍（PTSD）的心理干预　在PTSD伤员的治疗中，放松技术是最常用的心理行为训练技术之一，是一种帮助其处理心理压力的有效方式。放松能保持内心的平和，帮助伤员适应生活和改善健康状况。常用的放松技术有呼吸放松、想象放松、肌肉放松等。也可酌情采用认知疗法、暴露疗法和药物干预。

3. 灾难救援人员的心理危机干预　参与灾难现场救援过程中，救援人员在目睹惨绝人寰的灾难场景的同时，还要长时间、近距离、反复接触各种遇难者、开展救护伤残人员等高强度的救援工作，容易出现短暂或长期的精神紧张、心理应激等身心健康问题，若未及时得到帮助和干预，可逐渐转化为严重的心理问题，甚至出现创伤后应激障碍。救援人员的心理干预主要目的是避免自伤或伤及他人，恢复心理平衡。同时，救援人员也要学习并掌握一些有效应对危机的心理干预策略和健康行为。

【思考题】

1. 结合本章所学内容，谈谈地震、火灾、洪水等常见灾难的现场自救和互救方法。不同类型灾难的卫生防疫要点有哪些？分析灾难现场救援人员可能会有哪些心理问题？

2. 查阅相关文献资料，总结造成我国唐山地震和汶川地震伤亡率差异的原因都有哪些方面？

第六章　心搏骤停与心肺脑复苏

心搏骤停是临床上最危重的急症，如不及时抢救，可迅速导致患者死亡。心跳停止后，循环及呼吸随即停止，全身组织细胞缺血、缺氧，脑细胞对缺血、缺氧最敏感，一般在循环停止后 4 ～ 6 分钟即可发生严重损害，10 分钟内未进行心肺复苏，脑神经功能极少能恢复至发病前水平。因此，对心搏骤停患者的抢救能否成功，关键取决于第一目击者能否在黄金时间内实施高质量的心肺复苏，建立并维持有效的气道、呼吸和循环。复苏进行的越早，患者存活率越高。

第一节　概　述

心搏骤停（sudden cardiac arrest，SCA）是指心脏射血功能突然停止，随即出现意识丧失、脉搏消失、呼吸停止等表现。此时患者处于"临床死亡"期，如能及时实施有效的心肺脑复苏（cardio-pulmonary-cerebral resuscitation，CPCR），部分患者可存活。若抢救不及时，则必然从临床死亡发展到生物学死亡。

一、心搏骤停的原因

导致心搏、呼吸骤停的原因可分为两大类，即心源性因素和非心源性因素。

（一）心源性因素

因心脏本身的病变所致，是导致心跳、呼吸骤停最常见、最重要的原因，其中以冠心病最为常见，约占 80%。

1. 冠状动脉粥样硬化性心脏病　急性冠状动脉供血不足或急性心肌梗死常引发室颤或心室停顿，是导致成人猝死的主要原因，由冠心病所致的猝死，男女比例为 3 ～ 4 ：1，大多发生在急性症状发作 1 小时内。

2. 心肌病变　急性病毒性心肌炎及原发性心肌病常并发室性心动过速或严重的房室传导阻滞，易导致心搏骤停。

3. 主动脉疾病　主动脉瘤破裂、夹层动脉瘤、主动脉发育异常，如 Marfan 综合征、先天性主动脉瓣狭窄等。

4. 其他　Brugada 综合征、高血压心脏病、肺动脉栓塞、心包疾病等。

（二）非心源性因素

1. 严重的电解质紊乱与酸碱平衡失调　严重的钾代谢紊乱易导致心律失常的发生而引起心搏骤停。其他如低镁或高镁血症、低钙血症和酸中毒时，也可发生心搏骤停。

2. 呼吸停止 如气管异物、烧伤或烟雾吸入致气道组织水肿；溺水和窒息等所致的气道阻塞；脑卒中、巴比妥类药物过量及头部外伤等均可导致呼吸停止。此时因气体交换中断，心肌和全身器官组织严重缺氧，引起心搏骤停。

3. 中毒或过敏 包括药物过敏、毒品滥用和各类毒物中毒等，如一氧化碳中毒、镇静催眠药中毒、氰化物中毒等。

4. 意外事故 如触电、雷击、溺水、麻醉和手术意外等。

5. 其他 某些诊断性操作如血管造影、心导管检查，某些疾病如急性坏死性胰腺炎、脑血管病变等，也可能引起心搏、呼吸骤停。

二、病情评估

（一）临床表现

心搏骤停的典型"三联征"包括：突然意识丧失、大动脉搏动消失和呼吸停止，具体表现有以下五个方面：

1. 突然倒地，意识丧失，或伴有短暂抽搐后意识丧失。

2. 大动脉搏动消失。

3. 双侧瞳孔散大，对光反射消失。

4. 呼吸停止或呈喘息样呼吸，随后停止。面色苍白，兼有青紫。

5. 大小便失禁。

（二）心电图表现

根据心电图特征，心搏骤停可表现为心室颤动、无脉性室性心动过速、心室停搏、无脉性电活动四种类型。大部分（80%～90%）成人突然、非创伤性心搏骤停的最初心律失常为室颤，这是将早期除颤作为生存链重要一环的电生理基础。

知识链接

生存链

1992 年美国心脏协会（American Heart Association，AHA）介绍了一种心搏骤停患者的治疗模式，称为"生存链"，包括四个部分。2010 年该协会将"生存链"在原来的基础上增加了一个，包含五个部分。2015 年 AHA 建议对生存链进行划分，见图 6-1、图 6-2（摘自《2015 AHA 心肺复苏及心血管急救指南更新摘要》），将院内和院外出现心搏骤停的患者区分开，以确认患者获得救治的不同途径。

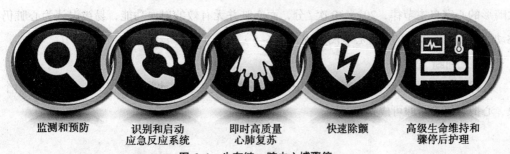

| 监测和预防 | 识别和启动
应急反应系统 | 即时高质量
心肺复苏 | 快速除颤 | 高级生命维持和
骤停后护理 |

图 6-1 生存链 - 院内心搏骤停

识别和启动　　即时高质量　　快速除颤　　基础及高级　　高级生命维持和
应急反应系统　　心肺复苏　　　　　　　　急救医疗服务　　骤停后护理

图 6-2　生存链 – 院外心搏骤停

1. 心室颤动（ventricular fibrillation，VF） 最常见，约占心搏骤停的 80%。是指心室肌发生快速、不协调、不规则的连续颤动。心电图表现为 QRS–T 波消失，代以连续而快慢不规则、振幅不一的心室颤动波，频率为 200 ～ 400 次 / 分（图 6-3）。

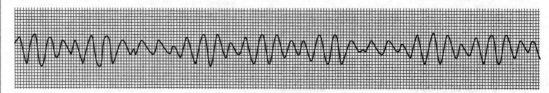

图 6-3　心室颤动

2. 无脉性室性心动过速（pulseless ventricular tachycardia，VT 或 PVT） 即脉搏消失的室性心动过速。心电图特征为 QRS 波群形态畸形，ST–T 波方向与 QRS 波群主波方向相反，心室率通常在 100 ～ 250 次 / 分之间，心律基本规则，无 P 波和大动脉搏动。

3. 心室停搏（ventricular asystole，VA） 心肌完全失去电活动能力，心电图呈等电位或仅见房性 P 波（图 6-4）。

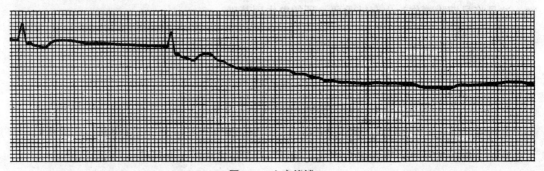

图 6-4　心室停搏

4. 无脉性电活动（pulseless electrical activity，PEA） 指心脏有持续的电活动但无心肌机械收缩，即电 – 机械分离（electromechanical dissociation，EMD）。心电图可呈缓慢、矮小、宽大畸形的心室自主节律，20 ～ 30 次 / 分，而心脏并无有效的射血功能，易被误认为心脏仍在跳动，为死亡率极高的一种心电图表现（图 6-5）。

（三）判断

心搏骤停时，出现较早且可靠的临床征象是意识丧失且大动脉搏动消失，存在以上两个征象，心搏骤停诊断即可成立。

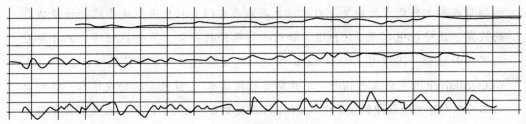

图6-5 无脉性电活动

三、心搏骤停后的病理生理特点

（一）体内主要器官对缺血缺氧的耐受力

心搏骤停导致全身血流中断，数秒内即可导致组织缺氧和有氧代谢中断，细胞无氧代谢时产生的三磷酸腺苷量（ATP）极少，难以维持细胞存活所必需的离子浓度梯度，引起组织缺血缺氧性损伤。不同组织、器官对缺血损伤的敏感性不同，大脑是对缺血缺氧性损害最敏感的器官，其次是心脏、肾、胃肠道和骨骼肌等。

（二）缺血缺氧时细胞损伤的进程

1. 心搏骤停后，循环停止，如果立即采取抢救措施，使组织灌流量能够维持在正常血供的25%～30%，大多数组织细胞和器官，包括神经细胞均能通过低氧葡萄糖分解获得最低需要量的ATP。心脏搏动恢复可能性大，脑功能也不会受到永久性损伤。

2. 如果组织灌流量仅能维持在正常血供的15%～25%，组织细胞的葡萄糖供应受到限制，氧也缺乏，ATP合成受到严重影响，含量降低。如果心脏搏动未能恢复，组织灌流量也未能增加，ATP就会逐渐耗竭，正常细胞的内环境被严重破坏。此时如果再加大组织灌流，反而会加剧组织细胞的损伤，即"再灌注损伤"。

3. 如果组织灌注只维持在正常血供的10%以下，ATP会迅速耗竭，合成和分解代谢全部停顿。此时蛋白质和细胞膜变性，线粒体和细胞核破坏，胞浆空泡化，溶酶体大量释出，细胞坏死。

第二节　心肺脑复苏

心肺脑复苏是抢救心搏、呼吸骤停及保护恢复大脑功能的复苏技术。即用胸外按压的方法形成暂时的人工循环并恢复心脏自主搏动和血液循环，用人工呼吸代替自主呼吸，达到恢复苏醒和挽救生命的目的。脑复苏是针对保护和恢复中枢神经系统功能的治疗，其目的在于防治脑细胞损伤和促进脑功能的恢复。心肺脑复苏包括基础生命支持、高级心血管生命支持和心搏骤停后治疗三个部分。本节重点介绍成人心肺脑复苏术。

知识链接

心肺脑复苏的起源与发展

心肺复苏（cardio-pulmonary resuscitation，CPR）是针对心搏呼吸骤停患者所实施的抢救措施，但心搏骤停患者复苏的成功并非仅指心搏和呼吸的恢复，而必须达到智能和工作能力的恢复，因此，复苏效果在很大程度上取决于脑和神经功能的恢复，故将 CPR 扩展为 CPCR。针对心搏骤停的抢救，早在 1956 年，Zoll 即应用了体外除颤。1958 年，Peter Safar 率先创用了口对口人工呼吸的方法。1960 年 Kouwenhoven 首先创立并倡导"不开胸心脏按压术"。至此，胸外按压术、口对口人工呼吸和体外除颤即构成了现代 CPR 的三大要素。此后，CPR 在反复实践中日臻完善。

AHA 于 1974 年制定了心肺复苏指南，并在后期逐步完善。目前的 CPCR 理论以三阶段九步骤法最具代表性。

1. 三阶段九步骤　即基本生命支持（basic life support，BLS）、高级生命支持（advanced cardiac life support，ACLS）和持续生命支持（prolonged life support，PLS）阶段。九步骤分别是：BLS 包括：A–Airway，开放气道；B–Breathing，人工呼吸；C–Circulation，人工循环即胸外心脏按压。ACLS 包括：D–Drug，药物治疗，或 Defibrillation，电除颤；E–Electrocardiograph，心电图、心电监护；F–Fibrillation treatment，除颤。PLS 包括：G–Gauge，估计可治性、判断死因；H–Hypothermia，低温脑保护；I–Intensive care，重症监护。

2. CAB 顺序　AHA 在 2010 年公布的心肺复苏指南中调整了 CPR 的传统三步骤，由原来的 A–B–C 顺序改为 C–A–B 顺序。作出如此重大更改的理由是：由于绝大多数心搏骤停者的最高救治成功率均为有目击者的患者，且初始心律是 VF 或 VT，对这些患者 CPR 的关键操作是胸外按压和早期除颤。采用 C–A–B 顺序可有效避免因先做 A–B 所花费的时间，可以尽快开始胸外按压。

3. 按压频率和深度　2005 年指南规定：胸外按压频率是大约 100 次 / 分，按压深度为 4～5cm。2010 年指南规定：胸外按压频率至少 100 次 / 分、按压深度至少 5cm。临床上普遍存在按压频率过快，深度过度的问题，导致胸骨和（或）肋骨骨折，同时，施救者也会消耗大量体力，无法保证后续的按压质量。《2015 AHA 心肺复苏及心血管急救指南更新摘要》（下文统称为"2015 年指南"）提出高质量的心肺复苏，应该有足够的频率和深度，即按压频率为 100～120 次 / 分，深度至少是 5cm，不超过 6cm。

一、基础生命支持

基础生命支持（BLS）又称初期复苏处理或现场急救，是指专业或非专业人员在发病和（或）致伤现场对患者进行病情判断评估及采取的徒手抢救措施，其主要目标是向心、脑及全身重要器官供氧，包括：快速识别心搏骤停和启动急救系统、早期心肺复苏、尽快除颤三个部分，是院外心搏骤停生存链中的前三个环节。2015 年 AHA 对医务人员版本的成人心搏骤停 BLS 流程做了更新（图 6-6），旨在说明因时、因地制宜。

（一）判断并启动急救系统

1. 判断患者反应　在判定周围环境安全的情况下，轻拍患者双肩并大声呼叫患者以判断患者有无反应，同时快速检查有无呼吸（包括喘息），应在 10 秒内完成。如果患者有头颈部创伤或怀疑有颈部损伤，切勿轻易搬动，以免加重损伤。

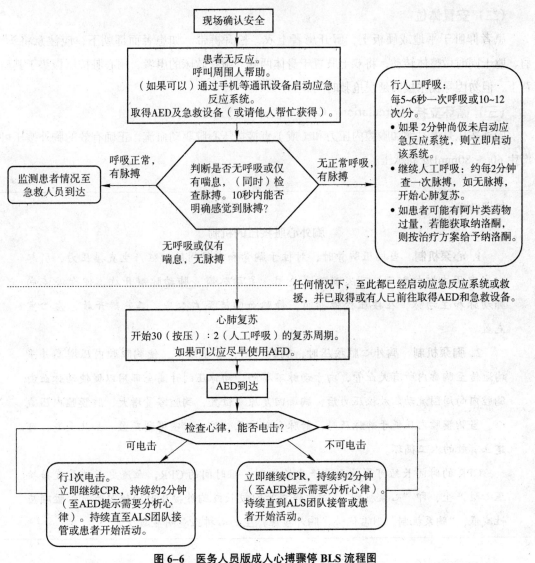

图 6-6　医务人员版成人心搏骤停 BLS 流程图
注：摘自《2015 AHA 心肺复苏及心血管急救指南更新摘要》

2. 启动急救系统　如果患者意识丧失、无自主呼吸或异常呼吸，应立即呼救，呼喊附近人员参与急救或帮助拨打当地的急救电话，启动急诊医疗服务系统（EMSS）。当单人现场急救时，专业人员可根据导致心搏骤停的原因决定急救流程。病因是心源性因素时，应先拨打急救电话后立即 CPR；当患者是意外事故，如溺水、突然窒息而导致的心搏骤停时，应先做 5 组 CPR，再拨打急救电话。

3. 检查脉搏　非专业医务人员不需要检查脉搏，专业人员应检查大脉搏有无搏动，时间不超过 10 秒。成人颈动脉搏动的检查方法：施救者一手按住患者前额，另一手示指、中指并拢，从患者的气管正中部位（男性可先触及喉结）向旁滑移 2～3cm，在该侧胸锁乳突肌内侧停顿触摸其搏动（图 6-7）。婴幼儿因颈部肥胖，无法触及颈动脉，可用触摸肱动脉来代替。

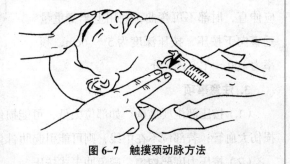

图 6-7　触摸颈动脉方法

NOTE

（二）安置体位

患者仰卧于平地或硬板上，解开患者上衣，松开裤带。如患者面部朝下，应注意将头、肩、躯干同时做整体转动，将双上肢置于身体两侧。睡在软床的患者，用心脏按压板垫于其肩背下，但勿因寻找木板而延误抢救时间。

（三）循环支持（circulation，C）

胸外按压是通过增加胸腔内压力和（或）直接按压心脏驱动血流，正确有效的胸外按压可产生 60 ～ 80mmHg 动脉压。

知识链接

胸外心脏按压的机制

1. 心泵机制　当按压胸骨时，对位于胸骨和脊柱间的心脏产生直接压力，引起心室内压力增加和二、三尖瓣瓣膜关闭，主动脉瓣、肺动脉瓣开放，使血液流向肺动脉和主动脉，在按压松弛期间，静脉血回流至右心房，二尖瓣开放，左心室充盈。

2. 胸泵机制　胸外心脏按压时，胸廓下陷，容量缩小，使胸膜腔内压增高并平均地传至胸廓内所有大血管，由于动脉不萎陷，动脉压的升高全部用以促使动脉血由胸腔内向周围流动。放松压力后，胸廓回复原来位置，胸腔容量增大，胸膜腔内压减小，当胸膜腔内压低于静脉压时，静脉血回流至心脏，心室得到充盈。如此反复，可建立有效的人工循环。

CPR 的时间长短可影响血流产生的机制。短时间的 CPR，血流更多的是直接按压心脏产生，即"心泵机制"；心脏停搏时间较长或胸外按压时间较长时，心脏顺应性减低，"胸泵机制"则占优势，胸外按压产生的心排血量明显减少。

---

1. 按压部位　胸骨中下 1/3 处，即两乳头连线与胸骨中线交点。

2. 按压方法　定位后，施救者以一手掌根压在按压区上，两手掌根重叠十指相扣，手指尽量翘起，身体稍前倾，肩、肘、腕位于同一轴线上，与患者胸部平面保持垂直（图 6-8）。按压时，救护者双臂应伸直，肘部不可弯曲，利用上半身重量垂直向下按压，按压深度为 5 ～ 6cm，频率为 100 ～ 120 次 / 分。

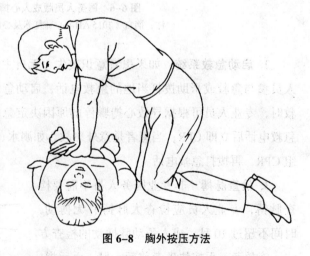

图 6-8　胸外按压方法

3. 注意事项

（1）按压部位要准确。如部位太低，可能损伤腹腔脏器或引起胃内容物反流；部位太高可损伤大血管；若部位不在中线，则可能引起肋骨骨折、肋骨与肋软骨脱离等并发症。

（2）按压力度要均匀，避免冲击式按压。

（3）按压手法要正确。注意双手掌根部要重叠，保持按压力垂直向下。肘关节伸直，双肩位于双手的正上方，手指不应加压于患者胸部，每次按压后让胸部完全回弹，按压间隙施救者的手掌不能施压于患者胸部。下压和放松的时间应相等，使按压节奏尽可能均匀。

（4）对卧床患者施行胸外按压时应去除枕头。

（5）尽可能减少因多人轮换操作 CPR、分析心律等情况而中断胸外按压，如必须中断，应尽可能将中断时间控制在 10 秒以内。

成人心搏骤停多由心源性因素所致，小儿则更多是由于呼吸功能障碍所引起。加之，小儿的生理解剖结构与成人有较大差异，故小儿与成人 CPR 比较，有其特点（表 6-1）。

表 6-1　成人与小儿 CPR 的主要区别

内容	成人和青少年	儿童（1岁至青春期）	婴儿（不足1岁，除新生儿以外）
启动应急反应系统	独自一人且没有手机，则离开患者，启动应急反应系统并取得 AED，然后开始心肺复苏（先求救，再急救）	无人目击的猝倒 给予 2 分钟的心肺复苏 离开患者去启动应急反应系统并获取 AED 回到该儿童身边并继续心肺复苏 在 AED 可用后尽快使用（先急救，再求救）	
	或请其他人去，自己立即开始心肺复苏；在 AED 可用后尽快使用	有人目击的猝倒 遵照左侧的步骤	
无高级气道的按压-通气比	1 或 2 名施救者均是 30：2	1 名施救者 30：2，2 名以上施救者 15：2	
按压深度	5～6cm	至少为胸部前后径的 1/3，约 5cm	至少为胸部前后径的 1/3，约 4cm
手的位置	将双手掌根部放在胸骨的下半部	将双手或一只手掌根部（很小的儿童可用）放在胸骨的下半部	1 名施救者时，将 2 根手指放在婴儿胸部中央，乳线正下方 2 名以上施救者时，将双手拇指环绕放在婴儿胸部中央，乳线正下方

注：摘自《2015 AHA 心肺复苏及心血管急救指南更新摘要》

（四）开放气道（airway，A）

判断患者无颈部损伤时，将患者头偏向一侧，清除口鼻腔污物及呕吐物，取出活动性假牙，开放气道，常用方法有以下两种。

1. 仰头抬颏法　施救者一手置于患者前额，使头部向后仰，另一手的示指与中指放在下颏处，向上抬起下颏，使患者下颌角与耳垂连线与地面垂直。勿用力压迫下颌部软组织，否则有可能造成气道梗阻（图 6-9）。

2. 托下颌法　对于怀疑有头部、颈椎损伤的患者，此法更安全。患者平卧，施救者位于患者头侧，肘部支撑在患者所躺的平面上，两手拇指分别置于患者两侧口角旁，其余四指托住患者下颌角，在保证头部和颈部固定的前提下，用力将患者下颌抬起，使下齿高于上齿。（图 6-10）。

（五）人工呼吸（breathing，B）

人工呼吸是指借外力来推动肺、膈肌或胸廓的活动，使气体被动进入或排出肺，以保证机体氧的供给和二氧化碳排出。心肺复苏时常用的呼吸支持方法包括口对口人工呼吸、口对鼻人工呼吸、简易呼吸器通气等方法。

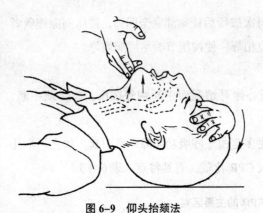

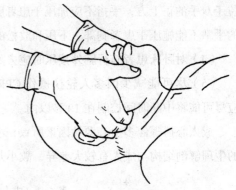

图 6-9   仰头抬颏法 图 6-10   托下颌法

1. 口对口人工呼吸   口对口人工呼吸是一种快捷有效的通气方法。人工呼吸前，要确保气道通畅和患者口部张开。施救者用一手的拇指和示指捏紧患者鼻孔，防止漏气，正常吸气后，用口封罩住患者的口唇部，将气吹入患者口中，然后松开患者鼻孔，让患者被动呼出气体（图 6-11）。每次吹气时间应大于 1 秒，成人每次吹气量应在 6 ～ 7mL/kg（500 ～ 600mL），以胸廓上抬为标准。

2. 简易呼吸器通气法   如患者在医院内发生心搏骤停或抢救现场有简易呼吸器，施救者可利用简易呼吸器，通过面罩、气管插管或气管切开后的气管内套管进行加压人工呼吸（具体操作方法见第四章）。

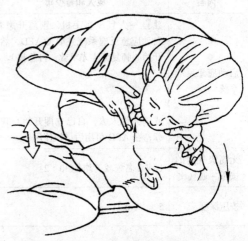

图 6-11   口对口人工呼吸

3. 注意事项

（1）无论采用何种人工通气方法，首先要确保患者呼吸道通畅。

（2）人工气道未建立前，人工呼吸的频率为 10 ～ 12 次 / 分；人工气道建立后呼吸频率为 8 ～ 10 次 / 分，此时，可不再按照按压 / 通气比例同步进行。

（3）吹气速度和压力均不宜过大，以防咽部气体压力超过食管内压造成胃扩张。如患者已发生胃胀气，施救者可用手轻压患者上腹部，促进胃内气体排出，如有呕吐或反流，应将患者头偏向一侧以防误吸。

（4）通气良好的标志是看到患者胸部的起伏和听到患者呼气的声音。

（六）除颤（defibrillation, D）

2015 年指南强调：当施救者可以立即取得自动体外除颤器（automatic external defibrillator, AED）时，对于有目击的成人心搏骤停，应尽快使用除颤器；若成人在未受监控的情况下发生心搏骤停或不能立刻取得 AED 时，应该在他人前往获取及准备 AED 的时候开始心肺复苏，根据患者情况，在设备可供使用时尽快尝试除颤。

知识拓展

尽早除颤的原因

大部分（80% ～ 90%）成人突然、非创伤性心搏骤停的最初心律失常为室颤，而儿童心搏骤停呈室颤者 <10%，老年人心搏骤停呈室颤者亦较年轻人低，而且多为无脉性心电活动。除颤是终止室颤和无脉性室性心动过速最迅速、有效的方法。室颤发生的早期一般为粗颤，此时除颤易于成功，故应争取在 2 分钟内进行，否则心肌因缺氧使粗颤转为细颤则除颤不易成功。室颤在数分钟内可转为心脏停搏，则复苏成功的希望很小。

1. 电极的位置 一般采用标准位，即一个电极放在胸骨右缘锁骨下方，另一个电极放在左胸第五肋间腋中线上。

2. 除颤波形和能量选择 目前除颤仪主要有两类除颤波形，即单相波和双相波。不同波形对能量的需求不同，一般主张成人单相波除颤首次电击选择能量为 360J。双相波除颤首次电击能量为 200J。具体宜参见除颤仪说明书的推荐能量剂量。

3. 注意事项 电击时提示在场所有人员不要接触患者身体。

（七）心肺复苏效果的判断

5 个循环后评估患者的脉搏、呼吸、面色、瞳孔等。如复苏有效，患者可表现为停止按压后大动脉有搏动、散大的瞳孔开始回缩、面色由紫绀转为红润、出现自主呼吸、有知觉反射等，患者可转入下一阶段救护。如无脉搏、呼吸恢复迹象，则继续行心肺复苏术。

（八）注意事项

1. 成人无论是单人或是双人 CPR，按压通气比均要求是 30∶2，即按压胸部 30 次，吹气 2 次。儿童单人 CPR 按 30∶2 比例，双人 CPR 按 15∶2 的比例操作。

2. 双人 CPR 时，一人实施胸外心脏按压，另一人进行人工通气，保持气道通畅，并监测颈动脉搏动，评价按压效果。当按压者疲劳时，二人可相互对换，交换可在完成一组按压、通气的间隙中进行，并在 5 秒内完成。

3. 在 CPR 同时，应尽早获取除颤仪。在除颤仪准备好之前，应持续 CPR。一次除颤未成功，则患者室颤可能属于低幅波类型，通常是因为心肌缺氧，应继续 CPR2 分钟，待心肌恢复氧供后再分析心律，决定是否除颤。

二、高级心血管生命支持

高级心血管生命支持（ACLS）是在基础生命支持的基础上，通过应用辅助设备、特殊技术和药物等，进一步提供更有效的循环和呼吸支持。通常由专业急救人员到达现场后或在医院内进行。可归纳为高级 A（人工气道）、B（机械通气）、C（建立液体通路，应用药物）和 D（寻找心搏骤停的原因）四个步骤。

（一）人工气道（airway，A）

心搏骤停的最初几分钟内，血流中断对心、脑供氧的影响最大，此时胸外按压较人工通气更重要，应尽可能避免因建立人工气道而影响胸外按压，但因存在各种引起气道不畅的因素，如舌后坠、软腭部松弛等，因此，人工气道在心肺复苏过程中仍应尽早建立。人工气道建立后，施救者借此实施人工呼吸。施救者应根据情况权衡胸外按压和建立人工气道在当时的重要性，一般可在患者对 CPR 和除颤无反应，或自主循环恢复后建立人工气道。

常用的人工气道包括 OPA、NPA、食道气管导管（esophageal tracheal catheter，ETC）、喉

罩气道（laryngeal mask airway，LMA）、环甲膜穿刺和气管插管等。

（二）氧疗和人工通气（breathing，B）

在 BLS 和 ACLS 阶段，如果有条件应尽可能给患者吸入 100% 浓度的氧（fraction of oxygen，FiO_2），使动脉血氧饱和度（oxygen saturation，SaO_2）达最大化，以迅速纠正缺氧。当氧合好转后，可逐渐降低 FiO_2 至 40%～60%，并维持 SaO_2>93%。具体方法包括使用简易呼吸器和机械通气（具体操作方法见第四章常用院外急救技术）。

为了解决急救者体力、人力不足问题，提供更适当的按压频率和深度，可使用胸外机械压胸器，部分按压器还具备通气功能，有利于长途转运中继续施行胸外按压。

知识链接

开胸心脏按压

徒手胸外心脏按压所产生的血流，远无法满足对心肌的保护，因此，开胸心脏按压可在有明确指征时在院内应用，如患者有胸廓畸形、胸部穿透伤和心脏压塞等。一般经第四或第五肋间进胸。开胸心脏按压的方法很多，单手按压时，拇指在前（右心室部位），其余四指在后（左心室部位），主要按压心室；双手按压时，左、右手拇指在前，右手或左右手其余四指在后，或右手四指置于左心室后壁，拇指压在胸骨上，将心脏推向胸骨按压。按压时不宜用手指尖，以免穿透心室壁，按压频率一般为 100 次/分。

开胸心脏按压的经验流程为：按压→静脉注射肾上腺素等药物→按压→利用有利时机除颤。一次如果无效，可重复以上步骤。

（三）循环支持（circulation，C）

1. 药物治疗

（1）给药途径

1）静脉给药：首选较大的外周静脉通道（上腔静脉系统）给药。虽然外周静脉用药较中心静脉给药的药物峰值浓度要低、起效时间较长，但建立颈内或锁骨下静脉等中心静脉通道往往会受胸外按压术的干扰。行外周静脉给药时，在药物注射后 10～20 秒内再快速推注 20mL 液体，有助于药物进入中心循环，缩短起效时间。

2）气管给药：某些药物可经气管插管或环甲膜穿刺注入气管，迅速通过气管、支气管黏膜吸收进入血液循环。方法：将药物用 10mL 生理盐水或蒸馏水稀释后注入气管支气管树。

3）骨髓内给药：因骨髓腔内有不会塌陷的血管丛，所以当无法建立静脉通道时，可尝试建立骨髓通道给药。

（2）常用药物

1）肾上腺素：在复苏过程中的应用越早越好，是抢救心搏骤停的首选药物。其作用机制为激动 α 肾上腺素能受体，提高心、脑血管灌注压。推荐剂量为 1mg，每隔 3～5 分钟静脉推注一次。

2）胺碘酮：对 CPR 和电除颤等无反应的室颤和室性心动过速，首选胺碘酮。首剂量为 300mg 静脉推注，第二次剂量为 150mg 静脉推注或维持滴注。

3）利多卡因：其作用为抗心律失常，可作为无胺碘酮时的替代药物。具有显效快，时效短，对心肌和血压影响很小的特点。标准给药方法是 1mg/kg 静脉注射，继而改为 1～4mg/min 静脉滴注。

4）纳洛酮：是吗啡受体拮抗剂，可有效拮抗内源性阿片样物质，如 β- 内啡肽介导的各种效应。常用方法是纳洛酮 2mg 静脉注射，30 分钟一次，儿童酌减。

5）碳酸氢钠：如心搏骤停前存在代谢性酸中毒、三环类抗抑郁药过量或高钾血症，或复苏时间过长者可考虑应用。尽可能在血气分析监测的指导下应用，以免出现高碳酸 / 高钠血症、代谢性碱中毒或血浆渗透压过高。

2. 循环功能监测 心肺复苏时，应及时连接心电监护仪对患者进行持续心电监测，及时发现心律失常并采取有效的急救措施。监测过程中发现有心电图异常表现，应与患者的临床实际联系起来综合判断；密切关注患者的脉搏情况，一旦消失，应立即行胸部按压。

（四）明确诊断（differential diagnose, D）

在心搏骤停后的高级生命支持阶段应尽早明确引起心搏骤停的原因，及时治疗可逆病因。常见的可逆病因可总结为 "H's" 和 "T's"。H's 即低血容量（hypovolemia）、缺氧（hypoxia）、氢离子（酸中毒）[hydrogenion（acidosis）]、低钾 / 高钾血症（hypo-/hyperkalemia）和低温治疗（hypothermia）。T's 即心包填塞[tamponade（cardiac）]、毒素（toxins）、张力性气胸（tension pneumothorax）、冠状动脉血栓形成（thrombosis, coronary）和肺动脉血栓形成（thrombosis, pulmonary）。

三、心搏骤停后治疗

心搏骤停后治疗（post-cardiac arrest care）是 ACLS 的重要部分，是减少心搏骤停 24 小时内死亡率的关键，是以神经系统支持（脑复苏）为重点的后期复苏或持续生命支持。其目的是预防再次发生心搏骤停和脑损伤，提高入院后患者的存活率。主要措施包括：

（一）维持循环功能

自主循环恢复后，常伴有心率过快 / 过慢引起灌注不足、血压不稳定 / 低血压、血容量不足 / 过多、心功能衰竭和急性肺水肿等问题，为维持有效的循环功能，应密切监测心率和血压的变化，及时发现心律失常。尽快描记 12 导联心电图，注意发现是否有急性心肌梗死（AMI）、电解质紊乱等。2015 年指南中强调，对所有 ST 段抬高患者，或无 ST 段抬高，但血流动力学或心电不稳定，疑似心血管病变的患者，建议紧急冠状动脉造影；当患者血流动力学不稳定时，应酌情给予有创血流动力学监测，维持平均动脉压 ≥ 65mmHg 或收缩压 ≥ 90mmHg。

（二）维持呼吸功能

自主循环恢复后，心搏骤停患者可有不同程度的肺功能障碍。其原因有肺水肿、严重肺不张，心搏骤停或复苏期间所致误吸等。应继续进行有效的人工通气，持续高流量给氧，保持血氧浓度 ≥ 94%，加强气道管理，维持气道通畅，注意防治肺部并发症。当 SaO_2 维持在 94% 以上时，可逐渐降低吸入氧浓度。监测呼气末二氧化碳分压（$PETCO_2$）或 $PaCO_2$，调整呼吸频率，达到 $PETCO_2$ 为 30～40mmHg 或 $PaCO_2$ 为 35～45mmHg 的目标，维持血 pH 值在正常范围。

（三）脑复苏

心搏骤停时因缺血、缺氧最易受损的是中枢神经系统。复苏的成败，很大程度上与中枢神经系统功能能否恢复有密切关系。脑组织耗氧量高，能量储存少，无氧代谢能力有限，正常体温下，心脏停搏 3～4 分钟，即可造成"不可逆转"的脑损伤。脑复苏的原则是尽快恢复脑血流、缩短无灌注和低灌注的时间；维持合适的脑代谢；中断细胞损伤的级联反应，减轻神经细胞损伤，恢复脑功能至心搏骤停前水平的综合措施。

1. 维持血压　要求恢复并维持正常或稍高水平的 MAP（≥65mmHg），以恢复脑循环和改善周身组织灌注，同时应防止血压过高或过低。

2. 呼吸管理　缺氧是脑水肿的重要根源，又是阻碍恢复呼吸的重要因素。因此在心搏骤停后应及早使用机械通气加压给氧，纠正低氧血症。

3. 降温　是脑复苏的特异性救治措施。2015 年指南指出：所有在心搏骤停后恢复自主循环的昏迷成年患者都应采用目标温度管理（target temperature management，TTM），目标温度选定在 32℃～36℃，并至少维持 24 小时。

（1）降温开始时间　产生脑细胞损害和脑水肿的关键性时刻是循环停止后的最初 5 分钟。因此降温时间越早越好，争取在抢救开始后 5 分钟内用冰帽降温。

（2）降温方法　传统方法一般将全身体表降温和头部重点降温相结合。对于前者，可利用空调调节室温，然后在颈部、前额、腋下和腹股沟等处放置冰袋，必要时可用冰水褥降温。头部重点降温术一般采用头部放置冰帽或微机自控颅脑降温仪的方法。目前还可使用亚低温治疗仪，即降温毯对患者进行亚低温治疗，该设备兼有降温和升温功能，可使患者体温处于一种精确可控的状态。降温过程中，应及时处理副作用，为防止寒战和控制抽搐，可用小量肌松剂或镇静剂。

（3）降温持续时间及复温　为防止复温后脑水肿反复和脑耗氧量增加而加重脑损害，降温需持续至中枢神经系统皮层功能开始恢复，即以听觉恢复为指标，然后逐步停止降温，让体温自动缓慢上升，绝不能复温过快，一般每 24 小时体温提升 1℃～2℃为宜。

4. 防治脑缺氧和脑水肿

（1）脱水　为防止脑水肿，在降温和维持血压平稳的基础上，宜尽早使用脱水剂，通常选用 20% 甘露醇快速静滴，联合使用呋塞米（速尿）、清蛋白和地塞米松。

（2）促进脑血流灌注　利用钙离子拮抗剂解除脑血管痉挛，抗凝剂疏通微循环。

（3）巴比妥类　可镇静、安眠、止痉，对缺血、缺氧的脑组织具有良好的保护作用。

（4）高压氧　高压氧（hyperbaric oxygen，HBO）能快速、大幅度提高组织氧含量和储备，增加血氧弥散量和有效弥散距离。对纠正脑水肿时的细胞缺氧效果明显，可减轻脑的继发损害。因此，心肺复苏后，只要患者生命体征稳定，开展 HBO 治疗越早越好，并且强调以 HBO 为重点的综合治疗。

四、转归

脑功能的恢复进程，基本按照解剖水平自下而上恢复。首先复苏的是延髓，恢复自主呼吸。自主呼吸多在心搏恢复后 1 小时内出现，继之瞳孔对光反射恢复，标志着中脑开始有功能，接着是咳嗽、吞咽、角膜和痛觉反射恢复，随之出现四肢屈伸活动和听觉。听觉的出现是脑皮质功能恢复的信号，呼唤反应的出现意味着患者即将清醒。最后是共济功能和视觉恢复。不同程度的脑缺血、缺氧，经复苏处理后可能有四种转归：

1. 完全恢复　完全恢复至心搏骤停前水平。

2. 部分恢复　恢复意识，遗有智力减退、精神异常或肢体功能障碍等。

3. 去大脑皮质综合征　患者认知功能丧失，无意识活动，不能执行指令；保持自主呼吸和血压；不能理解和表达语言；有睡眠觉醒周期；能自动睁眼或刺激下睁眼，眼球无目的地转动或转向一侧；下丘脑及脑干功能基本保存，有吞咽、咳嗽、角膜和瞳孔对光反射，时有咀嚼、吮吸动作，肢体对疼痛能回避；肌张力增高，饮食靠鼻饲，大小便失禁。

4. 脑死亡　对脑死亡的诊断涉及体征、脑电图、脑循环和脑代谢等方面，主要包括：持续深昏迷，对外部刺激无反应；无自主呼吸；无自主运动，肌肉无张力；脑干功能和脑干反射大部或全部丧失。

知识拓展

器官捐献

所有心搏骤停接受复苏治疗，继而死亡或脑死亡的患者均应被评估为可能的器官捐献者。未恢复自主循环而终止复苏的患者，当存在快速器官恢复项目时，可考虑为可能的肝肾捐献者。与其他原因引起脑死亡的捐献者相比，心搏骤停后出现脑死亡的捐献者捐献的器官在即时和长期功能上未发现区别。这类捐献者移植器官的成功率，与其他病症的类似捐献者相近。

【病案讨论】

患者，男，55 岁，既往有冠心病史 5 年余。于 10 分钟前与同事发生误会，争论激烈，情绪激动，夺门而出，上楼梯时突发心前区剧痛，出冷汗，随即手捂胸口跌倒在地。拍打患者双肩并呼叫后发现其意识丧失，面色苍白伴有口唇青紫，无呼吸动作，颈动脉搏动未触及。请回答下列问题：

1. 该患者发生了什么情况？如果你在事发现场，你应该如何处理？

2. 如果你是院前急救人员，到达现场后你该采取哪些措施对其进行急救？

NOTE

第七章　急诊科护理工作

　　急诊科是急诊医疗服务体系的重要组成部分，是医院内急危重症患者最集中、病种最多样、抢救和管理任务最繁重的跨学科临床一线科室，是急危重症患者入院救治的必经场所。急诊科工作具有急、忙、复杂性、多学科性、涉法及暴力事件多等特点，不仅关系到患者的生命安危，也直接反映了急救医疗护理工作质量及医护人员的综合素质。因此，在临床实践工作中，急诊科以提高急救医疗护理工作质量为中心，建立科学的管理模式、健全的管理体系、合理的布局设置、完善的管理制度、优化的工作流程、规范的护理文书以及顺畅的绿色通道等措施，对于促进急诊工作的不断发展，达到高效率、高质量的救护目标具有非常重要的意义。

第一节　急诊科的任务与设置

一、急诊科的任务

（一）急诊

　　急诊科的主要任务是接收各类紧急就诊的患者和院前救护转运的伤病员，并对其提供及时有效的急诊、急救护理服务及抢救措施。急诊科实行 24 小时连续接诊制度。

（二）急救

　　制定各种急危重症的抢救流程和应急预案，对生命受到威胁的急危重症患者进行及时有效的救治；承担灾难、突发公共卫生事件伤病员的现场急救、安全转运、院内救治等救护任务。

（三）培训、教学和科研

　　总结归纳各种急危重症患者的病因、病程、机制、诊断、治疗及护理经验，开展急危重症护理科学研究；承担急救护理教学工作；加大急诊医护人员专业技术培训力度，不断更新急救知识，加快急诊人才成长和梯队建设，提高急救整体水平。

（四）科普宣传

　　在做好急诊、急救护理工作的同时，还承担着向基层卫生组织和群众宣传普及急救知识的工作，广泛利用报刊、讲座、宣传栏、网络、微信等媒介，提高全民急救意识。

二、急诊科的设置与布局

　　医院急诊科是面向社会进行急救医学实践的场所，科学合理的设置与布局是成功抢救患者及保证患者顺利就诊的关键。急诊科的设置与布局应充分结合急诊、急救工作的规律和特点，遵循快速、简捷、安全、预防控制感染、合理配置资源的原则，一切从"急"出发，最大限度地为救治与护理患者奠定基础。

（一）急诊科的设置

1. 专业设置 急诊科设置应根据医院所处的地理位置、医院技术专长和卫生行政任务等因素确定。一般综合性医院应设置内科、外科、妇产科、儿科、眼科、耳鼻喉科等专科诊室，有条件的医院可根据实际需要增设神经内科、骨外科等，成为集急诊、急救、重症监护三位一体的大型急救医疗技术中心。

2. 组织结构 完善的医院急诊组织体系应保证高质量、高效率地完成急诊、急救和常规业务工作。综合医院急诊科实行业务院长直接领导下的科主任负责制，有专业、固定的急救团队，还应成立急救领导小组，遇有重大抢救或公共卫生事件时，能够组织协调全院力量，统筹进行抢救工作。

3. 人员配备 急诊科人员配备受医院规模、服务半径、人口密度、急诊工作量、医院人员总编制等因素影响。通常设科主任 1 人，副主任 1～2 人，护士长 1～2 人，医师和护士若干人。医院根据急诊就诊人数、抢救量、观察床位数等制定相应急诊护士编制。一般急诊患者与护士比例为 10∶1。同时还应配一定数量的导诊员为患者提供导诊、陪护检查等服务。

（1）医师 急诊科应有定岗的急诊医师，且不少于在岗医师的 75%，医师梯队结构合理。除正在接受住院医师规范化培训的医师之外，急诊医师应具有 3 年以上临床实践经验，具备独立处理常见急诊病症的能力，熟练掌握心肺复苏、气管插管、深静脉穿刺、动脉穿刺、电复律、呼吸机、血液净化及创伤急救等基本技能。

（2）护士 急诊科应有定岗的急诊护士，且不少于在岗护士的 75%，护士梯队结构合理。急诊护士应具有 3 年以上的临床护理工作经验，经专业化培训合格，掌握急危重症患者急救护理技能及常见急救操作技术、急诊护理工作内涵与流程，并定期接受急救技能的再培训，再培训间隔时间原则上不超过 2 年。

4. 信息通信设备 急诊科应配置专用通信设备，如有线电话、对讲机、急诊临床信息系统等，为医疗、护理、感染控制、医技和后勤保障等部门提供信息，并逐步实现与卫生行政部门和院前急救信息系统的对接。

5. 仪器设备及药品 ①仪器设备：如心电监护仪、除颤仪、呼吸机、简易呼吸气囊、麻醉咽喉镜、输液泵、洗胃机、抢救车、便携式超声仪、床旁 X 线机、血液净化设备和快速床边检验设备等。②各类急救包：如气管切开包、清创缝合包、胸腔穿刺包等。③常用急救药品：如心肺复苏药物、呼吸兴奋剂、血管活性药物、利尿及脱水药、抗心律失常药、常见中毒解毒药等。各种抢救药品应标签清楚、分类定位放置、定期清查、专人管理、用后及时补充，列入交班内容。毒麻药品应双锁专人保管，特殊交班。

（二）急诊科布局

急诊科布局应以方便患者就诊为原则，独立成区，位于医院前方或一侧醒目位置，有单独出入口，并设置昼夜醒目标志。急诊科入口应畅通，大厅宽敞，设置无障碍通道，方便轮椅、平车出入，并设有救护车专用通道和停靠处。在急诊大厅设置急诊科各诊室平面图，在通往抢救室路径上和一些重要部门如 CT 室、B 超室、手术室、住院部等，设置明显指示标志，减少患者询问和寻找时间。主要布局如下：

1. 预检分诊处（台）　是急诊患者就诊、候诊的第一站，应设置在急诊科入口最醒目位置，标志清晰，空间宽敞，利于患者或家属问诊、候诊或短暂停留。分诊处配备导医或导诊员，对来诊患者根据临床表现和轻重缓急进行分类、登记、引导急救途径和联系医生，就诊记录实行计算机信息化管理。分诊处应备有常用医疗器械及各种急诊登记表格等，设有一定数量的候诊椅、电话传呼系统、信号灯、洗手设施等，有条件的分诊台与各诊室间设有遥控对讲、电脑系统等装置，以便及时与应诊医生联系及组织急救。

2. 诊室　综合性医院急诊科应设有内科、外科、妇产科、儿科、五官科等专科诊室，急诊诊疗室布局应遵循专科急诊工作要求，如传染病和肠道急诊均应设有隔离区，儿科诊室应与成人诊室隔离分开，避免交叉感染。

3. 抢救室　急诊抢救室应邻近预检分诊处，空间宽敞明亮，照明充足。一般设置抢救床 3～6 张，配备抢救所需器械、药品及物品等，并保持完好备用状态。抢救床为可移动、可升降的多功能抢救床，每床净使用面积不少于 $12m^2$，并配有隔帘，床旁设有中心吸氧、负压吸引等装置。

4. 治疗室和处置室　应设在各诊室中心位置。室内设有无菌物品柜、配药台、治疗车、空气消毒和照明等设备。

5. 清创室　与抢救室、外科诊室相邻，配备外伤清创缝合及急诊小手术器械等物品，如诊查床、清创台或手术床、各种消毒液、清创缝合包、无菌敷料、无影灯等。

6. 急诊手术室　应与急诊抢救室相邻，保证危重患者就近进行紧急外科手术。急诊手术室常规设置应与医院中心手术室的要求相同，但规模相对较小。

7. 隔离诊室　供传染病患者专用。遇有传染病或疑似传染病患者时，护士及时通知专科医师到隔离室诊治。凡确诊为传染病患者应及时转送至传染科或传染病医院诊治，并按照传染病管理办法进行疫情报告和消毒隔离。

8. 急诊观察室　根据急诊患者量、抢救人数及专科特点设置观察床数量，收治暂不能确诊、病情危重尚未稳定且需急诊临时观察的患者，或经抢救治疗后需等待住院进一步治疗的患者。留观时间原则上不超过 48～72 小时。

9. 急诊重症监护室（emergency intensive care unit，EICU）　有条件的医院应设置 EICU，收治急诊科诊断不明、生命体征不稳定、暂时不能转运的危重患者。最好与急诊抢救室毗邻，以便资源充分利用，床位数设置一般根据医院的急诊量、危重患者数以及医院其他科室有无相关 ICU 等决定，一般以 4～6 张床为宜。

10. 急诊病房　是较大规模医院按照普通病房标准在急诊科设置，隶属于急诊科的病房。可以缓解急诊患者入院难的矛盾，弥补医院某些专科设置的缺失，促进急诊患者分流。

11. 发热门诊　发热门诊属于传染区域，应有相对独立空间，与普通急门诊分开，有明显指示标志，通风良好，设置布局与传染病房相似。对疑似感染性疾病导致的发热患者，将由分诊护士引导患者到发热门诊就诊。

12. 辅助科室　与急诊密切相关的 X 线、CT、MRI 检查室、B 超室、心电图室及常规化验室、药房、挂号收费处等，均应集中在急诊区，做到基本辅助检查与处置在急诊区内即可完成，其中较大型诊疗设备可与门诊共用，以充分利用资源。

NOTE

第二节 急诊科的护理管理

医院急诊科管理工作的核心是保证高质量、高效率地抢救急危重患者。根据医院的实际情况，建立健全组织管理体系，提升急诊科医护人员的专科急救水平，制定完善的规章制度、急诊工作岗位职责、技术操作规范、各类疾病的抢救应急预案及绿色通道的管理要求等，加强防范、防止差错事故的发生，保证医疗护理工作质量及安全。

一、急诊科护理工作质量要求

护理工作质量是急诊科护理管理的核心，优质的护理工作质量是取得良好医疗效果的重要保证。工作中，应不断完善和持续改进急诊护理管理工作，健全急诊护理核心制度，优化护理流程，细化护理措施，规范护理行为，引入第三方监督评价机制，为患者提供优质、安全的护理服务。

（一）基本原则

1. 建立完善的规章制度 核心制度的建立和执行是提高急诊、急救医疗护理工作质量的保证。如预检分诊制度、首诊负责制度、患者身份识别制度、危重患者抢救、转运和交接班制度、危急情况报告制度、查对制度、口头医嘱执行制度、护患沟通制度等，并根据护理质量管理的要求完善其他相关制度，控制医疗护理风险，及时发现问题、避免安全隐患。

2. 优化急诊抢救流程 根据急诊、急救工作特点，从急诊接诊、急诊抢救和急诊转归三个方面优化急危重症患者抢救流程。

3. 实行分级分区救治 急诊科就诊区划分为3个区域，并用不同颜色标识，急诊患者按病情轻重分区就诊，充分保障医疗安全。

（1）红区 抢救区。收治随时有生命危险的急危重症患者，如呼吸心搏骤停、严重多发伤、急性心肌梗死、急性中毒、急性呼吸衰竭、急性心力衰竭、休克等，此类患者不需常规挂号，第一时间由分诊护士将其送至抢救室抢救，待生命体征平稳后补办相关手续。

（2）黄区 急重症区。收治生命体征相对平稳，但如不及时检查或救治，可能危及生命的患者。如中度哮喘、高热（体温 >40℃）、糖尿病酮症等。分诊护士初步评估病情后将患者护送至黄区就诊，并立即通知接诊医生为其诊治。

（3）绿区 一般急诊区。收治一般急症或轻度不适的，需进行常规处理，无生命危险的患者。如轻度上呼吸道感染、软组织损伤不伴有骨折等。患者经分诊、挂号后到绿区就诊。

三区既相对独立又互相衔接。有生命危险的患者在红区实施抢救，待病情平稳后转至黄区，而黄区或绿区的患者病情恶化、生命体征不平稳时，则立即转至红区或黄区救治。

4. 定期评价与反馈 急诊护理工作实践中，制定急诊护理工作质量管理与控制标准、持续改进方案、第三方分析评价机制，以及对存在的问题提出意见和整改措施，是提高急诊工作效率和护理服务质量的重要途径。

（二）实施措施

1. 有专业的急诊科护理团队，熟悉常见种类急危重症的应急预案，熟练掌握心肺复苏等急救技能以及急救常用仪器、设备的操作方法，热爱急诊岗位。

2. 建立健全预检分诊制度，提高分诊准确率。

3. 建立和完善急诊患者身份识别制度，治疗和处置前使用两种或两种以上方法识别患者身份，如姓名、住院号、腕带等，同时让患者或其家属复述患者姓名，作为核实确认患者身份的辅助手段，保证医疗处置对象的正确性。在紧急抢救等特殊情况下，由医护人员双重核对患者身份，特殊患者可建立"腕带"身份识别标识制度。

4. 急救仪器设备须专人保管、定位放置、定期检查、定期保养与维护。使用后及时清洁消毒、补充消耗物品，及时充电，使之处于完好备用状态。制定仪器操作流程，每周检查仪器设备运转状况并登记在册。严格遵守操作规程，急救仪器设备原则上不得外借。

5. 落实核心制度，建立急诊绿色通道，规范重点病种（如严重创伤、急性心肌梗死、心力衰竭、呼吸衰竭、脑卒中等）抢救流程，强化科室间协作，保证患者获得高质量、连续性医疗服务。

6. 急诊护理文书是记载急诊、急救过程中护士为患者提供医疗护理服务的客观资料。书写内容要及时、规范、客观、准确、真实、完整。若抢救危重患者未能及时记录，应在抢救结束后 6 小时内据实补记，并加以注明。

7. 加强护患沟通，提高患者满意度。可采用文字、口头等方式与患者或其家属沟通，但病情告知内容须保持医护的一致性。尊重患者隐私，保证患者合法权益。

8. 加强急诊留观患者的管理，有入院指征的尽快入院治疗，提高急诊患者入院率。

知识拓展

急诊工作质量控制标准

急诊护理质量管理的核心目的是保证急救护理质量，根据《全国三级甲等综合医院评审标准》和《医疗机构管理条例》的要求，考核评估急诊工作质量主要指标包括：

1. 急诊就诊环境整洁，布局设置合理，有利于患者就诊和抢救。清洁区与污染区分开，减少交叉穿行，就诊秩序井然。

2. 建立健全日常呼救、公共卫生事件以及常见急危重症的急救预案和应急程序，接到呼救后相关医护人员在规定的时间内到达急救现场。

3. 急诊护士分诊及时、有效，准确率达 90% 以上；专科护理技术操作合格率达 95% 以上；基础护理合格率达 90% 以上。

4. 急救器械、设备、物品及药品处于备用状态，完好率达 100%；物品消毒灭菌合格率达 100%。

5. 急危重症患者抢救脱险率达 80%～85% 以上；留观患者诊断符合率达 90% 以上；急诊病历和护理记录书写合格率达 95% 以上。

6. 无医疗事故，差错发生率控制在规定指标内。

二、急诊科工作制度

医院的规章制度是实行科学管理的基础，是医护人员的行为规范和准则。急诊科应根据

《执业医师法》《全国医院工作条例》和《护士条例》等有关急诊方面的法律、法规和规章制度，结合急诊工作实际，制定本部门工作制度，使医护人员职责明确，工作规范有章可循。

（一）急诊工作制度

1. 急诊医护人员必须坚守岗位，随时做好急诊、急救的准备，不得离开指定地点。如确因有事离开，须找人代班并告知急诊科有关人员，代班人员到位签到后方可离开。

2. 急诊患者是否需要住院或留观，由急诊科医师决定，特殊情况可请示上级医师。对急诊留观患者，应及时与患者家属或单位取得联系，并留陪伴者。

3. 急诊医护人员应具有强烈的责任心和过硬的专业能力，对急诊患者病情能够迅速准确地做出判断、救治和护理，不得推诿患者。

4. 急诊医护人员应分工明确，协调统一。对病情危重的患者，在急诊医师未到达前，急诊护士应先采取必要的抢救措施；急诊医师到达后，护士应密切配合医师做好抢救工作。

5. 急诊患者住院或检查，应由急诊科工作人员或家属陪送，危重患者必须由医护人员陪送。收住院的患者应先办理住院手续后住院，但病情危重需手术抢救的患者可先行施救，后补办住院手续。已决定收住院的急诊患者，病区不得拒收。

6. 做好急救药品、器械的准备工作，定点放置，每天检查，随时补充，并做好外出抢救药品、器械与运输工具的准备。护士交接班时应检查一切急救用品的数量及存放位置，如有缺损，及时补充更换。

7. 严格执行交接班及查对制度，做好交接记录并签字确认。

8. 凡因交通事故、斗殴致伤、服毒、自杀等涉及法律者，应立即上报院医务部或总值班，同时通知交通、公安等部门派人处理，并留陪护人员。

9. 凡遇传染病或疑似传染病患者，严格执行消毒隔离和传染病报告制度。

（二）预检分诊制度

1. 急诊预检分诊工作应由临床工作经验丰富的护师或主管护师担任。

2. 预检分诊护士必须坚守工作岗位，不得擅自离岗，如确因有事情需要离开时，应由能胜任的护士代替。

3. 预检分诊护士应主动热情接诊。首先进行病情评估，简明扼要询问病史，重点观察生命体征，快速进行必要体检，按照病情严重程度快速、合理分诊，并做好记录。

4. 掌握急诊就诊范围，做好解释工作。对于短时间内反复就诊或辗转几家医院未收治的急诊患者，即使临床表现不符合急诊条件，也应予以恰当处理，以免贻误病情。

5. 做好急诊就诊登记工作，对患者就诊时间、首诊医生姓名、所属科室、患者转入转出或死亡时间等做好记录。无家属陪同者尽快联系其家属或单位。

（三）首诊负责制度

1. 第一个接收急诊患者就诊的科室、医师为首诊科室和首诊医师。首诊医师对所接诊的患者，包括检查、诊断、治疗、转科和转院等环节工作负责到底。

2. 首诊医师对接诊的患者应询问病史、做好病历记录，完成相关检查并积极治疗处理。如病情涉及其他科室，应在紧急处置后请相关科室会诊，会诊科室签署接收意见后方可转科。严禁私自涂改科别或让患者自行去预检分诊处更改科别。

3. 遇有多发伤、涉及多学科疾病或诊断不明确的患者，首诊科室或首诊医师应承担主要救治责任，并负责邀请相关科室会诊，在未明确收治科室前，由首诊科室和首诊医师负责。涉及两个及两个学科以上疾病患者的收治，由急诊科组织会诊、协调解决，相关科室应服从、配合。

4. 患者如需转院且病情允许转院时，首诊医师负责向院医务部报告，待落实好接收医院后方可转院；如需转科且病情允许转科时，由首诊科室和首诊医师负责联系安排。

（四）急诊抢救制度

1. 抢救工作必须组织健全，分工明确，协调统一。参加抢救的医护人员必须严肃认真，争分夺秒，密切合作，有条不紊，做到一科抢救、多科支援，一科主持、多科参与。

2. 健全各种抢救流程及应急预案，以最快速度组织实施抢救，为患者生存争取黄金时机。遇有重大事件、批量伤员或危重症患者需要抢救时，应根据病情严重程度和复杂情况决定抢救组织工作。

3. 抢救实施过程中，医师下达口头医嘱要准确、清楚，尤其是药名、剂量、用法、时间等，护士应复述，避免有误。保留抢救过程中所有药物的安瓿、输液空瓶、输血空袋等，待抢救结束后，经两人核对，及时记录后分类处理。

4. 及时对每一次抢救工作进行总结，汲取经验教训，提高抢救质量。

（五）涉法问题患者的处理办法

1. 对于自杀、他杀、交通事故、斗殴致伤或其他涉及法律问题的患者，应本着人道主义精神先行救治。预检护士立即通知科主任、护士长和院医务部门，并报告公安或交通等部门。同时，医护人员要提高警惕，保证自身安全。

2. 病历书写应客观、准确、翔实、清晰、完整，妥善保管，切勿遗失或涂改。开具诊断证明时，要实事求是，并由上级医师核准。对医疗工作之外的其他问题不发表意见。

3. 对服毒患者，应留取呕吐物、排泄物等，以便做毒物鉴定。

4. 对昏迷患者，医护人员应与陪送者共同清点财物，家属在场时交予家属，家属不在场时由值班护士代为保管，但需两人核对，签写清单。

三、急诊工作应急预案

急诊患者发病急、病情危重、变化快且集中，随机性强，死亡率高，易引发医疗事故纠纷。建立健全急诊护理应急预案，提高快速反应急救处理能力，对迅速、有序地处理急危重症患者及突发事件所致的批量伤员具有重要意义。

（一）基本原则

1. 急诊工作应急预案包含常见急危重症应急预案、突发事件应急预案（停水、停电等）、批量伤员应急预案等，内容要简明扼要、明确具体，做到标准化、程序化、规范化。

2. 急诊工作应急预案在启动、响应、增援过程中，涉及的科室、部门、医护人员职责明确，分级负责，时效性强。

3. 建立定期培训制度，使应急人员熟练掌握急救措施、急救程序、急救配合及各自职责，保证急诊应急工作协调、有效、迅速开展。

（二）常见类型

1. 常见急危重症应急预案　包括常见急危重症的病情评估、急救处理措施以及处理流程，如心搏骤停、过敏性休克、急性中毒、严重外伤等。

2. 突发事件应急预案　包括请示报告、患者安全处理措施、评价与反馈等，如停水、停电、患者跌倒等。

3. 批量伤员应急预案　包括急救组织体系、人员物资增援方案、检伤分流、急救绿色通道、各级各类人员职责，以及应急预案的启动、运行、总结和反馈等。

（三）应急准备

1. 人员准备　根据应急预案的不同类型，合理调配人力资源。注重团队协作，特别是批量伤员的应急人员准备，应根据伤员人数及病情成立多个由医生、护士等组成的抢救小组，保证人员充足、搭配合理。

2. 物资准备　急诊科正常使用的抢救物品、药品、仪器设备由护士长负责检查，使之处于良好备用状态。大量使用抢救药品、器材时，由医院突发性卫生事件指挥小组调配。

3. 区域准备　合理划分区域是应急预案得以顺利实施的保证。个体区域准备，有利于重症患者监测及急救措施及时应用；整体区域准备，可将伤员进行轻重缓急分区安置，让相对有限的医疗资源得到最大化的有效应用，使应急工作有序、有效进行，保障患者的安全。

四、急救绿色通道

急救绿色通道（green channel of emergency treatment）即急救绿色生命安全通道，是医院遵循优先抢救、优先检查、优先住院和医疗相关手续急救后补办的原则，为急危重症患者在分诊、接诊、检查、治疗、手术及住院等诸多环节上，开通的安全、畅通、规范、高效的服务通道。急救绿色通道的建立，能够有效缩短救治时间，提高急危重症患者救治成功率和生存质量，是救治急危重症患者最有效的机制之一。

（一）急救绿色通道纳入范畴

各类需要紧急救治的急危重症患者，均应纳入急救绿色通道范畴。主要包括（但不限于）以下急诊患者：休克、昏迷、呼吸心搏骤停、严重心律失常、急性严重脏器功能衰竭等各种急危重症或生命垂危的患者；批量患者，如中毒、外伤等；无法确认身份、无家属陪同、需紧急处理的患者。

（二）急救绿色通道设置要求

1. 便捷有效的通信设备　选用现代化通信设备，设立急救绿色通道专线，接收院前急救信息，联系院内急救相关科室和医务人员。

2. 急救绿色通道流程图　在急救大厅设立简单明了的急救绿色通道流程图，方便患者及家属快速进入急救绿色通道各个环节。

3. 急救绿色通道标志　急救绿色通道各个环节均应设有醒目标志，如在急诊挂号处、收费处、药局、急诊化验室、临床医技科室等处设置急救绿色通道患者专用窗口。

4. 急救绿色通道医疗设备　一般应配备可移动的多功能抢救床、可充电或带电池的输液泵、心电图机、便携式多功能监护仪、固定和移动吸引设备、气管插管设备、除颤起搏设备和简易呼吸器、面罩、呼吸机等。

（三）急救绿色通道人员要求

设立急救绿色通道抢救小组，由医院业务院长、急诊科主任、护士长和相关科室负责人组成。绿色通道各环节 24 小时均有值班人员，相关科室值班人员接到急诊会诊通知后 10 分钟内到位，急危重症患者应在 5 分钟内得到处置。定期开展业务培训、应急演练和业务考核，探讨急诊、急救面对的新问题及解决方法，持续改进和完善急救绿色通道各环节工作。

（四）急救绿色通道运作程序

接诊医生根据患者病情严重程度和急救绿色通道纳入范畴，启动急救绿色通道。首诊医生在处方、检查申请单、手术通知单、入院通知单等右上角盖"急救绿色通道"专用章，先进行医学救治，再进行财务收费。急救绿色通道体系中各个部门，包括急诊科、医技检查科室、相关专科、挂号处、收费处、药剂科及住院处等，应各司其职，各尽其责，保证急救绿色通道各环节无缝衔接。

第三节　急诊分诊

急诊护理工作流程分为接诊、分诊及处理三部分。其中急诊分诊是保证急危重症患者获得及时有效救治的关键。分诊质量直接关系到急诊医疗服务质量、急危重症患者救治速度及患者与家属对医疗护理服务的满意程度。

一、概念

分诊（triage）是指分诊护士根据患者的主诉、主要症状和体征，区分疾病轻重缓急及隶属专科，进行初步判断并合理安排救治的过程。

分诊最早起源于战争。在战场上使用分诊，是为了先救治病情较轻、简单处理即可战斗的伤员，使更多的轻伤士兵尽快地再次投入战斗中，这就是分诊最早的雏形。随着现代医学的不断进步，分诊理念在急诊医学中得到发展和延伸，主要用于辨别需要立即抢救和可以等待治疗的急诊患者，保证就诊有序进行，最大限度地合理利用医疗资源，使更多患者获得及时有效的救治。目前，急诊分诊在世界范围内的医疗机构中普遍实行。

二、急诊分诊的作用

1. 规范就诊顺序　医护人员根据就诊者病情严重程度，最大限度地利用急诊有限空间和医疗资源，合理安排就诊先后次序。快速识别需要立即救治的患者，使其得到优先救治，保证患者安全，提高工作效率。

2. 登记患者信息　登记内容包括医疗信息和挂号信息。医疗信息包括患者来诊时的生命体征和意识状态等；挂号信息包括患者姓名、年龄、联系方式、医疗保险等情况。

3. 治疗作用　对于病情严重危及生命的患者，分诊护士立即采取必要的初步急救措施，如心肺复苏、止血等；此外，分诊护士也可根据患者病情给予心电图、血糖等化验检查，缩短患者就诊时间。

4. 建立和谐护患关系　通过分诊护士快速准确地分诊，维持良好的就诊秩序，使急危重症患者得到及时有效的救治，并对患者及家属进行健康教育和情绪抚慰，提高患者及家属对急诊医疗、护理工作的满意度。

5. 收集和分析资料　应用计算机整理、统计分析患者挂号、治疗信息及月报表或季报表等数据，全面掌握急诊工作运转情况。如就诊总人数、各专科就诊人数、患者平均年龄、危重症患者抢救人数、入院、留观、死亡人数及急诊就诊主要病种和所占比例等，为急诊科科研、教学、管理提供基础数据和决策依据。

三、急诊分诊的方法

1. 综合分诊法　是由专门设置的急诊科分诊护士根据就诊患者的生理、心理、社会等综合因素进行分诊。目前，多数国家包括我国综合医疗机构普遍采用。

2. 现场检查分诊法　是护士到急诊分诊处对就诊患者进行简单的护理评估和分流。此法适用于就诊患者人数较少的医院急诊科。

3. 交通指挥分诊法　是由非医护人员负责接待，凭直觉判断患者是否需要在急诊科救治的分诊方法。目前已基本不采用。

四、急诊分诊的程序

分诊护士应快速对每一位就诊患者启动分诊程序，一般要求在 5 分钟内完成。如患者在就诊期间症状加重或病情发生变化，则需再次进行评估分诊。

（一）分诊评估

分诊评估是收集患者主观和客观信息的过程，对判断病情的严重程度、决定就诊次序、选择恰当治疗区域等至关重要，包括初步评估和进一步评估。

1. 初步评估　主要目的是快速识别病情严重、需要立即实施抢救的患者，评估内容包括气道、呼吸、循环、意识、暴露和环境控制，可记忆为 ABCDE 五个步骤。

A. 气道情况（airway）　通过与患者对话，观察患者发音、说话以及是否与年龄相符等情况，评估判断患者气道是否通畅。舌后坠是意识障碍患者气道阻塞最常见的原因。如发现气道部分或完全阻塞，应立即开放气道，必要时行气管插管术。

B. 呼吸功能（breathing）　观察患者呼吸频率、节律、深度、状态、两侧胸廓有无起伏及对称等情况，识别存在和潜在呼吸问题。

C. 循环功能（circulation）　检查患者脉搏搏动情况，判断是否需要立即行 CPR。有无休克的早期表现、明显的活动性出血和组织灌注不足等情况。

D. 意识状况（disability）　应用"清、声、痛、否"（AVPU）法，快速评估患者意识是否清醒以及清醒程度。"清"为清醒；"声"为对语言刺激有反应；"痛"为对疼痛有反应；"否"为意识不清醒、对任何刺激无反应。若患者存在意识改变，进一步检查瞳孔大小和对光反射。

E. 暴露和环境控制（environment control）　评估皮肤黏膜颜色、创伤部位及损伤程度、中毒后是否迅速脱离原环境等。评估时注意判断有无潜在疾病或损伤，注意保暖并保护隐私。

2. 进一步评估　经初步评估后，当患者病情较稳定，无危及生命情况时，再进一步收集患者的主观和客观资料，进行分析判断。

（二）病情分级

应用急诊综合分诊法，病情严重程度有三级、四级（危急、紧急、次紧急和非紧急）、五级病情分类法。目前，我国急诊多采用三级分类法，加拿大、美国、英国等国家急诊多采用五级分类法。虽分级不同，但其原则和分诊类别基本相同。现介绍三级和五级病情分类法（表7-1，表7-2）。

表 7-1　三级病情分类法

病情分级	临床特点	处理方法	颜色	常见疾病
I级－危急 （emergent）	生命体征极不稳定	立即抢救	红色	呼吸心搏骤停、疑似心肌梗死引起的剧烈胸痛、严重心律失常、呼吸衰竭、重度烧伤、严重创伤伴失血性休克等
II级－紧急 （urgent）	病情紧急，如不尽快救治仍存在生命危险	紧急处理、密切观察	黄色	高热（>40℃）、腹痛但生命体征平稳、中度呼吸困难等
III级－非紧急 （nonurgent）	一般急症或轻度不适，无生命危险	等待就诊	绿色	上呼吸道感染、皮疹、踝扭伤、软组织损伤等

表 7-2　五级病情分类法

病情分级	临床特点	处理方法	颜色	常见疾病
I级－危殆 （critical）	生命体征极不稳定，有生命危险	立即抢救	红色	心搏骤停、严重创伤伴大出血或低血容量休克、严重呼吸困难、上呼吸道阻塞等
II级－危急 （emergent）	随时会出现生命危险，病情有急剧变化的可能	需15分钟之内进行紧急处理，密切观察	橙色	胸痛怀疑急性心肌梗死、外科危重急腹症、严重创伤或骨折、突发剧烈头痛等
III级－紧急 （urgent）	生命体征稳定，但急性症状持续不缓解，病情有潜在加重危险	等待时间不超过30分钟为宜	黄色	闭合性骨折、轻度气促、发热伴寒战、呕吐、急性尿潴留等
IV级－次紧急 （semiurgent）	病情稳定，生命体征平稳，无严重并发症	等待时间不超过2小时为宜	绿色	无症状高血压、非严重骨折或脱位、小面积烧伤或感染、严重扭伤等
V级－非紧急 （nonurgent）	病情轻，生命体征平稳，预测不会加重	等待时间不超过4小时为宜	蓝色	失眠、便秘、皮疹、尿路感染等

（三）分诊评估的技巧

1. SOAP 公式　由 4 个英文单词中第一个字母组成的缩写，即主诉、观察、估计、计划。公式容易记忆，是分诊工作中常用的技巧。

S（subjective，主观感受）：收集患者的主观感受资料，包括主诉及伴随症状。

O（objective，客观现象）：收集患者的客观资料，包括症状及异常体征。

A（assess，估计）：对收集的资料进行综合分析，得出初步判断结论。

P（plan，计划）：根据判断结果，进行专科分诊，根据病情分级有计划地安排就诊。

2. PQRST 公式　由 5 个英文单词中第一个字母组成的缩写，即诱因、性质、放射、程度、时间，适用于疼痛患者的评估。

P（provokes，诱因）：疼痛的诱因，哪些原因能使疼痛加重或缓解。

Q（quality，性质）：疼痛的性质，如绞痛、钝痛、刀割样、针刺样、烧灼样等。

R（radiation，放射）：疼痛的位置，是否有放射，放射到哪些部位。

S（severity，程度）：疼痛的程度，可选用数字评估法，从无痛到不能忍受的疼痛用数字1～10来表示，相当于哪个数字的程度。

T（time，时间）：疼痛开始、持续、终止的时间。

3. OLDCART 公式　由 7 个英文单词或词组首字母组成，适用于评估各种不适症状。

O（onset，发病时间）：不适症状开始的时间。

L（location，部位）：不适症状的部位。

D（duration，持续时间）：不适症状持续时间。

C（characteristic，不适特征）：不适症状的特点。

A（aggravating factor，加重因素）：不适症状加重的原因。

R（relieving factor，缓解因素）：不适症状缓解的原因。

T（treatment prior，就诊前治疗）：就诊前服用药物和接受治疗的情况。

4. SAMPLE 公式　由 6 个英文单词或词组第一个字母组成的缩写，适用于询问病史。

S（sign and symptom）：症状与体征。

A（allergy）：过敏史。

M（medication）：用药情况。

P（pertinent medical history）：相关病史。

L（last meal or last menstrual period）：最后进食时间，育龄期妇女最后一次经期的时间。

E（event surrounding this incident）：围绕患病前后有关情况。

五、急诊分诊的注意事项

急诊患者病情多样、复杂，在分诊过程中，护士除了常规分诊外，还应注意以下内容：

1. 不是所有患者都要先分诊后进入抢救室，如病情严重危及生命的患者，相关急救单位（如院前急救"120"）通知急诊科开放绿色通道，可不必经过分诊处，直接送入抢救室、手术室或导管室。

2. 分诊护士需定期进行培训及考核，定期评价分诊系统，避免分诊级别过高或过低。

3. 如有分诊错误，应遵循首诊负责制原则。首诊医生先进行评估后再转诊或会诊，分诊护士做好相关协调工作。

4. 遇到批量患者时，分诊护士应立即报告医务部等上级相关部门，同时进行快速检伤、分类和分流处理，启动相关应急预案，按预案要求做好抢救护理工作。

5. 疑似传染病者首先隔离诊治，确诊后及时转入相应病区或传染病医院进一步处理。

6. 身份不明的患者，应先分诊处理，同时按医疗单位的规定进行登记、上报相关部门，做好保护工作；神志不清的患者，其随身物品应由两名以上工作人员清点，签名后上交相关部门保管，待患者清醒或家属到来后及时归还。

第四节　急诊患者及家属的心理护理

急诊科医护人员应充分了解患者及家属的心理特点，善于分析患者的心理状态，并采取有针对性的心理护理，抚慰患者及家属，减轻其心理压力，提高救护质量。

一、心理特点及影响因素

（一）急诊患者及家属的心理特点

1. 焦虑和恐惧感 一是呼吸困难、剧烈疼痛、出血等急性病症，给患者造成躯体上的不适，使患者产生恐惧与焦虑。二是急诊患者病情复杂、多次检查、多学科会诊等因素，使患者和家属较长时间得不到确切的诊断信息，引发担心与焦虑。同时周围患者的痛苦表现，也会加重患者的恐惧感。

2. 优先感和被重视心理 急诊患者对疾病相关知识不甚了解，往往认为自己病情最严重，需要得到优先救治。有时不配合分诊护士安排的就诊次序，要求优先就诊，甚至产生医患矛盾。在就诊过程中渴望自己能够得到足够重视，希望医护人员耐心倾听病情陈述、全面细致进行身体检查。

3. 陌生感 急诊患者及家属就诊时，除了对医院环境感到陌生外，因就诊时间较短，对医护人员也不熟悉、缺少有效沟通。对急诊抢救工作程序亦不甚了解。

4. 无助感 由于对疾病知识缺乏全面认识以及抢救过程紧张压抑的气氛，容易使患者产生无助感。另外，家庭困难的患者突发严重疾病或意外伤害，给家人带来沉重负担，却又无能为力。

（二）影响因素

1. 病情因素 疾病严重程度是影响患者及其家属心理状态的主要因素。

2. 治疗与护理因素 救治过程中给予的系列抢救措施，如气管插管、持续性静脉通道、强迫性体位等，会使患者及家属感到焦虑和不知所措。

3. 医疗因素 患者及家属对医院环境不熟悉，诊治流程不了解；医护人员动作拖拉、漫不经心、语言生硬等，增加患者及家属的焦虑和不信任感。

4. 社会文化因素 文化程度、经济状况、职业等因素的差异，导致患者及家属的心理反应不同；患者与家庭成员之间关系、家属对患者的态度等也会对其产生一定的心理影响。

二、心理护理要点

1. 稳定患者与家属的情绪 急诊患者病情重且复杂，医护人员应热情接待，详细询问病情，根据患者病情的轻重缓急，快速、有效的分诊，主动向患者及其家属介绍急诊科环境、医疗程序，反馈治疗进展情况，消除其紧张、焦虑的情绪。

2. 建立良好的护患关系 急诊患者由于突发疾病、病情危重容易产生愤怒的情绪，医护人员应充分尊重理解患者，加强护患沟通，了解患者心理状态及需求，及时医治并积极预防患者的心理创伤，提升患者安全感。

3. 提高医护人员专业素质 扎实的专业素质是稳定患者及家属情绪和心理反应的有效保障。医护人员工作作风严谨、职业态度认真和技术操作精湛，不仅能为患者赢得转危为安的时间和机会，还可以获得患者及其家属的信任。

4. 有的放矢地进行心理护理 医护人员应合理评估患者的心理状态，掌握导致患者不良心理反应的诱因，有针对性地对患者进行心理护理。如因对疾病错误认识而引起焦虑和担忧，应首先对患者进行有关医学知识的普及和宣传，纠正患者认识上的偏差。

5. 心理护理与抢救同步　实施抢救时，医护人员可能会因忙于抢救而忽略与患者及家属的沟通，使其产生强烈的不安、恐惧和无助感。因此，在条件允许时，医护人员可边观察、边了解患者的心理反应、边实施操作、边说明意图，消除患者的疑虑，取得患者信任和配合。

6. 动员社会支持系统　急诊护士应给予患者家属及朋友相应心理指导，使其以恰当的方式安慰患者；告知他们在患者面前尽量不要流露悲伤、不耐烦的情绪，多鼓励和支持患者，帮助患者消除担忧和顾虑，积极配合医疗护理工作。对救治无效死亡的患者，应帮助家属做好善后处理，安抚家属悲伤情绪。

【病案讨论】

1. 患者，男性，36 岁，公交车司机。驾车行驶途中，因避让行人发生交通事故致伤，被交警紧急送入医院。目前，患者意识不清，头顶部有一处 8cm 头皮裂伤，出血不止，无呼吸困难，无脑脊液漏。请问如何用 SOAP 公式对患者进行急诊分诊？

2. 患者，男性，50 岁。午后 14 时以"头痛、头晕 1 小时"为主诉来诊。查体：患者神志清醒，P：89 次 / 分，BP：223/122mmHg，既往有高血压病史 2 年。请回答下列问题：

（1）分诊护士应对患者进行哪些评估？

（2）按五级病情分诊分类，该患者分诊级别应确定为哪一级？为什么？

第八章　重症监护病房护理

重症监护是急诊医疗服务体系的重要组成部分。20 世纪 60～70 年代，除颤仪、心电监护仪、呼吸机、血液透析机等抢救监护仪器被广泛应用于临床，这极大地促进了重症监护病房（intensive care unit，ICU）的建立和发展。随着重症监护理论和技术的不断发展与更新，以救治各类危重症及多器官功能障碍患者、提高抢救成功率、降低医疗费用、减少住院天数为主要目的的诊疗体系即重症监护医学（critical care medicine，CCM）便应运而生。

第一节　监护病房的组织与管理

ICU 是重症监护医学的主要医疗组织形式，ICU 的任务是运用重症监护医学的理论，集具有抢救重症患者经验的专业人员、先进监护设备和急救措施为一体，对重症患者进行连续、动态的治疗和护理，提供规范的、高质量的生命支持，改善患者生存质量，以期取得最有效的救治效果。其核心工作是"抢救生命、稳定生命体征和支持器官功能"。ICU 救治水平的高低已经成为衡量一个国家、一个地区、一所医院综合救治能力和整体医疗水平的重要标志，国家卫计委也明文规定将 ICU 列为评定医院等级的重要标准之一。因此，做好 ICU 的组织与管理是现代医院的重要工作之一。

一、ICU 分类及特点

ICU 的分类目前尚无定论，根据功能常分为三种。

1. 综合 ICU　是归属医院直接领导与管辖的一个独立的临床业务科室，收治全院各科室的危重患者，以监测和支持患者所有脏器功能为主要任务。综合 ICU 克服了专科分割的缺点，体现了医学的整体观念，但是对 ICU 医护人员的综合素质要求较高。

2. 专科 ICU　多属某个专业科室管理，专门收治某个专科的危重患者，针对监护治疗单一脏器功能而设立。不同的专科 ICU 有各自的收治范围和治疗特点。如呼吸科监护病房（RICU）、冠心病监护病房（CCU）等。专科 ICU 对本专科疾病有较高的诊断和处理水平，不足之处是病种单一，遇到专科以外紧急情况时救治能力有限，通常需约请其他的专科医师协同处理。

3. 部分综合 ICU　其特点介于综合 ICU 和专科 ICU 之间。患者来自多个邻近专科，如外科重症监护病房（SICU）、内科重症监护病房（IICU）、麻醉科重症监护病房（AICU）、急诊危重监护病房（EICU）等。

二、ICU 设置

（一）ICU 规模

ICU 病床数量要根据医院总床位数及实际收治患者的需要来确定。一般综合性医院综合 ICU 床位数应占全院总床位数的 2%～8%，此比例应随医院发展水平而调整。从医疗运作角度考虑，每个 ICU 管理单元以 8～12 张床位较为经济合理，既能保证工作效率，又能减少院内感染的发生。

（二）ICU 配备

1. ICU 病房设置　ICU 应设置在方便患者转运、检查和治疗的区域，周围环境相对安静和清洁。内部环境设计和布局要兼顾患者和医护人员的需要，通常划分为医疗区域、医疗辅助区域、污物处理区域和医务人员生活区域。医疗辅助区域和医疗区域面积之比应达到 1.5∶1。内部各区域相对独立，最大限度减少干扰和预防感染。ICU 至少配备 1～2 个独立病室，用于隔离患者。

（1）床单位　ICU 开放病床的占地面积不小于 20m²，相邻床位可根据需要使用透气移动隔帘，床位间留有足够间距，便于床位移动和抢救操作。

（2）中心监护站　设置在医疗区域的中央地区，以稍高出地面、确保患者尽可能都在医护人员视线范围内、能直接观察到所有病床的扇形设计为最佳。

（3）设备带　ICU 内应具有完整的床边供应系统。每个病床床头应设氧气、负压吸引器、压缩空气、多插头电源、可移动的床头灯和天轨。

（4）其他　ICU 应建立完善的通信系统、网络与临床信息管理系统、广播系统等，悬挂日历和时钟，有效缓解患者因时空改变产生的焦虑等心理变化。安装感应式洗手设施和手部消毒装置，减少交叉感染。

2. ICU 仪器装备　ICU 的主要设备分为治疗设备和监测设备两种。常用的治疗设备包括呼吸机、输液泵、除颤仪、洗胃机等；常用的监测设备有多功能监护仪、床旁 X 光机、便携式超声仪等。有的医院根据需要配备血液净化和快速床旁检验设备等。

3. ICU 人员配备　ICU 工作人员编制国内外尚无统一规定。一般医生与床位的比例要求为 0.8∶1，护士与床位的比例要求达到 2.5～3∶1。另外，还要根据需要适当配备一定数量的医疗辅助人员。

三、ICU 管理

（一）ICU 患者收治原则

ICU 患者收治要兼顾患者的救治价值和避免浪费 ICU 资源两个原则。可参考以下四个方面：①急性、可逆性、危及生命的器官或系统功能衰竭，经过加强治疗和监护短时间内可能恢复的患者。②具有潜在生命危险，经过加强治疗和监护可能减少死亡风险的患者。③慢性疾病急性发作且危及生命，经过加强治疗和监护能有望恢复的患者。④慢性疾病、恶性肿瘤晚期、不可逆性疾病或不能从加强治疗监护中获得利益的患者，一般不宜收入 ICU。

（二）ICU 工作制度

制度化管理是保证和提高 ICU 医疗、护理质量的关键。除执行各级政府和卫生管理部门

NOTE

的各项法律法规及医院的常规制度外，还需重点加强治疗与护理质量监控制度、患者转入转出ICU 制度、危重病抢救制度、院内感染预防控制制度、毒麻药及抗生素使用制度、突发事件的应急预案及人员紧急召集制度、医疗护理不良事件防范及报告制度和探视制度等。

（三）ICU 患者的转入和转出

ICU 护士应在危重患者转入前做好评估，了解患者的大致状况，预知患者和家属的需求，并做好相应的准备。根据患者病情变化，严格按照 ICU 的相关规定，认真执行 ICU 患者转入、转出制度，提高 ICU 资源的有效利用。

1. 转入准备　ICU 患者通常从急诊科、手术室或医院其他科室转入，一般由医生、护士或家属陪同。患者转入前，ICU 护士应做好准备工作。

（1）床位准备　准备清洁消毒后的监护病床，要求床铺清洁干燥。

（2）护理用品准备　根据病情需要，酌情准备多功能监护仪、呼吸机、除颤仪、负压吸引器、吸痰管、血流动力学测量装置、动静脉穿刺针、输液装置、尿袋、各类护理记录单及抢救药品等。

（3）了解患者病情　了解患者的诊断、病情、转入治疗目的等。

2. 转运途中要求

（1）密切监测生命体征，观察病情变化，必要时给予心电监护。

（2）保障患者良好的通气状态至关重要。一般常携带简易呼吸气囊或氧气袋，通过鼻导管或面罩供给氧气。必要时给予呼吸机辅助通气。

（3）确保各类管道通畅。所有引流管妥善固定好再转运，防止途中脱落、牵拉，可暂时夹闭各引流管道以免搬运途中引流液反流。

（4）调整好各种血管活性药物的输注速度。

3. 接收程序　患者进入 ICU 后，护士应立即做好以下工作。

（1）立即连接多功能心电监护仪，严密监测呼吸、心率、心律、血压、血氧饱和度等生命体征。根据病情需要，连接中心静脉测压管、血流动力学测量装置等。

（2）给予氧气吸入，必要时行机械通气。观察患者胸廓运动情况，及时清除呼吸道分泌物，保持呼吸道通畅。

（3）做好交接班和体格检查工作。重点包括：意识状态、瞳孔对光反射、肢体活动情况；体温、脉搏、呼吸、血压、心电图、周围末梢循环情况；皮肤色泽、温度、湿度及完整度；血气分析结果，血糖及电解质检查结果；现有静脉通路及输入液体种类、滴入速度及治疗药物；胃管、导尿管、胸腔引流管、腹腔引流管等各种引流管的通畅度、引流液的量及颜色；药物过敏史、专科护理要求等。

（4）根据医嘱及时给患者用药和进行相关检查。采集各种标本，及时送检。

（5）在全面收集患者信息的基础上，制定护理计划。详细记录患者进入 ICU 时情况、目前状况、处理经过及效果评价。

4. 患者转出　ICU 对患者的转出有明确的规章制度，否则将影响 ICU 资源的合理利用。患者转出的指标包括：①重要脏器功能恢复。②各种危重征象得到控制超过 24 小时以上的患者。③无救治希望者和（或）家属自动放弃治疗的患者。

NOTE

第二节　ICU 的护理工作

ICU 护理人员对危重患者进行全面、连续、动态的观察、监护和治疗，以挽救患者生命；或协助患者维持理想的生活状态、活动，直至安详地离世。在任何环境下保持高品质的护理工作尤为重要。

一、ICU 护士培训

ICU 治疗质量的高低，首先取决于 ICU 医务人员的素质。近 20 年重症医学的快速发展表明 ICU 始终是医学发展最前沿的领域之一。ICU 护士的培训主要包括基础培训和专业培训两个方面。我国 ICU 护士的培训多采用的是继续教育、学会教育、研讨会等形式。在国外，早在 20 世纪 70 年代，一些国家就设立了 ICU 护理的专业团体，负责实施以取得 ICU 注册护士资格为目的的教育认定制度，学员必须经过 8～12 个月的培训，通过认定委员会实施的考试，才可获得重症护理注册护士资格。如在美国，ICU 专科护士至少要接受学士教育，部分护士接受过硕士教育，他们不仅是注册护士，还要经过美国危重病学会关于从事 ICU 护理的执业资格考试，并获得证书才能从事 ICU 工作。英国学术机构也高度重视重症监护教育计划，ICU 护理教育得到苏格兰重症监护专业技术委员会的认可和支持。

二、ICU 护士应具备的能力

ICU 护士应经过严格的挑选和专业培训，在原有护理专业经验的基础上，接受包括品德、知识、技术及能力等方面的再教育。经过学习和实践，除思想政治、道德风尚、心理素质、专业技能及作风仪表等方面具有良好的修养外，还应具备的能力包括以下六个方面：

1. 终身学习的能力　ICU 护士要树立终身学习的思想，密切关注临床重症护理、护理管理等各方面的前沿动态及发展，丰富和完善自己的知识结构，提升自己的综合能力。

2. 扎实的动手能力　护士和医生的协作配合是抢救成功的基础和前提。ICU 护士不仅要有熟练的护理操作技能，还要熟练掌握相关仪器设备的使用，以保证抢救措施的顺利实施。

3. 突出的应变能力　ICU 患者病情危重、变化快，这就要求 ICU 护士具备应对突发紧急情况的处置和应变能力，能临危不惧，果断采取救护措施，为抢救和治疗赢得宝贵的时机。

4. 敏锐的观察能力　ICU 患者病情重、变化急骤，要求 ICU 护士能有效运用触觉、视觉、嗅觉、听觉等感官，观察患者躯体功能和心理状态的细微变化，力争在第一时间发现问题，做出判断，及时采取救护措施，最大限度挽救患者生命。

5. 非语言交流能力　ICU 患者身体极度虚弱或行气管插管或气管切开术而暂时失去语言能力，ICU 护士要能灵活运用手势、眼神、面部表情等非语言交流方式与患者进行有效沟通，必要时也可以使用写字板、健康教育画册进行辅助交流。

6. 调节情绪与自控能力　ICU 工作强度大、节奏快，经常要面对危重患者所出现的焦虑、抑郁、恐惧、谵妄等心理变化。护士不仅要有积极、平和的工作心态，全身心地投入工作，同时要有良好的自我情绪调节和控制能力，始终保持情绪稳定和饱满的工作热情，创造良好的工作氛围。

三、ICU 患者的心理护理

ICU 患者病情危重，病势发展迅猛，特殊的诊疗环境、各种监护仪器发出的报警蜂鸣声音等都会影响患者的心理状态，而这些心理问题直接影响到患者的病情稳定、疾病转归和生活质量。因此，对 ICU 患者施以有效治疗、护理的同时，必须加强心理护理，最大限度地发挥其主观能动性，获得良好的心理支持和稳定的情绪，与医护人员密切合作，促进疾病康复。

（一）ICU 患者心理变化特点

ICU 患者对突然起病或突遭意外缺乏足够的心理准备，常会导致强烈而复杂的心理反应，早期表现为焦虑、恐惧和抑郁，进而出现谵妄、思维紊乱、情感障碍、行为动作异常等以精神障碍为主的 ICU 综合征。

1. 焦虑与恐惧　常出现在患者进入 ICU 后的 1～2 天。除自身疾病因素外，产生的原因还可能有：①ICU 昼夜光线通明，使患者难以维持生物节律，造成睡眠不足和身心极度疲乏。②ICU 病室气氛严肃，医护人员忙于各种救护处置，无暇与患者充分交流，可使患者产生孤独、忧郁、恐惧等消极情绪。③ICU 中各种监护仪、输液泵、呼吸机发出的报警声音也会影响患者的心理状态。④身边危重患者的抢救、离世等可加重患者恐惧心理。

2. 否认　多数患者自转入 ICU 后第 2 天开始出现，第 3～4 天达到高峰。一些患者经抢救后病情好转，急性症状初步控制后就否认自己病情较重，认为自己不需要在 ICU 监护治疗。

3. 抑郁　抑郁症状多在进入 ICU 第 5 天后出现。产生的原因有：患者对 ICU 的陌生环境缺乏心理准备，且 ICU 与外界隔离，家属探视受到限制，使患者容易产生孤独感。另外，病情的危重、忧虑工作和生活、担忧医疗费用等因素，都容易使患者产生抑郁和绝望情绪。

4. 撤离 ICU 的焦虑　有些患者对 ICU 产生依赖，对离开 ICU 缺乏充分的心理准备，害怕离开 ICU 后病情再次加重危及生命，对即将离开 ICU 产生焦虑甚至是恐惧反应，出现行为幼稚、退化，希望得到全面照顾的心理。

（二）ICU 患者心理护理措施

1. 加强沟通交流，稳定患者情绪　ICU 护士要与患者建立良好的、彼此信任的治疗性人际关系，了解患者对疾病的认识、态度，对治疗和护理的要求，抓住时机对患者说些安慰性、鼓励性的话语；向患者解释说明使用监护仪器是为了监测病情变化，并非意味着病危；对因气管插管或气管切开而不能用语言交流的患者，护士应积极采取非语言交流方式减轻患者孤独不安的心理；对产生呼吸机依赖的患者，做好解释工作，告诉患者现在的病情已经好转，可以按计划间断撤离呼吸机，直至完全撤机。

2. 创造良好病室环境　室内悬挂日历和时钟，增加患者的时空感，减轻紧张和恐惧情绪；将 ICU 室内色调变换成使人平稳舒适、情绪安静的冷色调，如蓝色、绿色等。

3. 加强社会支持　与患者的家属、朋友、同事取得联系，向社会团体、工会组织等寻求帮助，给予患者精神上和物质上的支援。

第三节 ICU 感染预防与控制

ICU 是院内感染高发区,由于 ICU 收治的患者病情危重,特殊的诊疗环境及侵入性的诊疗操作都构成了 ICU 感染的危险因素。ICU 病房感染的预防与控制直接关系到临床抢救与治疗,也直接关系到患者的康复。

一、ICU 易发生感染的原因

ICU 感染属于医院感染,是 ICU 住院患者在医院内获得的感染,包括在住院期间发生的感染和在医院内获得而出院后发生的感染,但不包括入院前或入院时已经存在的感染。

(一)患者因素

ICU 患者病情危重,而且大多是合并心肺疾病、糖尿病、肾脏疾病等的老年人,脏器功能减退,机体免疫力低下,容易发生院内感染。昏迷或半昏迷患者易发生误吸而引起吸入性肺炎。多发伤、开放性骨折者伤口的直接污染也是感染的重要因素。休克患者可导致组织和器官灌注不足、消化道出血、菌群移位,这些均是内源性感染的重要原因。

(二)环境因素

ICU 内人员流动性大,易将病原菌带入室内造成环境污染。ICU 布局不合理,消毒隔离设施不全,无空气净化装置或医院环境未彻底消毒灭菌等也是造成院内感染的重要原因。

(三)治疗因素

ICU 患者因抢救常需要进行多次或多部位的侵入性诊疗操作,如气管插管、胃肠减压、应用漂浮导管进行血流动力学监测、治疗急性肾功能不全的动静脉血液过滤装置、机械通气、留置导尿等,都是 ICU 发生感染的直接原因。

(四)药物因素

抗生素滥用导致耐药菌株增多,机体内菌群失调,改变了机体正常的微生态环境;严重哮喘、器官移植、过敏患者常需大量应用免疫抑制剂和激素,使患者免疫力下降;麻醉药、镇静药抑制咳嗽反射和呼吸道黏膜的纤毛运动,使呼吸道分泌物不能及时排出,容易引起呼吸道感染;抗酸剂、H_2 受体抑制剂可使胃液碱化,促使革兰阴性杆菌增殖,细菌移位定植而致感染;完全胃肠外营养,影响肝功能,改变肠内菌群,使肠内厌氧菌繁殖活跃而致感染。

(五)其他因素

医护人员缺乏严格的消毒和隔离知识,对院内感染危害性认识不足,对监控措施重视不够,或管理不严亦可造成感染;危重患者同住一室,医护人员的手及物体表面被污染,血制品、医用器材被污染,或各类检查、监测和治疗仪器设备及物品等消毒不彻底等,都是造成交叉感染的主要原因。

二、ICU 感染的预防措施

(一)保持病室空气洁净

安装空气过滤装置或循环空气,保持合适的病室温度,室温要求保持在 20℃～ 22℃,湿度以 50%～60% 为宜。

（二）设立专科性 ICU 病室

尽量减少综合性 ICU 病种的复杂性，或增加 ICU 病室单间病房数量，用以收治严重创伤、感染及免疫力低下的患者。

（三）加强无菌观念，严格消毒制度

危重患者施行专人管理，治疗或护理时严格执行无菌操作技术，ICU 内建议使用一次性材料，可重复使用物品送供应室统一消毒灭菌处理。工作人员采用流水洗手，建立医护人员手卫生制度。建立消毒室，定期对空气、用具、感染物品进行消毒。定期对物体表面及空气进行细菌培养，空气中细菌菌落数应 <200cfu/m³，手或物体表面菌落数 <5cfu/m³。床单位及仪器外表应有定期清洁和终末消毒制度。做好感染患者体液的消毒处理。

（四）加强 ICU 病室管理

明确划分清洁区、半清洁区和污染区，设置超净工作台、污物处理室等。严格管理和限制人员出入，包括限制探视人员以及减少医生、护士不必要的出入。进出 ICU 应更换专用的工作衣和鞋。

（五）合理应用抗生素

根据细菌培养与药敏试验结果，合理应用抗生素，避免二重感染。

（六）尽早发现并预防感染

引流液和分泌物常规做培养，所有导管拔除时均应做细菌培养及药敏试验，以便早期发现感染并及时治疗。病情允许时应尽早终止气管切开、介入治疗等有创操作。

三、ICU 护士职业防护

（一）树立标准预防的意识

标准预防是认为患者的体液、血液、分泌物和排泄物均具有传染性，需进行隔离，不论是否有明显的血迹、污染，是否接触非完整皮肤与黏膜，只要接触上述物质者，必须采取预防措施。ICU 护士在护理操作中频繁接触患者的体液、血液、分泌物及排泄物，受感染的危险性很大，这就要求医护人员在工作中树立标准预防的意识和观念。在临床工作中对感染易发因素采取有针对性的防护措施，如预防针刺伤、选择合适的防护用品、正确洗手等。

（二）环境因素的危害及防护

ICU 护士工作环境存在各种物理和化学的有害因素，如射线、噪音、电击伤害及 ICU 病房相对封闭、空气流通性差等。在工作中，应积极预防射线侵害，控制噪音，遵守用电规则，定时通风等。

第四节　ICU 伦理及法律

在 ICU，医护人员、患者及其家属经常面临抉择是否拒用或撤销使用药物、机械设备以及一些基本的生命支持措施等涉及伦理或法律的问题，这时我们应将制度的价值、道德的力量指向关注患者安全的理念上，而不是用在规避风险上。尊重患者生命、保护患者安全是医务人员

和医院存在的起点，是医疗质量的核心内容。

一、ICU 的伦理

（一）ICU 伦理原则

在 ICU 临床实践中，医护人员必须依据护理伦理的基本原则去指导护理工作。

1. 生命神圣与价值原则和有利与无伤原则　医学伦理原则根源于传统的宗教和哲学，它们包含了对仁慈和罪恶，好与坏的价值判断，并认为生命是无价和神圣不可侵犯的。所以，我们在 ICU 患者安全医疗中必须采取无伤害的治疗和护理措施。

2. 自主原则　是指患者有权对自己所患疾病，在处理和治疗方面独立地、自愿地做出自己的决定。一旦确定某一患者丧失做出医疗决定的能力，必须运用一些法定的方法来确定由谁来代替或代表其做出医疗决策，理想的代理人最好是患者书面指示中预先指定的人选，再则是法定监护责任顺序的家庭成员，通常的顺位是患者的配偶、成年子女、患者父母、成年亲属、患者（外）祖父母，也可由法庭任命的个体行使代理角色。

3. 公正与公益原则　公正原则是每个人都有平等的权利来享有最为广泛的、基本的自由，以同样的服务态度、医疗水平对待同样医疗需要的患者。公益原则实质是如何使利益分配更合理，更符合大多数人的利益，它体现了更大意义和范围上的公平与公正。

（二）ICU 伦理问题的产生

在 ICU，护理伦理问题可以产生在患者、家属或医护人员中，如医生为患者使用实验性药物，从专业角色的角度，护士应配合医生，但从伦理规范出发就应将实情告之患者；如躁动不安的患者是给予镇静药物，还是进行约束；如患者要求给予安乐死，但目前在很多国家包括我国还没有相关政策和法律可遵循。

（三）伦理决策中的具体问题

1. 有创监护技术中的伦理问题　在 ICU 中，危重患者由于病情需要，常需使用一些有创监护技术才能更准确地反映患者疾病状态，如经动脉插管的有创血压监测技术，除了可以提供持续、动态的血压监测外，还可通过插管抽取血液进行血生化检查以及血气分析，这样可以避免多次穿刺抽血检查，然而这种方法对患者也有不利的因素，如插管导致疼痛、费用比无创血压监测高，还可能产生感染、脓毒血症、空气栓塞等并发症。医护人员在决定是否对患者使用有创监护技术时，要结合医生的个人专业技能和临床经验，考虑患者的实际状况和意愿，慎重、准确和明智地应用当前所能获得的最好的临床证据，制定出患者的治疗措施。

2. 临终关怀的伦理问题　临终关怀的本质是对救治无望的患者采取生活照顾、心理疏导、姑息治疗等措施，着重于控制患者疼痛，缓解患者心理压力，消除患者及其家属对死亡的焦虑和恐惧，不以延长患者的生存时间为目的，而以提高患者的临终生活质量为宗旨。医护人员在认识和了解临终患者的生理、心理特点及行为反应的基础上，对患者的某些行为失常、情绪变化要予以理解，应该尊重患者权利，维护患者利益，如允许患者保留自己的生活方式、尊重他们参与治疗与护理方案的决定、保守他们的隐私等，并尽量满足合理的要求，增加或安排他们与家属会面的机会与时间，让他们参加力所能及的活动。

3. 器官捐赠的伦理问题　器官移植技术近年来发展迅速，给许多重要器官功能衰竭而面临死亡的患者带来了生的希望，但是限制性因素之一是器官捐献者的供源不足，而人们的伦理及道德性问题是造成供体器官匮乏的根本原因。虽然 ICU 患者中有潜在的器官捐献者，但在实际临床决策中要充分遵循患者自愿、无偿的原则，严格按照器官捐献的相关法律规定和工作流程去实施，充分保障器官捐献者和接受者的合法权益。

二、ICU 的法律

ICU 护理工作中的法律问题可能涉及患者的权利和义务、患者的住院和治疗、患者的法律能力和责任等多个方面，护士应该熟悉和遵守相关法律规定，依法行事。

（一）ICU 的法律相关问题

1. 治疗中的知情同意问题   我国相关法律规定，知情同意权是患者享有的权利之一。知情同意，临床上是指在患者和医护人员之间，当对患者做出诊断或推荐一种治疗方案时，要求医护人员必须向患者提供充分的病情资料，包括这种方案的益处、危险性以及可能发生的意外情况，使患者能自主地做出决定，接受或不接受治疗。当护士实施保护性医疗措施不宜向患者说明情况的，应当将相关情况告知患者家属，在提供资料时，应注意与医生保持一致，避免患者或家属产生误解。

2. 治疗中的隐私权问题   我国相关法律规定，维护个人隐私是每个公民的权利。保护患者的隐私是医护人员的义务。在临床工作中保护患者的隐私，避免患者的精神和心理遭受各种刺激，这是道德问题，也牵涉到法律问题，否则可能会损害患者的名誉和家庭幸福，医护人员也可能会因此而被提起诉讼。

（二）预防发生法律问题的措施

1. 加强法律学习，严格执行护理规范   ICU 护士要学习相关的法律知识，提高自己的法律意识，依法规范自己的行为，如在书写护理记录、执行护理操作、观察患者病情等过程中，护理人员应增强工作责任心，严格遵循护理规范标准和操作流程。

2. 了解权利和义务，防止侵权与犯罪   ICU 护理人员要充分了解患者应有的权利和自己应尽的义务，尊重和爱护患者，避免随意泄露或议论患者的病情和隐私而侵犯患者的隐私权。

3. 正确执行医嘱，防止护理过失行为   护士应严格执行医嘱，但如发现问题也不能盲目执行，应及时和医生沟通。护理工作中有一些情况会导致过失行为，如没有及时观察病情、治疗时没按规定查对等，预防这些行为的出现，首先要增强工作责任心，其次要严格按照规章制度办事。

【思考题】

1. 结合标准预防的理念，谈谈工作中如何做好 ICU 感染的预防与控制？

2. ICU 患者常见的心理问题有哪些？举例分析 ICU 患者的心理护理措施。

3. 结合各国对安乐死的相关法规，谈谈你对安乐死的看法。

第九章 危重症患者监护

ICU 是重症医学的临床基地，是医院集中监护和救治危重症患者的专业科室，是现代医学的重要组成和具体体现。对全身各系统进行动态监护，是有效反映危重症患者全身脏器功能和内环境状况的重要辅助手段，是临床从事急危重症救护人员必须掌握的基本技能。

第一节 循环系统监护

循环系统监护是 ICU 监护的重要内容，分为无创监测和有创监测两大类。无创监测是通过监护仪器间接获得各种心血管功能状态的指标，对患者的组织器官没有任何损伤，是 ICU 最常用的监测方法。有创监测是将各种导管或探头经体表插入心脏或血管腔内，直接测得心血管功能各项参数，但可能导致出血、感染等并发症，因此，临床应用时需掌握好适应证。

一、心电图监测

心电图（electrocardiography，ECG）监测是持续或间断地监测患者的心肌电活动，及时反映患者心电改变及心律失常，是临床各种急危重症患者常规监测项目之一。临床常用多参数监护仪对患者进行心电监护。在 ICU，也可配备中央心电监测系统，它是由一台中央监护仪通过导线、电话线或遥控连接数台多功能床旁监护仪组成，可以同时显示多个患者的心率、血压、心电图波形、血氧饱和度等功能参数的数字和图像。

知识链接

动态心电图监测仪

也称 Holter 心电监护仪，是可以随身携带的小型心电图磁带记录仪，通过胸部皮肤电极记录 24 小时心电图波形，动态观察心脏不同负荷状态时的心电图变化。临床上主要用于冠心病和心律失常的诊断，也可用于监测起搏器功能，寻找晕厥原因及观察抗心律失常药的疗效。

（一）目的

1. 早期发现和识别心律失常。

2. 及时发现心肌损害，预防心肌缺血和心肌梗死。

3. 监测水、电解质及酸碱平衡紊乱情况。

4. 观察及评价抗心律失常药物的疗效及不良反应。

5. 判断心脏起搏器功能。

（二）监护仪导联电极安放位置

常用的监护仪有 3 个电极、4 个电极和 5 个电极三种类型，其中 5 个电极最常用。各种监护仪均有电极放置示意图，使用时应选择能清楚显示心电图波形和节律的导联位置，以便对心电活动进行综合分析。

五导联电极放置位置是：右上（RA）置于胸骨右缘锁骨中线第 1 肋间；左上（LA）置于胸骨左缘锁骨中线第 1 肋间；右下（RL）置于右锁骨中线剑突水平处；左下（LL）置于左锁骨中线剑突水平处；改良胸前导联（C）置于胸骨左缘第 4 肋间。

（三）注意事项

1. 多参数监护仪的地线应在连接电源前接好，避免干扰心电监测的波形，甚至发生电击危害患者和医护人员的人身安全。

2. 放置电极前先用 75% 乙醇棉球擦拭皮肤，祛除皮肤表面汗渍，待干后粘贴电极片。如患者胸毛浓密，应备皮祛除胸毛；皮肤角质较厚者，可用电极片上的砂片擦拭患者皮肤。电极片安置位置应不影响心脏听诊、心电图检查、心脏电除颤，避开骨骼突起的部位，以免影响其他操作或导线脱落。

3. 每 3 天更换一次电极片及监测部位（出汗随时更换），避免电极脱落、接触不良等干扰检测图形。同时要避免手机、激光设备、吸引设备、微波炉等其他设备的干扰。

4. 根据患者病情，调节监护仪的心率报警参数。

二、动脉血压监测

动脉血压（arterial blood pressure，ABP）是估计心血管功能的常用指标，其影响因素包括心排血量、循环血容量、周围血管阻力、血管壁弹性和血液黏滞度等五个方面。虽然动脉血压能反映心脏后负荷、心肌做功与耗氧及周围循环血流，但它不是反映循环功能的唯一指标。因此，临床上应结合多项监测指标对循环功能进行综合分析。监测方法包括无创和有创血压监测（动脉穿刺插管直接测压法）两种方法，本章重点介绍有创血压监测。

（一）目的

持续、动态监测 ABP 的变化；了解患者左心室收缩能力、心室后负荷和周围血管阻力。

（二）适应证

大中型手术的术中和术后监测；严重低/高血压、休克、严重创伤和急性心力衰竭；使用血管活性药物期间，监测和判断治疗效果。

（三）禁忌证

凝血功能障碍、出血性疾病；穿刺部位存在感染或损伤；Allen 试验阳性者。

（四）操作方法（以经皮桡动脉穿刺为例）

1. 操作前准备

（1）患者准备　向患者解释操作目的和意义，以取得配合。签署知情同意书。

（2）检测桡动脉侧支循环情况（Allen 试验）　嘱患者抬高上肢，超过心脏水平后握拳，操作者用手同时压迫患者桡动脉和尺动脉以阻断血流，使患者拳头发白，让患者将手放回心脏水平后松拳，操作者手指松开解除对尺动脉的压迫，观察患者手部颜色恢复速度，0～6秒恢复红晕表示尺动脉侧肢循环良好，若恢复红色超过15秒为Allen试验（＋），说明尺动脉血液循环差，禁止选用此上肢进行桡动脉穿刺。

（3）用物准备 动脉套管针、一次性压力套装、监护仪、压力连接线及压力传感器、5mL注射器、肝素、生理盐水500mL（软袋装）、加压袋。

（4）测压装置准备 ①连接压力冲洗装置：将12500U的肝素注入500mL生理盐水袋中，将生理盐水软袋与一次性压力套装的进液端相连，并将生理盐水软袋套入加压袋内，挤捏加压袋的皮球，打气到300mmHg。②连接压力监测装置：固定压力传感器于患者右心房水平，将压力连接线分别与监护仪压力监测孔和一次性压力套装连接。③排气：排尽一次性压力套装内的空气（图9-1）。

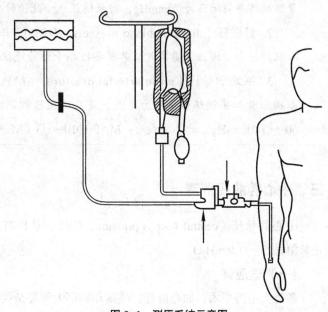

2. 体位 嘱患者平卧，前臂伸直，掌心向上并固定，腕部垫一小

图9-1 测压系统示意图

枕，充分暴露穿刺部位后消毒，同时，操作者消毒用于固定穿刺部位的中指和示指。

3. 穿刺置管 操作者用中指和示指固定穿刺动脉，另一只手持动脉套管针，以20°～30°从动脉搏动最明显处进针，见回血后将套管针全部插入，退出针芯，连接压力装置；用肝素盐水冲洗后，用敷贴妥善固定穿刺针。

4. 调节 ①调节三通开关，关闭压力延长管端，将持续冲洗装置与大气相通，按下监护仪归零按钮。②调节三通开关使持续冲洗装置和压力延长管相通，观察动脉内压力图形和数值，设置监护仪报警参数。

5. 整理、记录 整理用物，固定导线，记录监测结果。

（五）注意事项

1. 有创动脉血压监测首选桡动脉穿刺，因其位置表浅、易于固定及穿刺成功率高，管理方便。除桡动脉外还可以选择股动脉、肱动脉和足背动脉等。

2. 严格无菌操作，保持管道密闭和持续正压，保证导管内无回血、无气泡。

3. 保持测压管道通畅，定时用肝素盐水冲洗管道，防止血栓形成。

4. 换能器高度应与心脏（第四肋间腋中线）在同一水平，改变体位后应重新校正零点。

5. 有创动脉血压的正常值是（100～140）/（60～90）mmHg。监测数值过高或过低、波形幅度低平，应检查管道是否通畅，传感器位置是否准确或肢体位置有无影响。

6. 有创动脉血压数值较一般袖带血压略高出5～20mmHg。另外，不同部位有创动脉血压也存在一定差异，一般下肢动脉的收缩压较上肢高，而舒张压较上肢低。

NOTE

血压监测的临床意义

1. 收缩压（systolic blood pressure，SBP） 正常值为 90 ～ 139mmHg，主要由心肌收缩和心排血量决定。其重要性在于克服各脏器临界关闭压，保证脏器的供血。如肾脏的临界关闭压为 70mmHg，当收缩压低于此值时，肾小球滤过率减少，发生少尿。

2. 舒张压（diastolic blood pressure，DBP） 正常值为 60 ～ 89mmHg，主要由心肌舒张和心灌注血量决定。其重要性在于维持冠状动脉灌注压。

3. 平均动脉压（mean arterial pressure，MAP） 指心动周期的平均血压，与心排血量和体循环血管阻力有关，是反映脏器组织灌注良好的指标之一。正常值为 60 ～ 100mmHg，计算公式为：MAP=DBP+1/3（SBP–DBP）。

三、中心静脉压监测

中心静脉压（central venous pressure，CVP）是指右心房及上、下腔静脉胸腔段的压力。正常值是 5 ～ 12cmH$_2$O。

（一）适应证

各类大中型手术，如心血管、颅脑和胸部大而复杂的手术；严重创伤、休克、心功能衰竭和肾功能衰竭；判断和监测容量治疗效果。

（二）禁忌证

凝血功能障碍、出血性疾病；穿刺部位存在感染或损伤。

（三）测量方法

1. 准备 向患者解释操作目的和意义，取得配合，签署知情同意书。准备用物。

2. 测量途径 主要经颈内静脉或锁骨下静脉，将导管置于上腔静脉，也可经大隐静脉或股静脉将导管置于下腔静脉。

3. 测压方法 将一直径 0.8 ～ 1.0cm、刻有厘米水柱（cmH$_2$O）的玻璃标尺固定在输液架上，标尺零点置于腋中线第 4 肋间右心房水平。将中心静脉导管连接三通开关，三通开关一端与连接管相连，管内充满液体，排除气泡，另一端与输液器相连。测量时阻断输液器一端，即可测出 CVP（图 9-2）。

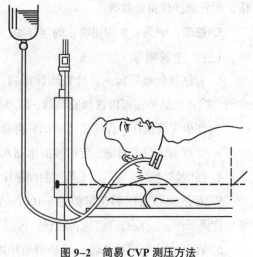

图 9-2 简易 CVP 测压方法

（四）临床意义

CVP 可以间接反映右心室前负荷和循环血量变化，判断心脏收缩功能和肾脏排泄功能，间接推测容量治疗的效果，特别是持续监测其动态变化，比单次监测更具有指导意义。CVP>15cmH$_2$O表示右心功能不良，且有发生心力衰竭的可能，应暂停或严格控制液体速度并采用强心、利尿等治疗措施；CVP<5cmH$_2$O 表示右心充盈不佳或血容量不足，应迅速补液。

（五）注意事项

1. 测压装置与导管接头应紧密连接，妥善固定，以防导管脱落或患者自行拔出。

2. 严格无菌操作，保持穿刺部位敷料清洁干燥。定期更换敷料（普通敷料每天更换一次，3M 透明敷料每 7 天更换一次），如有脱落、潮湿应立即更换。

3. 中心静脉压管道内不能输注血管活性药物，防止测压时中断药物的输入或测压后药物随液体快速输入体内而引起血压或心律的变化，甚至危及生命。

4. 患者体位改变后，测压前应重新校正零点，保持换能器零点与第四肋间腋中线平齐。

5. 保持导管密闭、通畅，定时用肝素盐水冲洗，防止静脉血栓的形成。管道不通畅时可用肝素盐水缓慢回抽，切勿加压冲洗，以免血栓脱落引起肺、脑栓塞。

6. 中心静脉测压时间一般不超过 7 天。

7. 观察穿刺部位有无并发症，如感染、出血和血肿；有无淋巴管损伤、气胸和血胸等征象。预防的关键在于熟悉解剖结构及严格无菌操作。

知识拓展

肺动脉压监测

肺动脉压（pulmonary artery pressure，PAP）监测是将肺动脉导管（Swan-Ganz 漂浮导管）插入左心房水平的肺小动脉分支内测得的压力。将导管气囊充气后测得压力为肺动脉楔压（pulmonary artery wedge pressure，PAWP）。监测 PAP 和 PAWP 的目的是了解左心室前负荷和右心室后负荷，指导和评价强心药、血管活性药和容量治疗的效果。PAP（收缩压/舒张压）的正常值为（15～30）/（5～15）mmHg，PAP 降低表示回心血量减少或心源性休克；PAP 增高常见于肺动脉高压、肺栓塞、肺不张或低氧血症。PAWP 正常值为 6～12mmHg，PAWP>20mmHg 表示左心室前负荷增加（二尖瓣狭窄、肺静脉阻力增加）或左心功能衰竭；PAWP<5mmHg 表示左心室前负荷减少。

第二节 呼吸系统监护

正常的呼吸是维持生命及机体内环境稳定的重要生理活动之一。完整的呼吸过程包括外呼吸、气体在血液中的运输和内呼吸三个阶段。对危重患者进行呼吸系统监护能评价其通气与换气功能的动态变化、诊断呼吸功能障碍的类型和严重程度、调整治疗方案及对呼吸治疗有效性做出合理的判断等。

一、呼吸运动及功能监测

（一）呼吸运动监测

1. 基本监测

（1）呼吸频率（respiratory rate，RR） 是呼吸监测中最简单、最基本的项目，RR 能反映患者通气功能及呼吸中枢的兴奋性，正常值成人 12 ～ 18 次 / 分，小儿呼吸频率随年龄减少而增加。如成人呼吸频率 <6 次 / 分或 >35 次 / 分提示呼吸功能障碍。

（2）呼吸节律、幅度　呼吸节律是指呼吸的规律性，观察呼吸节律可以发现异常呼吸类型，提示病变部位。呼吸幅度是指呼吸运动时患者胸腹部的起伏大小，可以反映潮气量的大小。

（3）胸、腹式呼吸　一般男性和儿童以腹式呼吸为主，女性以胸式呼吸为主。

2. 呼吸力学监测

（1）顺应性　是指单位压力改变所引起的肺容积改变。肺动态和静态顺应性均可由床旁呼吸功能监测仪直接测定，也可通过呼吸机监测参数计算。肺顺应性监测可评价危重患者肺组织的弹性，评价和指导机械通气模式的调整和呼气末正压的应用。

（2）气道阻力　是呼吸运动过程中气流通过气道时产生的阻力，是非弹性阻力的主要部分，直接反映气道的阻塞情况。可由床旁呼吸监测仪直接测定。气道阻力增加多见于肺内感染、肺气肿、支气管哮喘发作、气道分泌物潴留等。

（3）呼吸功　肺通气过程中，呼吸肌必须消耗能量以克服呼吸器官的弹性和非弹性阻力，将气体吸入和呼出气道，即呼吸做功。它不仅反映心肺功能，也是衡量呼吸困难的客观指标。

3. 常见的异常呼吸类型

（1）潮式呼吸　又称陈 - 施呼吸（cheyne-stokes respiration），是一种呼吸由浅慢逐渐变为深快，然后再由深快转为浅慢，再经一段呼吸暂停（5 ～ 20 秒）后，又开始重复以上过程的周期性变化，其形态犹如潮水起伏。一般每个周期历时 30 ～ 70 秒。严重的心脏病、心功能不全、肾病、哮喘、脑炎、颅内压增高者及中毒者可出现这种呼吸类型。

（2）紧促式呼吸　呼吸运动浅促而带有弹性，多见于胸膜炎、胸腔肿瘤、肋骨骨折、胸背部剧烈疼痛、颈胸椎疾病引起疼痛者。

（3）蝉鸣样呼吸　上呼吸道部分梗阻的患者，空气吸入发生困难，在吸气时发生高音调啼鸣声。常伴有明显"三凹征"。

（4）哮喘性呼吸　发生在哮喘、肺气肿及其他喉部以下气道有梗阻者，其呼气期较吸气期延长，并带有哮鸣。

（5）点头式呼吸　因胸锁乳突肌收缩的原因，在吸气时，患者下颏向上移动而在呼气时下颏重返原位，类似点头样。多见于垂危患者。

（6）叹息式呼吸　呼吸呈叹息状，多见于过度疲劳、神经质等患者。

（7）鼾音呼吸　患者在呼吸期间出现大水泡音，主要是上呼吸道有大量分泌物潴留所致。多见于咳嗽无力或昏迷患者。

（二）呼吸容量监测

1. 潮气量（tidal volume，VT）　潮气量是反映人体静息状态下的通气功能，是指平静呼吸时，每次吸入或呼出的气量，由肺泡通气量和无效量两部分组成，正常成人为 8 ～ 12mL/kg 体重，平均约为 10mL/kg。

2. 生理无效腔（deadspace ventilation，VD）　是指解剖无效腔和肺泡无效腔之和。解剖无效腔是从口腔到细支气管之间的呼吸道所占空间；肺泡无效腔是指肺泡中未参与气体交换的空间。健康人平卧状态下，解剖无效腔和生理无效腔容积近似相同，疾病时生理无效腔容积可增大。VD/VT 的比值反映通气的效率，正常值是 0.2～0.35，主要用于寻找无效腔增加的原因。

3. 分钟通气量（minute ventilation，MV） 指在静息状态下，每分钟进入或呼出肺的气体总量，是潮气量与呼吸频率的乘积。正常值为 6～8L/min，是肺通气功能最常用的监测项目之一。

4. 肺泡通气量（alveolar ventilation，VA） 指在静息状态下，每分钟吸入气量中能进入肺泡进行有效气体交换的有效通气量。VA=（VT-VD）×RR。

5. 最大通气量（maximal voluntary ventilation，MVV） 指单位时间内患者尽力所能吸入或呼出的最大气量，反映机体的通气储备能力。

6. 肺活量（vital capacity，VC） 指最大吸气后，再做最大呼气所能呼出的气量，即潮气量、补吸气量和补呼气量之和。正常成年男性为 3.5L，女性为 2.4L。VC 反映肺每次通气的最大能力。

二、经皮脉搏氧饱和度监测

经皮脉搏氧饱和度（pulse oxygen saturation，SPO_2）监测是利用脉搏氧饱和度仪（pulse oximetry，POM）经皮测得的动脉血氧饱和度的值，是临床上常用的评价氧合功能的指标，被称为第五生命体征监测。

（一）目的

利用脉搏血氧饱和度仪持续监测患者指（趾）端等小动脉搏动时氧合血红蛋白占血红蛋白的百分数，以此判断患者组织氧供情况。

（二）操作方法

连接监护仪与血氧饱和度探头的导线。将探头内发出暗红光一面与甲床接触。打开监护仪开关，检查监护仪性能，调节 SPO_2 的报警参数。

（三）注意事项

1. 环境中有较强的光源或手术电灼时应将探头覆盖，以免损伤探头或影响监测结果。

2. 尽量使监护侧肢体保持稳定，躁动患者应妥善固定，防止探头脱落使监测数值不准确或探头损坏。

3. 监测 SPO_2 时，不要选择有灰指（趾）甲或涂有指甲油的指（趾）甲。不要在监测 SPO_2 的肢体上同时监测无创血压。

4. 定时更换监测部位，避免同一部位长时间受压出现血液循环障碍。

5. SPO_2 正常范围是 96%～100%。SPO_2<90% 提示低氧血症，当低体温（<35℃），低血压（<50mmHg）、休克时，因末梢循环障碍，导致监测信号下降。

知识拓展

呼气末二氧化碳监测

呼气末二氧化碳（end-tidal carbon dioxide，$ETCO_2$）监测属于无创监测方法，可反映肺通气功能状态和计算二氧化碳的产生量，另外，也可反映循环功能、肺血流情况，其正常值是 35～45mmHg。现已成为临床常用的监测项目，在手术室、ICU 和急诊科均有广泛的应用。可用于监测气管插管的位置是否正确、自主呼吸是否恢复、机械通气时参数设置是否合理及心肺复苏是否有效等。

三、动脉血气分析

动脉血气分析是目前临床评价呼吸功能、肺部气体交换功能最准确方法，可为机械通气的患者提供呼吸机参数调节、疗效分析和预后判断的依据，指导呼吸衰竭和酸碱失衡患者的治疗，是 ICU 常用的监测指标，已成为危重病患者抢救过程中常规的监测手段。

（一）动脉血液酸碱度（pH）

1. 正常值　成人动脉血的 pH 值为 7.35～7.45，平均 7.40。

2. 临床意义　动脉血 pH 受 $PaCO_2$ 和 HCO_3^- 浓度双方面的影响，用于判断酸碱紊乱变化的方向。pH<7.35 为酸中毒，pH>7.45 为碱中毒。当 pH 在正常范围时，可能表示无酸碱平衡紊乱，也可能是完全代偿性酸碱中毒。人体能耐受的最低 pH 为 6.90，最高 pH 为 7.70。

（二）动脉血氧分压（PaO_2）

1. 正常值　90～100mmHg。

2. 临床意义　PaO_2 是判断缺氧和低氧血症的指标。临床上根据 PaO_2 将缺氧分为轻、中、重三度：90～60mmHg 为轻度缺氧；60～40mmHg 为中度缺氧；40～20mmHg 为重度缺氧。PaO_2 升高主要见于氧疗或过度通气患者。

（三）动脉血二氧化碳分压（$PaCO_2$）

1. 正常值　35～45mmHg。

2. 临床意义　$PaCO_2$ 是反映通气状况和酸碱平衡的重要指标。$PaCO_2$ 增高说明肺泡通气不足，提示呼吸性酸中毒或代谢性碱中毒的呼吸代偿；$PaCO_2$ 降低说明肺泡通气过度，提示呼吸性碱中毒或代谢性酸中毒的呼吸代偿。同时也是诊断Ⅱ型呼吸衰竭的必备条件：①Ⅰ型呼吸衰竭：PaO_2 降低，$PaCO_2$<50mmHg。②Ⅱ型呼吸衰竭：PaO_2 降低，$PaCO_2$>50mmHg。

（四）动脉血氧饱和度（SaO_2）

1. 正常值　96%～100%。

2. 临床意义　SaO_2 与血红蛋白的多少无关，而与 PaO_2 高低、血红蛋白和氧的结合能力有关。但在合并贫血和血红蛋白减少时，即使存在一定程度的缺氧，SaO_2 也可能正常。PaO_2 和 SaO_2 是反映机体呼吸功能状态及缺氧程度的指标。

第三节　其他常用监护技术

一、体温监测

人体的体温调节中枢在下丘脑，通过神经和体液因素的作用保持产热和散热平衡。ICU 患者进行体温监测，对疾病的诊断、转归和治疗有重要的指导意义。

（一）正常体温

正常成人体温随测量部位不同而异。口腔舌下温度为 36.3℃～37.2℃，腋窝温度为 36℃～37℃，直肠温度为 36.5℃～37.5℃。昼夜间可有轻微波动，清晨稍低，起床后逐渐升高，下午或傍晚稍高，但波动范围一般不超过 1℃。

（二）测温部位

测温部位可分为中心和体表两部分。根据体温监测的需要选用合适的测温装置和部位。

1. 直肠　临床应用较多，是传统测量深部体温的部位。将温度计置于肛门深部，成人 6～10cm，小儿 2～3cm。缺点是易受排便影响，且存在明显的温度滞后现象，即当体温改变迅速时，尤其在体外循环降温和复温过程中，直肠温度反应较慢。

2. 食管　食管下段温度能较迅速、可靠地反映中心温度或主动脉血液的温度。将测温探头置于食管下 1/3 处，主要用于人工降温及复温患者的温度监测。

3. 鼻咽部　将测温探头置于鼻咽部或鼻腔顶部，该部位接近颅底，可间接反映脑部温度。但该两处的温度易受吸入气流温度的影响。

4. 耳鼓膜　耳鼓膜是目前测量中心温度最精确的部位。将专用的测温探头放置于外耳道内鼓膜上，接近颅底，温度接近脑部温度。目前已有柔韧性极好的测温探头，可避免损伤外耳道和鼓膜。

5. 口腔　将温度计置于舌下即可测得。测温时张口呼吸，测温前冷热饮食可影响测温效果。口腔测温不适用于需要连续监测体温的危重患者或昏迷不能合作者。

6. 腋窝　是常用监测体温部位。其特点是测温方便、患者无任何不适，温度比较稳定。

7. 皮肤　皮肤温度常常受皮下血供、出汗、传导、对流、辐射等因素影响，体表各部位差别很大，大腿内侧皮肤温度与平均皮肤温度非常接近，现在常规将皮肤温度探头置于大腿内侧。

（三）临床意义

1. 体温升高　一般而言，当腋下温度超过 37℃或口腔温度超过 37.3℃，一昼夜体温波动超过 1℃称为发热。发热是机体患病的一种病理生理反应，也是机体的生理防御反应。发热分为感染性发热和非感染性发热，按照体温升高的程度分为：低热为 37.5℃～38℃、中等热为 38.1℃～39℃、高热为 39.1℃～41℃、超高热为 41℃以上，其热型也有显著差异。体温过高时，患者可出现谵妄、烦躁不安甚至惊厥，机体氧耗增加，对呼吸、循环及肝肾功能产生不利影响。

2. 体温下降　婴幼儿、老年人、手术麻醉患者等是低体温的高发人群，可诱发和加重疾病，故临床上应严密监测体温，采取积极的保暖措施。人在低温状态下，循环、呼吸、造血、免疫、肝肾功能都发生明显障碍，应严密监测全身各系统功能状态，减少并发症的发生。

3. 皮肤温度与中心温度差　是了解外周循环灌注情况的重要指标。正常情况下，温差应小于 2℃。一般认为皮肤温度低于中心温度 3℃～4℃，提示外周微循环差或存在心排血量低的情况。温差逐渐进行性扩大，是病情恶化的指标之一。

二、肾功能监测

肾脏是排泄机体代谢产物和维持机体内环境稳定的重要器官，监测危重患者的肾功能状态，对整个机体及各个脏器功能的治疗具有非常重要的临床意义。

（一）尿量和尿比重

1. 尿量　是肾小球滤过率的直接反映，是评估肾血流量和肾排泄功能的重要指标。尿量 <30mL/h 提示肾脏血流灌注不足，间接反映全身血容量减少。24 小时尿量正常值是 1000 ～ 2000mL，少于 100mL 称为无尿，少于 400mL 称为少尿，大于 2500mL 为多尿。

2. 尿比重　尿比重的高低主要取决于肾脏的浓缩功能。尿比重正常值是 1.015 ～ 1.025。尿比重 >1.025，提示尿液浓缩，肾脏浓缩功能尚好；尿比重 <1.010，提示肾浓缩功能严重障碍。临床常结合 24 小时尿量综合判断和分析患者血容量及肾脏的浓缩功能。

（二）血尿素氮

血尿素氮（blood urea nitrogen，BUN）是体内蛋白质的代谢产物，成人 BUN 的参考值范围为 2.9 ～ 6.8mmol/L。血 BUN 升高程度与肾功能损害程度成正比。BUN 升高表明肾小球滤过减少、体内蛋白质过度分解或摄入高蛋白食物等。肾小球滤过功能降低至正常的 50% 以下时，BUN 才会升高，当 BUN 进行性升高（>20mmol/L）时，说明肾单位已有 60% ～ 70% 受损，提示肾功能衰竭或患者处于高分解代谢状态。

（三）血肌酐

检测血肌酐（serum creatinine，SCr）是了解肾功能的有效方法。SCr 包括内源性和外源性两种，内源性肌酐是体内肌肉组织代谢的产物；外源性肌酐是肉类食物在体内代谢的产物。SCr 正常值参考范围是男性 44 ～ 133μmol/L，女性 90 ～ 106μmol/L，儿童 27 ～ 62μmol/L。SCr 主要由肾小球滤过后排出体外，SCr 浓度升高提示肾小球滤过功能减退。

（四）内生肌酐清除率

内生肌酐清除率（endogenous creatitine clearance rate，Ccr）是判断肾小球滤过功能的重要指标。一般情况下，内生肌酐绝大部分经肾小球滤过，而肾小管不吸收亦不排泄。正常成人 Ccr 正常值是 80 ～ 100mL/min，如降到正常的 80% 以下，提示肾小球滤过功能已有减退，其数值越低，肾功能损害越严重。

（五）尿 / 血渗透压比值

尿 / 血渗透压比值是反映肾小管浓缩功能的指标。尿渗透压正常值为 600 ～ 1000mmol/L，血渗透压为 280 ～ 310mmol/L，尿 / 血渗透压比值为 2.5±0.8。比值降低说明肾脏浓缩功能障碍。如急性肾衰竭时，尿渗透压接近血浆渗透压，两者比值小于 1.1。

三、肝功能监测

各种危重病症都可以引起肝脏原发性或继发性损害，因此，肝功能监测是重症患者治疗中的一项重要工作。肝功能监测指标较多，但多数指标的特异性和敏感性不强，某些非肝脏疾病也可以引起各相关指标异常变化。

（一）血清蛋白质

包括血清总蛋白、白蛋白、球蛋白及白球蛋白比值测定（A/G）。其中白蛋白是肝脏合成的最重要蛋白质，正常值是 40 ～ 55g/L，其浓度可以反映肝脏的功能。白蛋白下降程度与肝病严重程度成正比，当白蛋白 <30g/L 时，提示肝功能严重受损，预后较差；白蛋白 <25g/L 时，易出现腹水。A/G 比值正常为（1.5/2.5）：1，A/G 倒置见于肝功能严重损伤。

（二）血浆凝血酶原时间（plasma prothrombin time，PT）

凝血酶原时间正常值是 12～14 秒，延长或缩短 3 秒以上为异常。PT 超过对照组 3 秒以上提示 DIC 低凝期、肝胆疾病和肝素抗凝治疗等；PT 缩短表明血液处于高凝状态。

（三）转氨酶

丙氨酸氨基转移酶（ALT）和天门冬氨酸氨基转移酶（AST）主要存在肝细胞内，正常情况下这两种酶血清含量很低，当肝细胞损伤时，转氨酶就会释放入血，使其在血清中活性增高。转氨酶增高常见于活动或进行性肝硬化、毒物或药物性肝损害、肝外胆道阻塞、原发性肝癌、肝脓肿、充血性心力衰竭以及肌肉剧烈活动等；转氨酶降低主要见于重型肝炎，酶活力下降，可伴随血清胆红素上升，即所谓"胆-酶分离现象"，提示预后不佳。

（四）血清胆红素

胆红素代谢监测是了解肝排泄功能的重要指标。监测指标包括血清总胆红素、直接胆红素、间接胆红素、直接胆红素与间接胆红素比值（DBIL/IBIL）。总胆红素含量能直接准确地判断有无黄疸、黄疸类型、黄疸程度及演变过程。如阻塞性黄疸时，总胆红素和直接胆红素升高，DBIL/IBIL>0.6；溶血性黄疸时，总胆红素和间接胆红素升高，但 DBIL/IBIL<0.2；肝细胞性黄疸时总胆红素、间接胆红素和直接胆红素均升高，DBIL/IBIL 波动在 0.4～0.6 左右。

（五）血氨

血氨的正常值是 100～600μg/L。血氨升高主要见于严重肝损害，如重型肝炎、原发性肝癌、肝硬化、肠道内含氮物质增多、尿毒症等。

四、胃肠黏膜内 pH 监测

胃肠道黏膜是抵御细菌、细菌毒素和其他有害物质侵袭的重要屏障。胃肠黏膜内 pH（intramucosal pH，pHi）监测不仅可反映胃黏膜局部的血流灌注和氧合情况，而且也是全身组织血液灌注和氧合发生改变的早期敏感指标。胃肠道黏膜屏障受损，可引起细菌和内毒素移位，常是多脏器功能障碍综合征的重要启动因素。临床上，pHi 监测常用于创伤、休克、多脏器功能障碍综合征的患者。

（一）监测方法

1. 生理盐水张力法　胃黏膜张力计由鼻插入胃腔，肠黏膜张力计由肛门插入直肠。抽净囊内气体，注入生理盐水 4mL，平衡 30～90 分钟后抽取囊内生理盐水，丢弃前 1.5～2.0mL 无效腔液，余下的 2.5～2.0mL 在隔绝空气的前提下，在血气分析仪上检测出其 PCO_2。同时抽取动脉血测［HCO_3^-］含量。利用 Henderson-Hasselbalch 公式计算出 pHi，pHi 值 =6.1+log（$HCO_3^-/PCO_2 \times 0.03 \times k$）。公式中 0.03 为 CO_2 解离常数，k 为不同平衡时间对应的校正系数。

2. 空气张力法　将胃黏膜 CO_2 张力计插入胃腔并与胃张力监测仪正确连接，通过对张力仪气囊内空气进行自动采样测出 PCO_2，同时抽取动脉血进行血气分析，利用 Henderson-Hasselbalch 公式计算出 pHi。

（二）临床意义

1. pHi 正常值　7.35～7.45。

2. 判断"隐性代偿性休克"　胃肠道对缺血最敏感，在循环障碍时，其反应发生最早，恢复最晚，甚至在全身血流动力学指标恢复后，仍处于缺血缺氧状态，即处于"隐性代偿性休克状态"。pHi 监测能够证实该状态并指导复苏。

3. 预警脓毒血症、多脏器功能障碍综合征　胃肠道缺血可导致黏膜屏障损伤，造成肠道细菌和毒素移位，诱发脓毒血症、多脏器功能障碍综合征。pHi 监测可反映内脏 - 局部氧合，指导治疗，维持足够的组织灌注和氧合。

4. 评价疗效、判断预后　胃肠道是血流灌注最早受影响，最晚恢复的器官。pHi 监测可及时发现胃肠功能状态，评价疗效和判断预后。

（三）注意事项

1. 选用同一型号的血气分析仪，保证所测定的结果误差无显著差异。

2. 测定前患者禁食 12 小时以上。若患者胃内有积血，则不适宜测定胃肠 pHi。

3. 操作过程注意避免与空气接触，排气、排液过程应充分利用三通开关。抽吸囊内气体和液体时，负压形成后要立即关闭开口，完成一次检测后，必须保证囊内无气体进入，以便进行后续检测。

五、有创颅内压监测

颅内压（intracranial pressure，ICP）是指颅腔内容物对颅腔产生的压力。正常成人平卧位颅内压为 10 ～ 15mmHg。持续对颅内压进行动态监测，可早期发现颅内压变化，及时降压，减少脑疝发生。对判断脑损伤严重程度和预后、判断颅脑手术时机和指导药物治疗、观察各种降颅压治疗效果、及时发现脑组织灌注异常等方面具有重要意义。

（一）监测方法

临床上最常用的监测方法是脑室内监测和硬膜外监测。

1. 脑室内监测　在无菌条件下经颅骨钻孔在侧脑室内置管或通过腰穿蛛网膜下腔置管，与颅外传感器相连接，通过脑脊液的传递而进行压力的记录。脑室内穿刺测压准确、方法简单，而且可行脑脊液引流和化验，是最常用的监测方法。但可导致颅内感染、脑组织损伤和脑脊液漏等并发症。

2. 硬膜外监测　将测压装置经颅骨进入硬脑膜与颅骨内板之间，测得的压力即为硬膜外颅内压。此法保留了硬脑膜的完整性，并发颅内感染的机会小，可长期监测，但技术操作要求高。将压力换能器置于硬脑膜外，要避免压迫过紧或过松而造成读数不准确。

（二）颅内压增高分级

ICP 在 15 ～ 20mmHg 之间为轻度增高；ICP 在 20 ～ 40mmHg 之间为中度增高；ICP>40mmHg 为重度增高。

（三）注意事项

1. 患者取平卧位，头部抬高 15°～ 30°，有利于静脉回流，减轻脑水肿，降低颅内压。

2. 严格无菌操作，妥善固定引流管，防止引流管脱落。穿刺部位敷料应保持清洁干燥，每 24 小时更换 1 次。

3. 保持测压管通畅，在护理操作过程中应注意加强对导管的保护，防止打折和阻塞。

4. 患者躁动、剧烈咳嗽、翻身、用力排便、尿潴留等均可使 ICP 升高。因此应待患者平静后监测。对躁动患者应给予约束或镇静。

5. 根据 ICP 监测结果调整脑室引流瓶的高度，避免脑脊液引流过快导致颅内压骤降诱发脑疝。更换引流瓶和搬动患者时应夹闭引流管，预防脑脊液逆流。

6. ICP 监测时间一般不应超过 1 周。监测期间应观察有无感染、出血及脑脊液漏等并发症。一旦发现应立即通知医生，及时处理。

六、酸碱平衡监测

在血液酸碱监测中，最重要的三项指标是 pH、$PaCO_2$、HCO_3^-。pH 是判断血液酸碱度的指标；$PaCO_2$ 是判断呼吸性酸碱失调的指标；HCO_3^- 浓度或 BE 是判断代谢性酸碱失调的指标。三者在酸碱失衡的分析过程中具有重要意义。根据 pH 值是否超出正常范围确定有无酸血症或碱血症；当 $PaCO_2$ 与 HCO_3^- 浓度（或 BE）呈反向变化，即一个指标值增高，另一个指标值降低时，应诊断为复合型酸碱失衡；当 $PaCO_2$ 与 HCO_3^- 浓度（或 BE）呈同向变化时，有两种诊断可能：一是单纯型酸碱平衡失调。二是复合型酸碱平衡失调。酸碱平衡监测常用指标见表 9-1。

表 9-1　酸碱平衡监测常用指标

常用监测指标	含义	正常值	临床意义
标准碳酸氢盐（SB）	指全血在 $PaCO_2$ 为 40mmHg，血温为 37℃，血红蛋白 100% 饱和的标准状态下，测得动脉血中碳酸氢盐的浓度	22 ～ 27mmol/L	① SB 是判断代谢性酸碱平衡的可靠指标 ② SB 升高为代谢性碱中毒 ③ SB 降低为代谢性酸中毒
实际碳酸氢盐（AB）	指实际测得的动脉血中碳酸氢盐的含量	22 ～ 27mmol/L	① AB 下降为代谢性酸中毒或呼吸性碱中毒代偿 ② AB 增高为代谢性碱中毒或呼吸性酸中毒代偿 ③ 当 AB>SB 时，为 CO_2 潴留，说明有呼吸性酸中毒存在 ④ 当 AB<SB 时，为 CO_2 呼出过多，说明有呼吸性碱中毒存在
二氧化碳总量（TCO_2）	指血浆中化合与游离状态下存在的 CO_2 含量的总和，代表血中碳酸和碳酸氢根之和	28 ～ 35mmol/L	① TCO_2 降低时见于代谢性酸中毒或代偿性呼吸性碱中毒 ② TCO_2 增高时见于代谢性碱中毒或代偿性呼吸性酸中毒
缓冲碱（BB）	指血液中具有缓冲作用的阴离子总和，血浆缓冲碱主要是碳酸氢根离子，其次是血浆蛋白	45 ～ 55mmol/L	① BB 是反映代谢性因素的指标 ② BB 增高为代谢性碱中毒，或呼吸性酸中毒代偿 ③ BB 降低为代谢性酸中毒，或呼吸性碱中毒代偿
碱剩余（BE）	在 $PaCO_2$ 为 40mmHg，血温为 37℃，血红蛋白 100% 饱和的标准状态下，将 1L 血液的 pH 滴定至 7.40 时所需的酸或碱的量	±3mmol/L	① BE 是观察代谢性酸碱失衡的指标 ② BE 正值增大，表示代谢性碱中毒 ③ BE 负值增大，表示代谢性酸中毒

NOTE

续表

常用监测指标	含义	正常值	临床意义
血浆阴离子间隙（AG）	指血浆中未测定的阴离子（undetermined anion，UA）和未测定阳离子（undetermined cation，UC）之差，即AG=UA−UC	12±2mmol/L	① AG升高大多情况下提示代谢性酸中毒，包括乳酸性、酮症性代谢性酸中毒和肾性代谢性酸中毒 ②临床应用时，要密切结合临床，排除假性AG升高 ③ AG可对代谢性酸中毒分类，也可用于混合型酸碱平衡紊乱的诊断

【思考题】

1. 对比分析有创动脉血压监测与无创动脉血压监测在使用时都有哪些优缺点？

2. 心电监护时出现心电波形振幅过小。请分析可能的影响因素和对策有哪些？

第十章　常用院内急救技术

随着医学科技的发展，各种先进的医疗技术与新型医用设备、医用材料的相互结合，为院内急危重症患者的抢救提供了物质基础和技术支持。在挽救急危重症患者生命的救护中起到了至关重要的作用。

第一节　气管切开术

气管切开术（tracheostomy）是指切开颈段气管前壁并插入气管套管，建立新的通道进行呼吸的一项急救技术。因操作相对复杂，故在气道阻塞时不作为首选的气道开放措施，临床常用于已行气管插管或环甲膜切开等气道保护措施后。

一、目的

防止或解除上呼吸道梗阻，保持呼吸道通畅；清除呼吸道分泌物，改善呼吸困难；为机械辅助呼吸、加压给氧及气管内给药提供条件。

二、适应证和禁忌证

（一）适应证

1. 上呼吸道阻塞如急性喉炎、喉头水肿、上呼吸道烧伤、喉和气管异物或外伤伴软组织肿胀及骨折等，或头面部外伤无法进行气管插管者。

2. 已行气管插管，但仍不能有效排痰或需较长时间呼吸机治疗者。

3. 口腔颌面部和咽喉部大手术的预防性气管切开者。

4. 难以解除的进行性阻塞性呼吸困难、呼吸功能衰竭需要长时间使用呼吸机者。

5. 极度消瘦、恶病质状态、呼吸肌无力者。

（二）禁忌证

严重出血性疾病或气管切开部位以下占位性病变引起的呼吸道梗阻者。

三、操作方法

（一）操作前准备

1. 患者准备　术前向患者或家属交代手术的基本过程，告知可能存在的风险和一旦发生意外和风险所采取的积极应对措施，并签署知情同意书。

2. 用物准备　气管切开包、吸引器、无菌吸痰管等，根据患者情况选用合适的气管套管，

NOTE

另备呼吸机、吸氧装置、照明设备、麻醉药及抢救药品。

（二）操作流程

1. 安置体位　仰卧位，肩下置一垫枕，下颌对准颈静脉切迹（胸骨上切迹），保持头部正中位，以便暴露和寻找气管。

2. 消毒和麻醉　颈部皮肤常规消毒，操作者戴无菌手套，铺洞巾。2%利多卡因于颈前中线做局部浸润麻醉，自甲状软骨下缘至胸骨上窝。如情况紧急或深昏迷患者也可不予麻醉。

3. 手术切口　左手拇指及中指固定环状软骨，示指置于环状软骨上方，右手持刀自环状软骨下缘至接近胸骨上窝处做纵切口（图10-1）。

4. 分离组织并确认气管　分离组织后，用示指触摸有一定弹性及凹凸感，不能确认时，可用注射器穿刺，抽出气体即为气管。

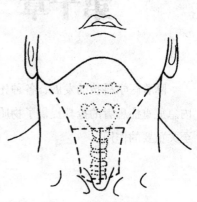

图 10-1　气管切开位置

5. 切开气管　在第 3、4 或 4、5 软骨环之间，用尖刀头自下向上切开气管，注意刀尖不宜插入过深，以免刺穿气管后壁，并发气管 – 食管瘘。

6. 插入套管并固定　撑开气管切口，插入气管套管。系带缚于颈后正中打结固定，如皮肤切口较长，在其上方缝合 1～2 针。套管下方不予缝合，以防皮下气肿并便于伤口引流。最后用开口纱布块，夹于套管两侧，覆盖伤口。

四、监护要点

（一）严密监测病情变化

密切观察患者意识、生命体征，尤其是呼吸频率、幅度的变化，发现异常立即报告医生并协助处理。

（二）加强气道管理，避免导管堵塞

可酌情采取以下护理措施：①湿化空气，保持病室温度 22℃ 左右，相对湿度 90% 以上。②用 1～2 层生理盐水纱布覆盖套管口，湿化防尘。③在套管外口接人工鼻，选用无菌蒸馏水和 0.45% 盐水作为湿化液，可起到预防呼吸道水分丢失，防止痰痂堵管，保证气道通畅的作用。④定时通过气管套管滴入少许生理盐水、糜蛋白酶溶液，以稀释痰液，便于咳出。⑤选择加热导线型湿化器，调节呼吸机吸入管道气体的温度，使之保持在 32℃～36℃ 的范围内，避免气体在管道内形成冷凝，以降低呼吸机相关性肺炎（VAP）的发生率。

（三）预防感染

1. 气管切口的护理　每日至少消毒切口一次并更换剪口纱布，随时检查切口周围皮肤有无感染或湿疹。机械通气患者每日 2～3 次口腔护理，控制口咽部细菌定植及误吸。

2. 气管套管的护理　妥善固定气管套管，随时清除气管内、套管内的分泌物，保持气管套管通畅。每日定时清洗消毒内套管，可选用高压蒸汽灭菌法、煮沸消毒法和消毒剂浸泡法。目前常用的一次性硅胶导管无内套管，可每日采用消毒剂擦拭消毒。气管切口一般于手术后 7～10 天形成窦道，此后可根据患者具体情况每 2～4 周更换 1 次气管套管。

（四）预防意外脱管

脱管是造成窒息死亡的严重并发症，应严格预防。护理中注意：①气管切开早期应加强观察，气管切开后缚带一定要打死结，松紧度以通过一指为宜，并且随着颈部变化情况及时调整缚带松紧。②使用呼吸机的患者在翻身、拍背、吸痰时至少应由两人合作，以保持其头颈部与气管导管活动的一致性，注意将气管套管的压力减少至最低，尤其应注意螺纹管长度应适宜，并辅以有效的支架扶托，及时倾倒集水管内积水，以预防脱管发生。③烦躁不安的患者可给予适当的约束或使用镇静剂。一旦发生脱管，应沉着冷静，立即按气管切开体位固定患者，重新安放气管套管。

（五）加强心理护理

气管切开后，患者常因病情严重和不能发声而产生焦虑、悲观等情绪，护士或家属可与患者采用书面交流等非语言沟通方法，及时了解患者的需要并给予妥善解决，积极安慰患者，增强战胜疾病的信心。

（六）拔管护理

患者原发病已愈、炎症消退、呼吸道分泌物减少，可遵医嘱予以拔管。拔管时间一般在术后一周以上。拔管前须先试堵管 1～3 天，可从半堵到完全堵管。堵管期间严密观察患者呼吸情况，如无呼吸困难，确认呼吸道通畅后可行拔管。拔管后，蝶形胶布固定切口，外敷纱布，定时换药，切口多在一周左右痊愈。切口内不可置入引流物。拔管后床旁仍备气管切开包，以便病情变化时急救。

知识拓展

经皮气管切开术

20 世纪 50 年代 Shelden 等报道了第一例经皮气管切开术，它是在经皮穿刺插管术基础上发展起来的一种新型的气管切开术。目前已有多种经皮气管切开的方法，如逐步扩张法、导丝扩张钳技术、经皮旋转扩张法、经喉气管切开术、经皮单步扩张气管切开术。经皮气管切开术较传统的气管切开有着操作难度低，手术时间短，并发症少等优点。20 世纪 90 年代，经皮气管切开技术传入我国，经过 20 多年的发展，目前已广泛应用于临床工作，尤其在 ICU 需气管切开的危重患者中的应用更广泛。

第二节　机械通气

机械通气（mechanical ventilation，MV）是借助呼吸机将气体输送入患者肺内，建立气道口与肺泡间的压力差，完全或部分替代患者的呼吸动作，以维持气道通畅、改善通气和氧合，为呼吸功能不全的患者提供呼吸支持的技术。MV 为临床抢救治疗争取了时间，但不能从根本解除呼吸衰竭的病因。

NOTE

一、目的

1. 维持适当的肺泡通气　通过呼吸机正压通气维持患者足够的潮气量，维持二氧化碳分压在理想范围内，纠正呼吸性酸中毒。

2. 改善换气功能，纠正低氧血症　机械通气时使用呼气末正压通气（PEEP）、维持气道正压通气（CPAP）等方法可防止肺泡塌陷，使肺内气体均匀分布，改善气体交换功能，纠正缺氧和二氧化碳潴留。预防和改善肺不张、缓解呼吸窘迫。

3. 减少呼吸功耗，缓解呼吸肌疲劳　机械通气能够有效降低患者呼吸肌做功，减少呼吸肌耗氧量，缓解呼吸肌疲劳。

4. 促进胸壁稳定，维持有效通气功能　全身麻醉时，保持镇静药、肌松药的安全使用。

知识链接

呼吸机的工作原理

正常生理状态下，机体的气体交换是通过吸气和呼气节律性交替进行的。吸气时肋间肌收缩、膈肌下移、胸廓容积增大，产生胸膜腔负压，使肺膨胀，形成肺泡内负压，外界气体在压力差的作用下进入肺泡内，进行气体交换；呼气时，肺和胸廓的弹性回缩力将肺内交换后的气体排出。这种通气方式是主动进行的，称为负压通气。

呼吸机是借助机械力量产生或增强患者的呼吸动作和呼吸功能。吸气时，呼吸机能将空气、氧气或空气－氧气混合气压入患者的气管、支气管和肺内，产生或辅助肺间歇性地膨胀；呼气时，可以利用肺和胸廓的弹性回缩，使肺或肺泡自动萎缩，排出气体产生呼气，也可在呼吸机的帮助下排出气体，产生呼气。呼吸是在人工装置的辅助和控制下，使肺间歇性地膨胀和回缩，以维持和改善肺泡的通气，减轻或纠正缺氧与二氧化碳潴留，达到维持呼吸功能的作用。

二、机械通气的类型和模式

（一）机械通气的类型

根据呼吸机与患者的连接方式，机械通气分为无创通气（noninvasive ventilation，NIV）和有创通气（invasive ventilation，IV）两种类型。

1. 无创通气　是指经鼻/面罩实施正压机械通气的方法。优点是不影响进食与声带功能，患者可以说话、咳嗽、咳痰和进食。

2. 有创通气　是指通过气管插管或气管切开与患者连接进行通气的方式。有创通气呼吸机与患者连接的方式有三种：经鼻气管插管、经口气管插管和气管切开。

（二）机械通气的模式

1. 容量目标通气　该模式的特点是设定流速和吸气时间，保证通气容量，但气道压力可以变化。主要包括：

（1）控制通气（control ventilation，CV）　呼吸机按照预设通气参数，强制性、有规律地给患者通气，通气状况完全取决于呼吸机参数的设置，与患者的自主呼吸无关。该模式的缺点是：如果通气参数设置不当，易造成通气不足或通气过度；易造成人机对抗，常需要用镇静药或肌松药；应用时间过长易导致呼吸机依赖。

（2）辅助通气（assist ventilation，AV） 依靠患者自主呼吸而产生吸气负压，触发呼吸机按照已经预设的参数给予通气辅助。与 CV 相似，唯一不同点就是参数设置中不需要设置 RR，而需设定触发敏感度，RR 随患者自主呼吸频率而变化，易与自主呼吸保持协调，患者感觉舒适。其缺点是：预设触发敏感度不当或自主呼吸停止时，呼吸机将停止送气而危及患者生命。

（3）控制/辅助通气（A/CV） 这是目前呼吸机普遍具备的通气模式，也是临床上较常应用的通气模式。当患者自主呼吸频率足够时，即按患者自主呼吸频率送气（AV）；当患者无自主呼吸、自主呼吸太弱不能触发及自主呼吸频率低于备用频率时，则按备用频率通气（CV）。A/CV 既可保证机械通气与自主呼吸基本同步，又能保证每分通气量，保障通气安全性，因此其适应证更广泛。其缺点是：当患者呼吸中枢驱动增加，RR 过快时，仍需应用镇静药使人机同步；吸气流速或触发灵敏度预设不当，可增加呼吸做功。

（4）间歇指令通气（intermittent mandatory ventilation，IMV）及同步间歇性指令通气（synchronized intermittent mandatory ventilation，SIMV） IMV 是呼吸机按照预设的频率间歇性地提供机械通气，在两次机械通气间歇期，允许患者自主呼吸的通气模式。此模式完全由呼吸机控制，呼吸机送气时极有可能落在患者呼气相，从而引起人机对抗；SIMV 是在 IMV 发生前后一段时间内能感受到有无自主呼吸，并随自主呼吸的出现而适当提前和推后，从而与自主呼吸同步，避免人机对抗。SIMV 的缺点是：自主呼吸时需要克服管道及气管导管阻力，增加呼吸做功；参数调节不当时易致通气不足。

2. 压力目标通气 该模式为压力预设、时间切换的模式。主要包括：

（1）压力控制通气（pressure control ventilation，PCV） PCV 是一种理想的模式，其主要优点是可以保证肺容量及肺泡内压，气流模式更符合生理需求。应用 PCV 可以限定气道峰值压力，并在患者吸气早期的流速较高，有利于塌陷肺泡的复张，适当延长吸气时间可进一步改善氧合。PCV 的缺点是：由于受多种因素影响，潮气量不稳定，应持续监测；需要镇静使人机协调同步，尤其在延长吸气时间时；参数设置不当可导致呼吸性碱中毒。VCV 和 PCV 特点比较见表 10-1。

表 10-1 容量控制通气和压力控制通气特点

	容量控制通气（VCV）	压力控制通气（PCV）
预设	潮气量 流速及流速波 呼吸频率（RR） 呼气末正压（PEEP）	压力 吸/呼比 呼吸频率（RR） 呼气末正压（PEEP）
切换	容量	时间
优点	容量保证 所有呼吸机共有模式 常被熟练应用	气道峰压限定，可改善通气分布。是一种理想的模式，主要优点是可以保证肺容量及肺泡内压，气流模式更符合生理需求
缺点	压力变化可能会导致相对正常区域肺过度膨胀，引起急性肺损伤	潮气量不稳定 需要镇静使患者和呼吸机同步

（2）压力支持通气（pressure support ventilation，PSV） 是一种辅助通气模式。由患者触发预设压力/流速切换，仅用于自主呼吸时提供吸气辅助。PSV 优点是：提供的通气辅助更接

近患者的呼吸生理，允许患者按自己的节律进行呼吸；可根据患者呼吸肌做功能力或需要，随时调整压力支持水平，有利于减少患者呼吸做功或进行呼吸肌锻炼，不易引起呼吸肌疲劳，有利于逐步撤机。其缺点是：必须靠自主呼吸触发才能提供压力支持；PSV 仅在患者吸气时提供一定的气道压力，所能达到的潮气量受多因素影响。

（3）持续气道内正压（continuous positive airway pressure，CPAP）　通过按需阀或持续气流，在气道内形成持续正压，患者在持续气道内正压水平进行自主呼吸，维持有效的通气量。CPAP 的优点是：可增加功能残气量，改善氧合；减少气道塌陷的可能，有利于肺泡复张；减少呼吸做功和改善通气 / 血流比。其缺点是：患者必须清醒、合作；CPAP 压力过高可引起肺的过度充气；使用按需阀系统可导致呼气阻力增加，增加呼气做功。

（4）压力释放通气（airway pressure release ventilation，APRV）　是 CPAP 的改进模式。在 CPAP 系统的呼气端增加一个压力释放阀，通过周期性、短暂终止 CPAP 而增加肺泡通气量。其优点是：减少小气道塌陷的可能，增加功能残气量，有利于改善氧合；气道压力变化幅度小，有利于减少气压伤；保留患者自主呼吸，减少对镇静药与肌松药的需要；气道平均压力降低，减少对肺循环和氧输送的影响。

（5）双水平气道正压通气（BiPAP）　是自主呼吸和时间切换、PCV 相结合的模式。与 PCV 不同之处是 BiPAP 在提供指令性通气的同时也允许患者自主呼吸，患者的自主呼吸既可以发生在呼气相，也可以出现在指令通气期间。BiPAP 优点是：平均气道压力低，降低气压伤的危险；促进肺泡复张，改善氧合；保留患者自主呼吸，减少了对药物的需求。

（6）成比例通气（proportional assist ventilation，PAV）　是呼吸支持的一种模式。在自主呼吸的基础上，呼吸机根据自主呼吸的状态，按照一定的比例提供辅助呼吸，以降低呼吸阻力，减少患者呼吸做功。PAV 优点是：通气模式更接近患者的生理需要，减少人机对抗与药物使用；不易导致肺泡的过度通气；平均气道压力较低，减少对循环的影响。PAV 缺点是：患者必须有自主呼吸；无最低压力支持保障；模式的调节需操作者掌握阻力、顺应性相关知识；管道系统漏气可影响结果。

三、呼吸机参数的设置

呼吸机工作参数的设置应根据患者的病情、自主呼吸水平、氧合状态、血流动力学及动脉血气分析来进行设置。合理地设置呼吸机工作参数对保持人机同步性、改善通气换气功能、预防并发症具有重要的意义。常用基本参数初始设置见表 10-2。

表 10-2　呼吸机基本参数及初始设置

工作参数	初始设置参考值	可调范围	说明
模式	A/C		应用于无自主呼吸或开始辅助通气时
呼吸频率（RR）	12～14 次 / 分	5～35 次 / 分	根据患者呼吸状态设定
潮气量（VT）	6～12mL/kg（400～600mL）	300～1200mL	根据年龄、体重、血气分析进行调整
吸入氧浓度（FiO_2）	100%	21%～100%	注意纠正低氧血症，避免氧中毒
吸呼时间比（I：E）	1：2	2：1～1：4	根据患者自主呼吸水平、氧合状态逐渐下调
吸气流速（IFR）	60L/min	50～100L/min	呼吸频速时流速设定相对要高些，同时缩短吸气时间

四、常见报警原因与处理

报警功能是保证呼吸机安全运行的必备条件。引起呼吸机报警的原因很多，任何报警都应该足够重视，有些情况需要护理人员必须立即处理，否则会危及患者生命。呼吸机常见报警原因与处理见表10-3。

表 10-3　呼吸机常见报警原因与处理

报警内容	报警原因	处理方法
气道高压报警	①气管、支气管痉挛、湿化不足或湿化温度过高	①吸痰、更换气管套管、应用解痉药物、支气管扩张剂
	②气道内黏液潴留	②充分湿化，及时吸引，加强翻身、叩背和体位引流，应用祛痰剂
	③气管导管或套管紧贴气管壁	③适当变换导管或套管位置
	④刺激性咳嗽或肺部发生合并症（肺炎、肺水肿、肺不张、张力性气胸等）	④合理调整有关参数，如吸氧浓度、PEEP 等，气胸者行胸腔闭式引流
	⑤气道高压报警上限设置过低	⑤适当调高气道高压报警上限
气道低压报警	①接管脱落或漏气	①牢固固定管路，及时更换漏气的气管导管或套管
	②气道低压报警值设置太高	②适当下调低压报警值
通气不足报警	管道连接不好或人工气道漏气；患者与呼吸机脱离	正确连接管道，保持管道通畅
氧浓度报警	氧气压力不足；氧气连接管漏气；氧电池消耗；空气－氧气混合器发生故障	更换氧气瓶，牢固连接氧气管道，更换氧电池和空氧混合器

五、呼吸机的应用

（一）适应证和禁忌证

目前，机械通气是临床上唯一确切有效的呼吸支持手段。但机械通气毕竟不同于自然呼吸，必然会影响到正常的呼吸生理过程，且可能造成感染等并发症，因此，需要严格掌握机械通气的指征。

1. 适应证　①阻塞性通气功能障碍的患者，如慢性阻塞性肺部疾病急性加重、哮喘急性发作等。②限制性通气功能障碍的患者，如神经肌肉疾患、间质性肺疾病、胸廓畸形等。③肺实质病变的患者，如急性呼吸窘迫综合征、重症肺炎、严重的心源性肺水肿等。④各种原因引起的心搏呼吸骤停进行心肺复苏的患者。⑤为保持呼吸道通畅、防止窒息和使用某些呼吸抑制药物需加强气道管理。⑥心、胸外科大手术需短期保留机械通气的患者。

2. 禁忌证　机械通气不存在绝对禁忌证，某些特殊情况下，在使用机械通气前需给予必要的处理，或采用特殊的机械通气方法，以免给患者带来不利影响。如气胸，但在有效闭式引流术后，也可以使用机械通气。

（二）操作方法

1. 患者准备　包括：①评估患者年龄、性别、身高、体重、诊断、病情和对机械通气的特殊要求等基本情况。②有创机械通气患者需建立人工气道。③对意识清醒患者做好解释工作，以取得合作，并签署知情同意书。④为患者选择舒适的体位，一般采用仰卧位，如无禁忌

NOTE

证建议抬高床头 30°～ 45°。

2. 操作流程

（1）连接　连接呼吸管路，吸入和呼出端安装细菌过滤器，湿化罐装滤纸，用注射器加灭菌注射用水至标准水位线，接模拟肺。

（2）调试自检　检查气源压力、电源压力，连接氧源、电源，开机自检试机，打开加温湿化器开关，呼吸机自检通过，显示上次患者使用的呼吸机参数。

（3）确定机械通气模式　如患者呼吸完全停止，选用 CMV；自主呼吸存在，但 MV 不足，可根据患者情况选用 AMV、SIMV、PSV、CPAP 等。

（4）设置呼吸机参数　根据患者病情、体重、年龄、性别和选择的通气模式调节呼吸机参数，包括呼吸频率（RR）、潮气量（VT）、吸气流速（IFR）等。吸入氧浓度（FiO_2）首先给予吸入高浓度氧迅速纠正严重缺氧，但不应超过 30 分钟，若氧合良好，可逐渐降低 FiO_2 至 40%～ 60%，并维持 $SaO_2 > 90\%$，$PaO_2 > 60mmHg$。若 $FiO_2 > 50\%$ 时，$SaO_2 < 90\%$，则加用 PEEP。一般触发压力为低于呼气末气道内压 0.5 ～ $2cmH_2O$ 水平。有些呼吸机有流速触发系统，它比压力触发更为敏感，一般选为 1 ～ 3L/min。

（5）确定报警范围和气道压安全阀　报警范围为正常值上下限 20%，气道压安全阀应高于吸气峰压 5 ～ $10cmH_2O$。

（6）设置湿化器温度　调节湿化器温度档在 4 ～ 6 之间，保证气道口温度在 32℃～ 34℃之间。

（7）连接气道　①面罩连接：适用于神志清醒、能合作并间断使用呼吸机的患者。②气管导管连接：适用于短时间神志不清的患者。③气管套管连接：气管切开后放置气管套管与呼吸机连接，适用于长期使用呼吸机的患者。

（8）观察病情变化、呼吸机运转情况及动脉血气变化　观察患者神志及生命体征变化，面色、口唇等缺氧状况有无改善；观察人机是否同步，如患者两侧胸廓运动对称，双侧呼吸音一致，提示呼吸机进入正常运行状态；使用呼吸机 15 ～ 30 分钟，监测患者动脉血气变化。

（9）撤机　导致呼吸衰竭的原发病因解除，自主呼吸增强，咳嗽反射良好或 FiO_2 降至 40% 或血气分析结果无异常，可以考虑撤机。撤机方法包括：①直接撤机法：患者自主呼吸良好，且不耐受气管插管，可以直接撤离呼吸机让患者自主呼吸，必要时经面罩或鼻导管吸氧。适用于全麻后患者、短时间术后呼吸机辅助呼吸患者。②SIMV 撤机法：从 12 次 / 分逐渐减少到 2 ～ 5 次 / 分，患者呼吸平稳，通气及氧合指标正常，可撤机。③PSV 撤机法：当压力支持 $<5cmH_2O$ 时可撤机。

六、监护要点

（一）严密监测病情变化
监测患者意识、血压、心率、呼吸、体温、皮肤黏膜及末梢循环状况。

（二）加强呼吸道管理
1. 加强呼吸道湿化　湿化量以确保痰液稀薄易于吸出、咳出，同时肺底不因湿化过度而出现啰音为度。每日湿化液量不少于 250mL。可采用蒸汽加温湿化、气管直接滴入等方法。注意湿化罐内只能用灭菌注射用水，不能用生理盐水，以免在罐内形成沉淀。防止湿化器内水蒸干，避免干热气体进入肺内。

2. 保持呼吸道通畅　注意观察有无气道分泌物潴留的临床表现，如烦躁不安、脉搏和呼吸增快、人工通气管中可见黏液泡、肺部听诊闻及痰鸣音、呼吸机出现气道高压报警等。

3. 积极预防并发症

（1）呼吸机相关肺损伤（VILI）　机械通气可对正常肺组织造成损伤或使受损肺组织加重。机械通气应避免高潮气量和高平台压，以防气压伤、容积伤，同时设定合适 PEEP，预防萎陷伤。

知识链接

呼气末正压（PEEP）

呼气末正压（positive end expiratory pressure，PEEP）是指呼气末肺泡压力高于大气压，恰当水平的 PEEP 应用可以增加肺泡功能残气量、防止肺泡塌陷、改善氧合，还可以抵消内源性 PEEP，降低由此引起的呼吸做功增加。随着对呼吸机相关性肺损伤发生机制的研究，认为在机械通气过程中肺泡的反复开放和塌陷所产生的剪切力是导致肺损伤的重要原因，恰当的 PEEP 应用更是维持肺泡开放状态、改善气体交换、减少肺损伤的重要策略。

最佳 PEEP 值的选择十分重要，也一直是临床医师关注而又感到棘手的问题，临床常用的方法一般可以从 5cmH$_2$O 开始，逐渐增加，每次增加 2.5～5cmH$_2$O，以达到最佳 PEEP 值，调整间隔时间视肺部病变而不同，多为 15～60 分钟。病情稳定后，逐步减少以致撤销 PEEP，一般每 1～6 小时递减 2～5cmH$_2$O，一般可在 PEEP<5cmH$_2$O 的情况下撤机。

（2）呼吸机相关性肺炎（VAP）　是机械通气 48 小时后发生的院内获得性肺炎。主要与口咽部分泌物及胃肠道分泌物反流误吸密切相关，应采取有效措施进行预防，包括：①患者床头抬高 30°～45°。②及时清除口咽部分泌物，避免胃内容物误吸。③严格无菌操作，做好各项基础护理。④规范使用呼吸机管道，一人一管，定期更换。⑤尽早撤机。

（三）加强营养支持

机械通气时，机体处于高分解状态，耗能增加 20%～30%，因此要积极补充营养，增强呼吸肌活动耐力。

（四）撤机护理

使用呼吸机的患者常担心撤机后出现呼吸困难，甚至窒息死亡。因此，撤机前要告知患者撤机步骤及撤机中可能产生轻度气促等感觉，使其做好撤机思想准备。撤机时间一般选择在上午，以便于观察；最初 1～2 天夜间仍可用呼吸机，辅助至少 2 天后，患者呼吸良好再完全撤机；撤机过程中密切监测患者的神志、生命体征、末梢循环变化；撤机后应继续吸氧。

第三节　血管置管术

建立持续有效的血管通路是医院救治急危重症患者的必备条件。在临床上，通过血管置管可随时监测患者血流动力学等各项指标，同时为患者接受药物、液体、肾脏替代和体外膜肺氧合等各项治疗提供先决条件。

一、中心静脉置管术

中心静脉置管术（central venous catheter，CVC）又称深静脉置管术，指通过颈内静脉、锁骨下静脉或股静脉，将中心静脉导管置入到患者的中心静脉内（上腔静脉或下腔静脉），用于给药、监测和补液的方法。

（一）适应证

1. 外周静脉穿刺困难，需要立即建立静脉通路的急危重患者；或需接受大量快速输血、补液扩容的患者。

2. 需要监测 CVP、肺动脉插管、心血管造影或实施血液净化治疗的患者。

3. 需长期输液或接受完全胃肠外营养（TPN）支持的患者；或接受化疗、高渗以及刺激性强的药物治疗的患者。

（二）禁忌证

血小板明显减少、严重凝血功能障碍的患者；穿刺局部皮肤有感染的患者；广泛上腔静脉系统血栓形成的患者。

（三）操作方法（以锁骨下静脉穿刺为例）

1. 穿刺前准备

（1）评估患者颈部皮肤情况和心理状态，讲解操作过程，取得合作，签署知情同意书。

（2）准备输液盘，一次性中心静脉穿刺包，5mL 无菌注射器，2%利多卡因和生理盐水、输液器、肝素帽或无针正压接头。

（3）首选右侧锁骨下静脉，以防伤及胸导管，穿刺路径分为锁骨下径路和锁骨上径路两种。

2. 操作流程（以经锁骨下静脉、锁骨下径路穿刺置管为例）

（1）体位　患者取仰卧位，头后仰 15°并偏向对侧。穿刺侧肩部垫枕使其略上提外展，增大与第一肋骨之间的间隙，使静脉充盈利于穿刺。

（2）定位穿刺点　锁骨内侧 1/3 交界处下方 1cm 处为穿刺点。

（3）消毒与麻醉　常规消毒、铺洞巾，用 2%利多卡因局部麻醉。

（4）注射器试穿　将针尖指向胸锁关节，自穿刺点进针，深度通常为 2.5～4.0cm，边进针边抽吸，见回血后再进针少许即可。避免进针过深或角度过大，以防气胸的发生。

（5）穿刺针穿刺　试穿成功后，沿试穿针的角度、方向及深度用穿刺针穿刺。当回抽到静脉血时，表明针尖已进入锁骨下静脉，减小穿刺针的角度。当回抽血十分通畅时，置入导引钢丝，当导引钢丝上 30cm 刻度平齐针尾时，退出穿刺针，压迫穿刺点。

（6）置入扩张器及导管　从导引钢丝尾端置入扩张器，扩张穿刺处皮肤及皮下组织，避免坚韧的皮肤组织引起外套管口裂开、卷曲。将扩张器旋入血管后，用无菌纱布按压穿刺点并拔除扩张器；将导管套在导引钢丝外面，置入导管，待导管进入锁骨下静脉后，边退钢丝边插导管，回抽血液通畅，退出钢丝。一般成人插入深度为左侧 16～19cm，右侧 12～15cm。

（7）检测　将装有生理盐水的注射器分别连接每个导管尾端，回抽血液后向管内注入

$2 \sim 3mL$ 生理盐水，锁定卡板，取下注射器，接上肝素帽。导管尖端位于上腔静脉的上半部分最为适宜。对于高危患者或解剖标志难以确认者，可使用超声检查或多普勒血管定位。

（8）固定与连接　将导管固定于穿刺点处，透明敷贴固定，必要时缝合固定导管，连接输液器或接上 CVP 测压装置。

（四）监护要点

1. 穿刺部位护理　严格无菌操作，局部敷料保持干燥，无特殊情况一周更换一次透明敷贴。

2. 预防感染　长期置管可采用预防性抗微生物药物溶液封管。患者出现发热时，应根据临床表现判断是否出现感染，并及时予以妥善处理。

3. 密切观察，预防并发症

（1）常见的置管并发症　深静脉置管并发症的发生主要与操作者的经验有关。预防的关键是：①没有经验者不可进行锁骨下静脉穿刺。②对于 COPD、肺大泡、肺炎和机械通气使用 PEEP 等高危患者尽量避免选用锁骨下静脉穿刺。

1）心律失常：为常见的并发症，主要由导丝或导管尖端进入心脏，刺激心室壁所致。在操作中应持续进行心电监测，避免导丝或导管置入过深，并防止体位变化所致的导管移位，发现心律失常时可将导管退出 $1 \sim 2cm$。

2）出血和血肿：是深静脉置管十分常见的并发症，主要因穿刺静脉时误入伴行动脉且按压不充分或反复穿刺导致静脉壁受损所致。一旦误入动脉，应拔出穿刺针后立即局部按压 $5 \sim 10$ 分钟。同一部位应避免反复盲目穿刺，如穿刺不成功，应更换部位。

3）气胸、血气胸：是较为严重的并发症，主要因穿刺时刺破胸膜、血管所致。症状根据气胸的程度和有无张力性而定。穿刺过程中应吸氧，如发生呼吸困难，需停止操作，紧急床头胸片检查，必要时行胸腔闭式引流。

（2）常见的留管并发症

1）导管相关感染：可能由皮肤穿刺点、导管肝素帽、血源性播散和输液污染等引起。当临床出现不能解释的寒战、发热、白细胞数升高、局部压痛和炎症等，应考虑拔除导管并做细菌培养。

2）导管栓塞：每天用肝素生理盐水脉冲式正压冲洗导管 $3 \sim 4$ 次。

3）空气栓塞：导管破损、连接不良时，空气可能进入血液循环，形成空气栓塞。当中心静脉置管患者出现呼吸困难、头晕、大汗、低血压或心动过速时，医护人员应考虑可能出现空气栓塞，立即使患者左侧卧位并给予高流量吸氧，同时检查导管是否完全封闭、空气是否排净等情况。

二、经外周中心静脉置管术

经外周中心静脉置管术（peripherally inserted central catheter，PICC）是将中心静脉导管经外周静脉插入，导管末端置于中心静脉的方法。PICC 简化了中心静脉置管的穿刺流程，降低了中心静脉置管穿刺风险和感染概率，延长了导管留置时间，在临床中广泛应用。

（一）适应证

给予化疗药物等刺激性溶液的患者；持续给予静脉营养液或高渗溶液的患者；需要长期连续或间断静脉输液治疗的患者；外周静脉条件差且需用药的患者；放置中心静脉导管风险较高

或失败的患者。

（二）禁忌证

患有严重出血性疾病、凝血功能障碍的患者；穿刺部位或附近组织有感染、皮炎、烧伤等情况的患者；患有上腔静脉压迫综合征及不合作或躁动的患者；乳腺癌根治术后患侧上肢、以及预置管位置有放射性治疗史的患者；有血栓形成史、血管外科手术史、外伤或预置管上肢有肌肉痉挛的患者；欲放置导管的静脉近心端有静脉损伤、阻塞或用于动静脉造瘘的可能。

（三）操作方法

1. 穿刺前准备

（1）评估患者手臂情况和心理状态，讲解操作过程，取得患者合作，签署知情同意书。测量并记录上臂周长。

（2）准备 PICC 穿刺包、治疗盘（内置安而碘、生理盐水、肝素、注射器、止血带、皮尺等）、PICC 导管及套件、透明敷料贴膜等。

知识链接

PICC 导管

临床上 PICC 导管多采用柔软并且弹性较好的硅胶材质制成，导管全长可通过放射显影；总长度通常为 65cm，可根据患者个体需要进行修剪。常用的 PICC 导管有两种：一种是三向瓣膜式 PICC 导管；另一种是末端开放式 PICC 导管。三向瓣膜式 PICC 导管的三向瓣膜具有减少血液反流、防止空气进入的功能，穿刺成功后，根据患者个体需要进行修剪。末端开放式 PICC 导管可进行中心静脉压的测定，穿刺前预先根据患者个体需要进行修剪。

---

2. 操作流程

（1）选择静脉　评估血管情况，首选贵要静脉，其次为肘正中静脉、头静脉等。

（2）测量定位　患者取平卧位，上肢外展与躯干垂直。测量自穿刺点沿静脉走行至右胸锁关节，再垂直向下至第三肋间隙的长度，即为预置达上腔静脉的长度。

（3）消毒　无菌治疗巾铺于患者手臂下。以穿刺点为中心消毒皮肤三次，直径大于 20cm，待干 2 分钟，铺无菌治疗巾及洞巾，建立无菌区。

（4）预冲导管　PICC 套件按顺序摆好，用肝素生理盐水溶液冲洗导管、穿刺针、连接器，检查是否通畅，有无破损。将导管浸入生理盐水中。

（5）局部麻醉　2% 利多卡因局部麻醉，助手协助在消毒区外扎止血带，穿刺点下方备一块纱布。

（6）静脉穿刺　使用带有可撕裂鞘的穿刺针，与皮肤呈 15° ～ 30° 进针，见回血平行进针少许，一手固定针芯，一手推进插管鞘，以确保插管鞘尖端处于静脉内，导入鞘管撤出针芯。松开止血带，中指按压套管尖端血管，减少血液流出。

（7）置入导管　将导管沿可撕裂鞘管匀速送入，当导管尖端到达患者肩部时，嘱患者将头转向穿刺侧贴近肩部，以防止导管误入颈内静脉，直至置入预定长度，抽吸回血确定置管成功。当导管置入预定长度，退出鞘管至离开患者，握住可撕裂鞘的两翼，将鞘管完全撕开；一手固定导管，一手撤出导丝。

（8）安装连接器，冲封管　预留体外导管 5cm，多余部分用无菌剪刀剪断。将减压套筒安装到导管上，再将导管与连接器相连。连接肝素帽或正压接头，用生理盐水 20mL 行脉冲式冲管。

（9）固定导管并确认导管位置　清洁穿刺点周围皮肤，穿刺点置无菌纱布，透明敷贴加压固定；体外导管"S"形放置，无菌胶布固定；连接器、肝素帽和正压接头等用抗过敏胶布交叉固定，敷料上标明留置日期。经 X 线确认导管在预置位置后即可按需要进行输液。

（10）留置与拔管　根据 PICC 导管材质的不同可以在血管内留置 7 天至一年，留管期间应注意定期维护护理，并做好维护记录。拔管时应沿静脉走向，轻轻拔出，拔出后立即压迫止血，压迫时间大于 20 分钟，并用无菌棉纱覆盖伤口，透明敷贴粘贴 24 小时。

（四）监护要点

1. 选择穿刺静脉　首选贵要静脉，因贵要静脉粗直，静脉瓣较少，取手臂与躯干垂直的体位能够以最直接的途径到达上腔静脉。次选肘正中静脉，该血管较粗大，但相对较短，个体差异大，静脉瓣较多，因此，穿刺前应仔细定位并避开穿刺点前方的静脉瓣。三选头静脉，该血管前粗后细，进入腋静脉处角度较大，推进导管时可能会比较困难，为便于操作可使患者手臂与躯干垂直。

2. 插管时护理　动作轻柔，速度不宜过快，如有阻力，不能强行置入，可将导管退出少许再行置入；勿将导管插入过深，如导管滞留在右心房或右心室，可发生心律失常。如导管质地较硬，还可能造成心肌穿孔，引起心包积液，甚至发生急性心包填塞；尽量避免使用乙醇消毒皮肤，如必须使用其消毒时，应等待其完全干燥后再加盖敷料。

3. 置管后护理　置管后第一个 24 小时需更换敷贴，以后每周更换一次敷贴和肝素帽，如有潮湿或敷料卷边应及时更换；密切观察穿刺局部有无感染征象，如出现异常，及时测量臂围并与置管前臂围相比较，观察肿胀情况，必要时行 B 超检查；疑似导管移位时，应行 X 线检查，以确定导管尖端所处位置；严禁将导管体外部分移入体内；输血或血制品、抽血、输脂肪乳等高渗性药物后应立即用生理盐水 20mL 脉冲式冲管，不可用重力式冲管。冲管时勿用暴力，以免压强过大导致导管破损；置管后应指导患者进行适当的功能锻炼，如置管侧肢体做松握拳、屈伸等动作，以促进静脉回流，减轻水肿；勿提重物；应尽量避免物品及躯体压迫置管侧肢体。

4. 常见并发症

（1）穿刺处出血、渗血　最常见的并发症，多发生于置管 24 小时后，置管后 4 小时内放置沙袋压迫止血，嘱患者 24 小时内限制手臂活动。

（2）静脉炎　包括血栓性静脉炎和机械性静脉炎。导管材质过硬或肢体活动过度易引起机械性静脉炎，可出现穿刺部位红肿、硬结甚至化脓。嘱患者抬高患肢，避免剧烈运动，用硫酸镁或庆大霉素交替湿敷；发生血栓性静脉炎应热敷并溶栓，如无效可考虑拔管。

（3）导管阻塞　多与封管不规范及患者血液黏稠有关，采用正压脉冲式封管是预防导管阻塞的关键。

（4）导管断裂　一旦发生导管断裂应立即用止血带在患者上臂较高处结扎，以阻止静脉血液回流，同时触摸手臂动脉搏动以判断供血是否中断，X 线或 CT 确认导管断端位置，行静脉切开术取出断裂的导管。

知识链接

骨髓腔穿刺输液术

　　骨髓腔穿刺输液术是利用骨髓腔内丰富的血管网将急救药物和液体经骨髓腔输入血液循环中以尽快建立静脉通路的一种操作技术。骨髓具有丰富的静脉窦，引流到中央静脉窦，中央静脉窦通过骨的营养静脉进入体循环。由于有骨质的支持，骨髓腔实际上成为"永不塌陷的静脉"。任何可静脉输入的药物或液体均可以同样剂量或速度经骨髓腔给予。通常骨髓腔穿刺输液适用于 6 岁以下儿童，但紧急情况下也可用于成人，主要用于静脉途径给药或输液困难时。美国心脏协会规定，静脉穿刺失败 3 次或时间超过 90 秒，即为建立骨髓通路的指征。禁忌证包括骨质疏松或骨发育不良、骨质硬化、菌血症患者或穿刺部位有蜂窝组织炎或皮肤感染者。儿童的理想穿刺部位为胫骨近端粗隆下 1 ～ 3cm，胫骨远端和肱骨远端也可。成人可选择髂骨、锁骨等部位进行穿刺。穿刺时使用骨穿刺针或骨髓腔内注射装置，操作简单，可在 30 秒内完成。通常在 1 ～ 2 小时内建立常规血管通路后，就停止骨髓腔内输液，以免增加感染机会。留置时间最多不可超过 24 小时。

第四节　临时心脏起搏

　　临时心脏起搏（temporary cardiac pacing）是通过体外脉冲发生器发放节律性的脉冲电流，利用心内临时起搏电极、胸壁电极板或食管电极等进行心脏电生理诊断、急救或预防性保护的一项技术。主要用于顽固性缓慢心律失常和快速心律失常的治疗以及心脏电生理的诊断。该技术操作便捷，实用性强，在临床上应用广泛。

一、目的

　　经静脉、皮肤或胸腔等途径置入起搏电极，通过起搏器发放节律性的电脉冲，电流通过电极刺激心肌产生异位兴奋灶，引起心脏收缩。

二、适应证和禁忌证

　　适应证包括：①急性心肌梗死相关性心动过缓。②窦房结功能障碍、高度房室传导阻滞等难治性的症状性心动过缓。③某些不适合电复律、药物治疗无效或药物治疗有禁忌证的快速心律失常。④植入永久性起搏器前。⑤预防性应用，如急性主动脉瓣心内膜炎患者新发房室传导阻滞或束支传导阻滞，以及有双束支传导阻滞或晕厥史的围手术期患者等。

　　临时心脏起搏无绝对禁忌，相对禁忌证如下：①开放性胸部损伤、心肌大面积创伤。②心脏搏动长时间停止、电机械分离。③出血性疾病、凝血功能障碍。④严重低体温患者。

三、操作方法

（一）操作前准备

1. 操作前向患者及家属交代操作全过程，告知可能存在的风险和一旦发生意外和风险所采取的积极应对措施，以取得合作并签署知情同意书。

2. 准备心电图机、深静脉穿刺包、局麻药、生理盐水、起搏器、气囊起搏电极管、除颤器等。

（二）操作流程（以经颈内静脉置入心室电极管为例）

1. 穿刺体位 仰卧或轻度头低足高位，肩胛骨间放置厚约15cm的软垫，头转向穿刺对侧，使颈内静脉充盈。

2. 心电监测 胸前导联的心电监护和直接进行肢体导联，或将心电图机的肢体导联与患者连接，球囊起搏电极管的阴极与 V_1 导联连接。

3. 建立无菌区，局部麻醉 穿刺部位定位后常规消毒皮肤，戴无菌手套，铺洞巾。用2%利多卡因溶液做皮肤、皮下组织浸润性麻醉。

4. 检查预充 用注射器抽吸生理盐水向起搏电极的气囊注射，检查气囊完整无破裂后抽出生理盐水；用生理盐水预充穿刺针、扩张管和静脉鞘管，并检查穿刺针是否通畅。

5. 静脉穿刺、置管 用5mL注射器抽取生理盐水后连接穿刺针；穿刺针与中线平行并指向患者足端，在患者锁骨上缘3～5cm处穿刺，进针1.5～2cm出现落空感后，回抽注射器，见回血同时注入通畅表明穿刺针已进入颈内静脉。取下注射器，一手压住穿刺针针柄防止空气进入，另一只手将导丝自穿刺针尾孔插入12～20cm，退出穿刺针，用扩张器扩张皮肤及皮下切口；通过钢丝送入静脉鞘管。

6. 安装起搏器，调节参数 退出钢丝，将起搏电极管从静脉鞘管内插入颈内静脉，根据心电图特征推送电极管至右心房时，气囊充气1.5mL，使电极管顺着血流进入右心室。当 V_1 导联的P波直立，QRS波幅增加表明电极进入右心室，抽出气囊内气体，推送电极管进入右心室尖部（ST段抬高）；连接导线与体外脉冲发生器的心室输出端，根据起搏电流和心电图调整电极的位置，直至起搏阈值<1.0mA且引起稳定心室收缩，然后调节起搏方式、频率、电流和感知度等参数。

7. 缝合固定并记录 抽出起搏电极气囊内气体，退出静脉鞘管，将电极导线缝合固定于穿刺部位皮肤，无菌敷料覆盖。拍摄胸部X线，记录12导联心电图。

四、监护要点

1. 每天检查起搏器电池电量是否充足。

2. 密切监测患者有无心律、起搏功能的异常。若出现起搏频率减慢、脉率和心率不一致、起搏周期不固定和心律失常等现象，护士应及时检查导线连接情况和电极位置是否正确。

3. 穿刺侧肢体应避免屈曲，妥善固定导线，变换体位时应避免牵拉导线，以防导线脱落或折断，同时密切观察患者局部肌肉有无刺激性痉挛，一旦发生及时更换导线。

4. 起搏频率应以维持患者的血压为准，心室起搏频率为70～80次/分或低于患者自身频率10～20次/分。

5. 安置临时起搏器后常规应用抗生素预防感染，同时注意保持穿刺部位清洁，定期更换敷料，注意观察有无渗血、血肿、疼痛、感染等情况。

6. 观察患者有无顽固性呃逆、腹部痉挛等起搏电压过高表现，一旦出现及时汇报医生妥善处理。

7. 临时起搏器放置时间以 1～2 周为宜，最长不超过 4 周。需长期起搏者可在 2 周左右更换血管，重新安置电极，或安置永久性心脏起搏器。停用临时起搏器时，先按需减慢频率，将电极脱离起搏器，导管电极仍保留在体内，自主心率下观察 24～48 小时。如自主心率稳定，可拔除起搏电极。

8. 常见并发症

（1）心律失常 机械性刺激心肌有可能出现室性心动过速甚至室颤。因此，应在术前纠正电解质紊乱，术前和术中给予适当镇静药物以降低心律失常发生率。一旦发生室性心律失常，应立即调整导线，根据情况应用利多卡因或电复律。

（2）心肌穿孔 心肌穿孔可能会导致起搏失灵、胸闷、胸痛等症状，X 线透视可见导线顶端位于心影之外。此时回撤导线入心腔内，穿孔心肌可自行闭合。撤回导线后及时观察有无心脏压塞，如出现明显临床症状，应进行心包修补或引流，并重新更换导线位置。

（3）其他 可能出现血栓栓塞、气胸、出血、感染、微电流漏电和起搏器失灵等情况。

第五节 主动脉球囊反搏

主动脉球囊反搏（intra-aortic balloon counterpulsation，IABP）是机械性辅助循环方法之一，是一种通过物理作用来提高主动脉内舒张压、增加冠状动脉供血和改善心脏功能的方法。主要应用于心功能不全、心功能障碍的危重病患者的抢救和治疗。主动脉球囊导管置入方式有经皮股动脉穿刺法、股动脉切开法和经胸升主动脉插管法，其中，经皮股动脉穿刺法最为常用。

一、目的

IABP 是将一个带有球囊的导管置入主动脉内，在自主心率或动脉压力的作用下，球囊在心室舒张期充盈，把主动脉内的部分血液推向主动脉根部，使冠状动脉压增加，提高心脏的血液供应。同时，球囊在心脏收缩前开始快速排空，主动脉内的压力骤然下降，左心室的射血阻力降低，减少了心肌的耗氧量。

二、适应证和禁忌证

（一）适应证

各种严重心脏疾患，如心搏骤停、心源性休克、心力衰竭等；心导管操作期间或操作后的循环支持；心脏术前血流动力学不稳定者。

（二）禁忌证

1. 绝对禁忌证 胸、腹主动脉瘤、严重主动脉瓣关闭不全、影响导管插入的外周动脉疾病，如严重钙化的主动脉－髂动脉疾病或周围血管病。

2. 相对禁忌证 出血性疾病、不可逆转的脑损害、终末期心脏病、转移性恶性肿瘤等。

三、操作方法

（一）操作前准备

1. 操作前向患者及家属讲解操作全过程，告知可能存在的风险和一旦发生意外和风险所采取的积极应对措施，以取得合作并签署知情同意书。

2. 准备主动脉球囊反搏导管包和反搏机、肝素生理盐水溶液 500mL（含肝素 12500U）、50mL 注射器、输液器、带压力泵的加压袋套、中心静脉穿刺包、局麻药。

（二）操作流程（以经皮股动脉穿刺植入法为例）

1. 检查评估 检查反搏机是否处于正常工作状态；评估患者双下肢皮肤颜色、温度、脉搏搏动、感觉及运动功能。

2. 加压连接 连接压力监测、冲洗装置。将 500mL 肝素生理盐水袋套入装有压力泵的加压袋套内，加压至 150～300mmHg。将输液器上端与输液袋相连，下端连接一次性压力传感器进液端，调节三通使出液端与压力延长管相通。排尽动脉测压管道内的空气，将压力传感器固定，并与右心房水平相当，压力连接线与反搏机的压力监测孔相连。

3. 安置体位，消毒麻醉 患者平卧，膝关节微屈，臀部垫软枕，髋关节外展外旋 45°。穿刺部位定位后（腹股沟韧带中点下方 1～3cm，动脉搏动最明显处），常规消毒皮肤，戴无菌手套，铺洞巾，局部麻醉。

4. 检查预充 检查气囊膜是否完全缠绕、漏气，测量股动脉至胸骨柄的距离，标记导管插入深度；用生理盐水预充穿刺针、扩张管和静脉鞘管，检查穿刺针是否通畅。

5. 穿刺置管 用 5mL 注射器抽取生理盐水后连接穿刺针。左手示指和中指固定股动脉，右手持穿刺针与患者皮肤成 30°～45°并指向近心端，在左手两指间动脉搏动最明显处进针。出现落空感，血液进入注射器表明穿刺针已进入股动脉。将注射器与穿刺针分离，一手压住针柄防止血液流出，另一手将导丝自穿刺针尾孔插入 15～25cm，然后退出穿刺针，用扩张器扩张皮肤及皮下切口，通过导丝送入导引鞘管，退出导丝，将指引钢丝插入主动脉内球囊导管中央管腔后，把球囊管通过导引鞘管送入患者降主动脉内直至标记处。逆时针旋转缠绕柄使气囊放松，撤出指引钢丝。中央腔抽回血后再用肝素盐水冲洗，与压力延长管相连。

6. 连接反搏机，调节参数 将球囊导管气道腔与反搏主机的气道系统连接。根据动脉波形调节反搏触发模式、反搏频率、充气时间和放弃时间等反搏参数（全自动型除外）。

7. 确认位置，缝合固定 床旁 X 线检查，明确气囊导管位置在降主动脉内。退出导引鞘管，在穿刺部位将气囊导管与皮肤缝合，无菌纱布覆盖。

四、监护要点

1. 穿刺过程中密切监测患者有无胸痛、背痛、心动过速、尿少、双下肢脉搏和血压不对称等异常情况，一旦出现及时报告医生。

2. 经股动脉球囊反搏期间，患者应绝对卧床。穿刺侧肢体保持伸直外展，下肢不能弯曲超过 30°，同时床头抬高不能超过 30°，防止气囊导管打折或移位。

3. 密切观察穿刺部位有无感染、出血和血肿，每 1～2 小时评估双下肢皮肤颜色、温度和脉搏搏动情况。若患者出现下肢疼痛、变白、发凉和足背动脉搏动消失等症状，应及时通知医生进行处理。

4. 妥善固定球囊导管，并保持其通畅。IABP 可在体内留置 1～2 周。置管期间应静脉滴注或皮下注射肝素抗凝，维持 ACT 在 150～180 秒或 APTT 在正常的 1.5～2.0 倍。IABP 期间，每隔 1～2 小时用肝素盐水 2～3mL 冲管一次。

5. IABP 开始反搏前要确保所有连接点紧密无泄漏，反搏频率可为 1∶1 或 1∶2，当患者病情好转后可改为 1∶3 反搏，但反搏维持时间应在 4～6 小时之内。

6. IABP 以心电触发方式支持时，应避免电极片脱落，同时监测心电图变化，保证心电信号的稳定。如 IABP 机器出现报警，护士应及时查找原因并正确处理。

7. IABP 撤离前 4 小时应停用肝素。撤离后严密观察血流动力学指标和穿刺肢体血液循环情况。同时压迫穿刺点 30 分钟，沙袋压迫 6 小时，肢体制动 12 小时，卧床 24 小时。

8. IABP 球囊不能理想充气时，可能原因有：①将 IABP 延长管从球囊导管的近端取下，通过三通管连接一个注射器于球囊导管上，回抽确保没有血液通过体外管反流出，如回抽到血液则说明球囊已损坏，立即取出。②确保球囊充气和放气未受限制。③判断穿刺部位是否正常、是否出现局部血肿。④注意观察是否有肢体缺血情况。

9. 插管过程中可能出现血肿、出血、主动脉夹层等情况。置管期间并发症有：①下肢缺血：是最常见的并发症。血管痉挛、球囊导管或鞘管过粗、血栓脱落至下肢动脉栓塞等原因都会引起下肢缺血。②球囊破裂：多由于球囊碰到硬物（粥样硬化斑块）所致。如导管内有血液吸出，应立即拔除球囊导管，否则待进入球囊内的血液凝固后，球囊将无法拔除。③其他：包括血小板减少、血栓、感染等。

第六节　连续性血液净化治疗

连续性血液净化治疗（continuous blood purification，CBP），又称连续性肾脏替代治疗（continuous renal replacement therapy，CRRT），是指所有连续、缓慢清除血液中水分和溶质的治疗方式的总称。因其具有操作简单、对血流动力学影响小，可清除体内中分子物质和炎性介质等特点，因此，在临床广泛应用于危重患者的治疗中。

知识链接

常见血液净化的模式

1. 血液滤过　是模拟正常肾小球的滤过作用原理，以对流为基础的血液净化技术。通过建立血管通路将血液引入滤器，使大部分体内的水分、电解质、中小分子物质通过滤过膜被清除，然后补充相似体积的与细胞外液成分相似的电解质溶液，从而清除溶质和过多水分的治疗方法。

2. 血液透析　是根据膜平衡的原理，依靠弥散作用清除小分子物质，适用于血流动力学稳定患者的疾病恢复期。血液透析具有高效的溶质清除率，迅速调节水、电解质及酸碱平衡的特点，但循环波动大，清除炎性介质等中分子物质能力差。

3. 血液灌流　采用动脉血液体外分流的技术，适用于药物过量和中毒的患者。动脉血流入灌流器时受到吸附剂或其他生物材料的作用而得到净化或生化处理，灌流后的血液再经管道返回静脉系统。能有效清除血液内肌酐、尿酸、中分子物质、酚类、胍类等，但不能去除尿素、磷酸盐、水分及电解质。

4. 血浆置换　是将人体内的致病物质或毒素从血浆中分离弃去或将异常血浆分离后，经免疫吸附或冷却滤过除去其中的抗原或抗体，再将余下血液有形成分加入置换液回输的一种技术。适用于严重肝衰竭、毒素导致的自身免疫性凝血功能障碍。

一、目的

CBP 是危重患者肾替代治疗的首选方式，主要目的是清除血液中的有害物质。它既可以通过弥散、对流等方式替代受损的肾脏滤去体内多余的水分、尿素和肌酐等中小分子物质，又可以通过吸附和超滤等方式清除体内毒素、炎症介质和血管活性物质等大分子溶质，能够有效纠正机体内环境的紊乱，维持稳定的血流动力学。

二、适应证和禁忌证

（一）适应证

1. 肾脏疾病适应证　①急性肾衰竭血流动力学不稳定者（休克、高钾血症、心衰、肺水肿、酸中毒、心肌梗死），脑水肿、肾移植术后、处于高分解代谢状态需大量输液者。②急性肾损伤：血清肌酶 >354μmol/L，尿量 <0.5mL（kg·h），并持续 12 小时以上；尿量 <0.3mL/（kg·h），持续 24 小时以上；或无尿持续 12 小时以上。

2. 非肾脏疾病适应证　①全身性炎症反应综合征。②急性重症胰腺炎。③急性呼吸窘迫综合征。④多脏器功能障碍综合征。⑤难治性心力衰竭。⑥严重酸碱失衡和电解质紊乱：血钠 >160mmol/L、血钾 >6.5mmol/L、pH<7.10。⑦挤压综合征或横纹肌溶解综合征。

（二）禁忌证

CBP 治疗无绝对禁忌证，但下列情况应慎用：①严重的活动性出血，特别是颅内出血。②严重的凝血功能障碍。③无法建立合适的血管通路。

三、操作方法

（一）血管通路建立

血管通路是指将血液从体内引出进入体外循环装置，经处理后再输送至体内的途径，建立良好的血管通路是肾替代治疗的重要步骤。

1. 静脉 - 静脉通路　临床最常用。目前多采用单针双腔静脉导管作为 CBP 的血管通路，置管部位根据患者病情而定，常选用股静脉、锁骨下静脉、颈内静脉。

2. 动脉 - 静脉通路　置管部位多选择股动脉，因动脉置管并发症较多，故临床较少见。

（二）操作前准备

1. 操作前向清醒患者及家属讲解操作全过程，告知可能存在的风险和一旦发生意外和风险所采取的积极应对措施，以取得合作并签署知情同意书。

2. 准备单针双腔中心静脉导管、深静脉穿刺包、局麻药、生理盐水、5mL 注射器、输液器、肝素帽或无针正压接头、血液滤过管路、血液净化器、置换液。

（三）**操作流程**（以缓慢连续性静脉 – 静脉通路为例）

1. 建立血管通路　经颈内静脉、锁骨下静脉或股静脉留置单针双腔中心静脉导管。

2. CBP 机器准备　①自检：开机自检正常，按照提示依次安装动脉管路、动脉压力监测传感器、静脉管路、静脉压力监测传感器、血液净化器和肝素泵。②管路预充：滤器静脉端向上启动血泵，用生理盐水依次排净动脉管路 – 血液滤过器血室内 – 静脉管路内的气体，连接置换液接头与滤器旁路，排净滤器外气体，关闭动脉夹和静脉夹。③设置参数：根据医嘱设置治疗参数，包括血流速度、置换液量、超滤率、肝素量、温度和时间等数值。

3. 建立体外循环　消毒导管接头，确认导管通畅，根据医嘱从静脉端推注肝素。将动脉端管路与静脉导管的动脉端连接，静脉管路与中心导管的静脉端连接，打开动脉夹和静脉夹启动血泵，开始治疗。

4. 血液净化治疗　妥善固定管路和导管连接处，逐步调整血流速度，记录生命体征和治疗参数。运行过程中，严密监测和记录患者生命体征以及机器动脉压、静脉压、跨膜压、血泵工作状态和超滤液体量等。

5. 充分回输血液　降低血液流量，打开动脉端预冲侧管，回输血液到动脉壶，停止血泵，依靠重力将动脉近心侧的管路内的血液回输入患者体内，夹闭管路及留置导管动脉夹。再次打开血泵，待生理盐水回输至静脉壶时安全夹自动关闭。

6. 治疗后处理　①冲洗血管通路：关闭管路与中心静脉血管通路后，注入生理盐水冲洗血管通路，然后注入肝素并关闭导管夹，防止血液回流造成凝血，用无菌纱布包裹固定中心静脉置管。②清洁、消毒机器：撤走 CBP 机上的管路和滤器，按照医疗垃圾分类处理。

四、监护要点

1. CBP 治疗过程中，仔细检查机器各管路连接是否紧密牢固，穿刺导管是否通畅、血滤器是否凝血、运行是否处于正常状态，及时分析原因并进行处理，同时核对各项参数是否符合治疗的需要，准确执行医嘱。

2. 根据患者的病情选用置换液。血液透析或滤过患者采用晶体置换液，配制置换液及更换液体过程中严格无菌操作，避免污染，废液收集袋不得高于操作者腰部。

3. 置换液温度设定在 37℃～ 38℃，大量的液体交换及体外循环可导致患者体温不升，治疗中应密切监测体温变化，必要时给予加温装置。

4. 治疗期间，床旁设专人监护，患者应注意保暖，严密观察患者的状态和管路凝血情况，监测生命体征，按时记录治疗参数和治疗量。

5. 机器发生报警时，迅速根据提示排除故障，解除报警。若报警无法解除且血泵无法正常运转，立即停止治疗，手动回血，并速请维修人员现场处理。

6. 与腹膜透析和间歇性血液透析相比，CBP 并发症相对较少，常见的有：①导管相关并发症：如感染、穿刺置管导致的出血、局部血肿和气胸、血胸等。②滤器和血管通路相关并发症：如泵管破裂、滤器内漏血、滤器和管路内凝血等。③抗凝血相关并发症：如肝素用量过大所致的出血、体外循环凝血、血小板降低等。④全身并发症：如低血压、酸碱失衡及电解质紊乱、营养物质的丢失、长期血液滤过引起的内分泌功能失调等。

第七节　体外膜肺氧合技术

体外膜肺氧合技术（extracorporeal membrane oxygenation，ECMO）是通过体外循环替代或部分替代心肺功能的一项生命支持技术，因其强大的心肺替代功能，为呼吸和循环衰竭的急危重症患者的抢救赢得了时间。其原理是将体内的静脉血引出体外，经过肝素预处理、膜肺氧合后，在离心泵的作用下，通过管道再次输入患者的动脉或静脉系统，从而起到心肺的部分替代作用，来维持人体脏器组织的氧合和血液供应。但 ECMO 本身不能直接治疗疾病，而是一种短期的生命支持方法，它的实施不仅要求医生、护士、灌注师和麻醉师的密切配合，同时还需要运用多种监护手段对患者体温、呼吸、凝血功能和血流动力学等进行监测。

一、目的

ECMO 是通过体外循环替代或部分替代心肺功能，纠正低氧血症，排出二氧化碳，避免长期机械通气可能造成的肺损伤和氧中毒，同时可降低肺动脉压力，减轻心脏负荷，有利于心脏功能的恢复。

二、适应证和禁忌证

（一）适应证

1. 心脏适应证　急性心力衰竭、心源性休克和心搏骤停，无法以药物或主动脉球囊反搏维持足够的循环者；心脏术后难以脱离体外循环，药物治疗无法改善者。

2. 肺适应证　各种原因引起的顽固性低氧血症，如重症肺炎、急性呼吸窘迫综合征、哮喘持续状态、吸入性呼吸道或肺损伤等。

3. 其他　创伤、烧伤、全身重症感染、心肺移植的围手术期、某些神经外科手术（如基底动脉瘤手术）等，需要建立体外循环者。

（二）禁忌证

1. 绝对禁忌证　①无法进行抗凝治疗。②不可逆转的脑损害。③其他不可逆状态。

2. 相对禁忌证　①成人机械通气超过 7 天。②无法建立合适的血管通路。③转移性恶性肿瘤。④进展性肺纤维化。⑤年龄在 70 岁以上的高龄患者。⑥肝素抗凝血禁忌。⑦严重中枢神经系统创伤和颅脑出血术后早期。⑧无法解决的外科问题。

知识链接

体外膜肺氧合的循环模式

1. 静脉－静脉模式（VV 模式）　静脉血经右心房或颈内静脉引出，氧合后回流至中心静脉，与患者自身静脉血混合，然后一部分进入右心室、肺，再进入体循环。另一部分又通过氧合器发生再循环，用于肺功能的支持。

2. 静脉 - 动脉模式（VA 模式）　绝大多数的静脉血经中心静脉右心房引流出来，氧合后经大动脉回输体内。其转流的病理生理变化和心脏手术体外循环相似，可同时用于心肺功能的支持。

3. 动脉 - 静脉模式（AV 模式）　也就是无泵的二氧化碳清除模式，需要患者可以耐受大量动静脉分流和心排血量增加；由于气体交换需要大量血流，AV 模式不适合进行完全呼吸功能支持。但通过 AV 途径，依靠动静脉间的压力使血流经过膜肺，可实现 CO_2 排出，降低机械辅助通气的需要。

4. 动脉 - 静脉 - 动脉转流模式（V-A-V 转流模式）　VA 模式时，未氧合的上腔静脉血流经过肺后灌注冠状动脉、右上肢和头部，导致右上肢和头部血流由未氧合的血流供应。AV 模式时再通过三通连接方式将膜肺后的氧合血分成两部分，一部分通过动脉回输，另一部分通过上腔静脉回输到右心房，增加经肺血流的氧合程度，达到改善右上肢和头部氧供的目的。

三、操作方法

（一）操作前准备

1. 操作前向清醒患者及家属讲解操作全过程，告知可能存在的风险和一旦发生意外和风险所采取的积极应对措施，以取得合作并签署知情同意书。

2. 准备 ECMO 系统、动静脉插管及穿刺包、预充液（晶体预充液、胶体预充液）、肝素、监护设备（ACT 测定仪、动静脉氧饱和度监测仪）、三通管和 CO_2 等。

（二）操作流程

1. 管路连接　连接静脉回流管与离心泵入口；连接静脉管道与动静脉氧饱和度监测仪的接头；连接膜肺进出口样本采集管；连接内循环管道，分别与 O_2 和 CO_2 管道连接，检查无渗漏。

2. 管道预充排气　排尽 CO_2 预充管道空气，关闭动静脉管道、预充管和桥连管。连接预充管与晶体和胶体预充液（内加入 2000U 肝素），按先晶体后胶体的顺序预充。预充完毕，将离心泵的泵头安放在离心机上，固定膜肺，连接氧气管。

3. 自检调试　打开流量开关，流量计数调零、设定报警参数。负压管调零后，打开离心泵进出口和动静脉管道，试运行，观察机器运转是否正常。调试完毕关闭动静脉管道。

4. 选择模式，穿刺插管　根据需要确定氧合模式，严格执行无菌操作规范，静脉基础麻醉，静脉推注肝素抗凝后进行动静脉插管。

5. 调节参数，系统运行　打开静脉管道钳，调节旋转流量，然后打开动脉管道钳，打开气体流量计，调节气体流量和血流量，ECMO 系统运行。

6. 监测　治疗期间密切监测患者生命体征变化，每小时检查一次穿刺侧肢端血运情况（动脉搏动、肢体皮肤温度和颜色等），进行必要的实验室检查。

7. 撤离 ECMO　将体外循环的血液回输患者体内，并予以鱼精蛋白中和肝素，使 ACT 恢复治疗前的水平。停止血泵，拔出静脉内引血管和静脉内回血管。按压穿刺部位，以防血肿形成。同时密切观察患者的生命体征变化和穿刺侧肢端血运情况，做好记录。

NOTE

四、监护要点

1. 严格无菌操作，预防感染。如出现感染征象，应积极寻找感染源，严格执行抗生素使用规范。躁动患者需加强基础护理并妥善固定，防止导管脱出。必要时使用镇静剂。

2. 根据病情需要调节 ECMO 参数，为快速减轻心肺负担，改善微循环，早期设定：血流量为心输出量的 80%～100%；氧气浓度为 70%～80%；气流量：血流量为（0.5～0.8）：1。当患者 MAP 维持在 70～90mmHg，CVP 维持在 5～12cmH$_2$O，LAP 维持在 5～15mmHg，静脉血氧饱和度 >75% 时，可逐渐降低血流量至心输出量的 50%，氧气浓度为 40%～50%。当患者血流量降为心输出量的 10%～25%，可停止 ECMO 治疗。

3. 密切监测连续血氧饱和度、血细胞比容、超声心动、游离血红蛋白和血浆胶体渗透压、血流动力学、凝血功能以及肝、肾、脑、心脏和肺等重要脏器功能的改变。连续监测中心体温，维持中心体温在 35℃～37℃，当体温 <35℃时，及时给予复温。ECMO 治疗时由于患者全身肝素化，出血成为最常见的并发症。因此，应使 ACT 维持在 160～180 秒，血小板维持在 100×10^9/L，如有出血倾向，应及时调整抗凝方案。

4. ECMO 治疗期间患者应采用机械辅助通气，机械通气的氧浓度、气道峰压和呼气末正压等参数应降低。根据患者病情选择氧合器，预计 ECMO 辅助时间小于 5 天者可用中空纤维膜氧合器；超过 5 天者用硅胶膜式氧合器。

5. ECMO 治疗期间如出现故障需要停止运行时，应首先夹闭动、静脉管路，开放管路桥。排除故障时，及时调整呼吸机辅助呼吸参数和正性肌力药物剂量，维持正常呼吸循环功能。

6. ECMO 治疗期间的常见并发症包括①机械并发症：如氧合器功能障碍导致血栓形成和血浆渗漏、设备故障等。②导管相关并发症：如导管置入困难，出血，局部血肿，导管位置异常而致引流不畅，压力过大动脉插管崩脱等。③患者相关并发症：如出血、肾功不全、血栓形成及栓塞、感染、神经系统并发症（颅内出血、脑栓塞）、溶血、高胆红素血症、肢体末端缺血。

【病案讨论】

1. 患者，男性，68 岁，咳嗽，咳痰 1 月余，加重伴咯血 24 小时。呼吸科以"肺炎"收治入院，给予莫西沙星抗感染治疗（对青霉素及头孢过敏），效果不佳，出现意识障碍，明显呼吸窘迫，转至 ICU 科救治。查体：患者处于嗜睡状态，口唇紫绀，呼吸困难，R：40 次 / 分，SpO$_2$ 80%，动脉血气显示：PaO$_2$ 45mmHg，PaCO$_2$ 39mmHg，ECG 示窦性心律，P：120 次 / 分，BP：80/40mmHg。请回答下列问题：

（1）针对以上情况，目前最快速有效的处理措施是什么？

（2）在采取该措施时，护士应从哪些方面观察病情变化？

（3）该项措施所致的并发症有哪些？如何预防？

2. 患者，女性，55 岁，突发胸闷、气促 3 天就诊。既往高血压、糖尿病、慢性肾功不全。Cr 575μmol/L，BUN 75.45mmol/L，鉴于血清肌酐在住院期间进行性增高，考虑行 CBP 治疗。请回答下列问题：

（1）进行 CBP 治疗时，最常选用的血管通路是什么？

（2）CBP 治疗期间，护士要注意哪些方面的观察和护理？

NOTE

第十一章   危重症患者的营养支持

随着医学科学的发展，营养支持在临床综合治疗中的重要性越来越为人们所重视。在危重症患者中，营养不良将增加患者的死亡率，尤其是出现低蛋白性营养不良时，平均住院时间和医疗费用会显著增加。营养支持虽不能完全阻止和逆转危重症患者的病情发展，但在减少并发症、保护重要脏器功能、修复创伤组织和促进机体康复等方面发挥至关重要的作用。

第一节   概   述

一、危重症患者的代谢变化

正常的新陈代谢是维持人体生命活动及内环境稳定最根本的保证。危重症患者由于机体的应激反应使各种代谢处于高分解状态，主要表现在以下四个方面：

（一）糖代谢紊乱

主要表现是糖异生增加和胰岛素抵抗。应激反应下，一方面体内儿茶酚胺、糖皮质激素、胰高血糖素、甲状腺素分泌增加，糖异生作用明显加强，葡萄糖生成增加；另一方面，胰岛素分泌减少或相对不足，机体对胰岛素的敏感性下降，出现胰岛素抵抗，导致机体呈高血糖状态。血糖增高又加重了机体的应激反应，形成恶性循环。

（二）蛋白质分解代谢加速

蛋白质快速分解而合成降低是严重创伤、感染后代谢反应的突出特点，表现为骨骼肌群进行性消耗，尿氮排出增加，机体出现明显的负氮平衡。

（三）脂肪代谢紊乱

应激状态下体内储存的糖原很快被耗尽，脂肪被动员供能，分解加速。脂肪成为应激状态下机体的主要能量来源，从而减少了蛋白质的分解，保存了机体蛋白质。此时即使补充外源性脂肪，也不能完全控制体内脂肪分解，导致血中游离脂肪酸及甘油浓度增高。

（四）能量代谢增高

基础能量消耗（based energy expenditure，BEE）是指患者在安静、清醒、空腹状态下的能量消耗值，占每日总能量消耗的 60% ～ 70%，是机体维持正常生理功能和内环境稳定所消耗的能量。BEE 增加是危重症患者能量代谢的基本特征，Harris–Benedict 公式是健康机体基础能量消耗的估算公式，可以 BEE 为参数指标计算实际能量消耗（actual energy expenditure，AEE）。

BEE（kcal/d）=66.5+13.7W+5.0H–6.8A .... 男

BEE（kcal/d）=65.5+9.6W+1.7H–4.7A .... 女

AEE=BEE×AF×IF×TF

〔W：体重（kg）；H：身高（cm）；A：年龄（岁）；AF：活动系数；IF：应激系数；TF：体温系数〕

二、危重症患者营养支持的目的

营养支持的目的主要是供给细胞代谢所需要的能量与营养物质，维持组织器官正常的结构与功能；通过营养支持调理代谢紊乱，调节免疫功能，增强机体抗病能力，从而影响疾病的发展与转归。营养支持虽然不能完全阻止和逆转患者严重应激反应的高分解代谢状态和人体组成的改变，但合理的营养支持，可减少机体净蛋白的分解代谢，使蛋白质的合成增加，改善潜在和已经发生的营养不良状态，防止发生严重并发症。

三、危重症患者营养支持的原则

1. 选择适宜的营养支持时机 根据患者的病情变化来确定营养支持的时机。在复苏早期、血流动力学尚未稳定或存在严重的代谢性酸中毒阶段，并不是开始营养支持的安全时机。此外，还需要考虑不同原发疾病、不同阶段的代谢改变与器官功能的特点。存在严重肝功能障碍、肝性脑病、严重氮质血症及严重高血糖未得到有效控制等情况下，营养支持也很难有效实施，此时维持水、电解质平衡是危重症患者营养支持的第一需要，待病情允许时再尽早给予营养支持。

2. 控制应激性高血糖 应激性高血糖是危重症患者普遍面临的问题。研究表明，血糖＞109g/dL，死亡风险增加3倍。采用强化胰岛素治疗可以提高营养支持的安全性与可靠性。通过使用胰岛素严格控制血糖水平≤8.3mmol/L，可明显改善危重症患者的预后，使MODS的发生率及病死率明显降低。

3. 选择适宜的营养支持途径 营养支持包括肠外营养（parenteral nutrition，PN）与肠内营养支持（enteral nutrition，EN）。患者胃肠结构与功能完整，应首选EN，或以EN为主，PN为辅；EN不能满足机体代谢需要时，应积极给予PN。但危重症患者多有胃肠功能障碍，如不及时有效地给予PN，将使其死亡的风险大大增加，PN成为其综合治疗的重要组成部分。对胃肠道完全不能接受营养物质补充的危重症患者可给予完全胃肠外营养支持（total parenteral nutrition，TPN）；对胃肠道仅能接受部分营养物质补充的危重症患者，可采用部分肠内与部分肠外营养（partial parenteral nutrition，PPN）相结合的营养支持方式，目的在于支持肠功能。

4. 合理的能量供给 这是实现危重症患者有效营养支持的保障。不同疾病状态、时期以及不同个体，其能量需求亦不同。危重症患者的营养支持应充分考虑受损脏器的耐受能力，肝肾功能受损时，营养物质的代谢与排泄均受到限制，供给量如超过机体代谢负荷，将加重代谢紊乱与脏器功能损害。对应激早期合并有SIRS的危重症患者，应限制能量的供给量，可控制在20～26kcal/（kg·d），这常被认为是危重症患者能够接受并可实现的能量供给目标，即"允许性低热量喂养"，以减少高血糖、高碳酸血症与脂肪沉积等并发症。对于病程较长、合并感染和创伤的患者，待应激与代谢稳定后能量供应适当增加，目标喂养可达30～35kcal/（kg·d）。

5. 其他 在补充营养底物的同时，重视营养素的药理作用。为改善危重症患者的营养支

NOTE

持效果，在肠内与肠外营养液中可根据需要添加特殊营养素。

第二节　营养状态的评估

营养评估是通过人体测量、生化检查、临床检查、人体组成测定及多项综合营养评定方法，判定人体营养状况，确定营养不良的类型及程度，评估营养不良所致后果的危险性，并监测营养支持疗效，预测营养相关性并发症发生概率，从而提示预后。

一、人体测量

人体测量是应用最广泛的营养评价方法，主要包括以下五个方面。

1. 体重（body weight，BW） 体重是营养评定中最简单、最直接可靠的指标。短期内体重变化可受脱水或水钠潴留因素的影响，故体重评定应根据病前3～6个月的体重变化加以判断。测定时间应选择晨起空腹排空大小便后。常用指标有：

（1）实际体重占理想体重（IBW）百分比（%），即实际体重/IBW×100%。结果判定：80%～90%为轻度营养不良；70%～79%为中度营养不良；≤69%为重度营养不良。

（2）体重改变（%）=［通常体重（kg）-实测体重（kg）］/通常体重（kg）×100%。

将体重改变的程度和时间结合起来分析，能更好地评价患者的营养状况。一般说来，近三个月体重减轻≥5%基础体重，或近6个月体重减轻≥10%基础体重，提示分解代谢加强，存在营养不良。

2. 体重指数（body mass index，BMI） BMI是反映蛋白质热量营养不良及肥胖症的可靠指标。计算公式：BMI=体重（kg）/身高^2（m^2）。理想值为19～25（19～34岁），21～27（>35岁）。>27.5为肥胖，其中17～18.5为轻度营养不良；16～17为中度营养不良；<16为重度营养不良；27.5～30为轻度肥胖，30～40为中度肥胖，>40为重度肥胖。

3. 三头肌皮褶厚度（triceps skin fold thickness，TSF） 人体皮下脂肪含量约占全身脂肪总量的50%，通过皮下脂肪含量的测定可推算体内脂肪含量，并间接反映热量代谢变化。正常参考值：男性11.3～13.7mm，女性14.9～18.1mm。实测值在正常值的90%～110%为正常，80%～90%为体脂轻度消耗，60%～80%为中度消耗，<60%为重度消耗。

4. 臂围 上臂围（arm circumference，AC）即上臂中点围长。上臂肌围（arm muscle circumference，AMC）（cm）=AC（cm）-3.14×TSF（cm）。通过二者的测定，可推算机体脂肪和肌肉总量，间接反映热能的变化。AMC参考值男性为22.8～27.8cm，女性为20.9～25.5cm。实测值在参考值的90%以上为正常。

5. 握力测定 握力是反映肌肉功能的有效客观指标，握力和机体营养状况密切相关。正常男性握力≥35kg，女性≥23kg。

二、实验室检查

（一）血清蛋白测定

血清蛋白是临床上最常用的营养评估指标，包括血清白蛋白、转铁蛋白及前白蛋白浓度测定等。持续的低蛋白血症被认为是判定营养不良的可靠指标。三种蛋白有其不同特点，见表 11–1。

表 11–1　血清蛋白临床意义

名称	半衰期	临床意义
白蛋白	18 天	体内储存量大，对急性营养改变不敏感
转铁蛋白	8 天	较白蛋白对营养支持的反应快，是连续检测的首选。对了解近期的营养变化更有临床意义
前白蛋白	2 天	体内含量极少，在蛋白质和热能摄入不足或体内急需合成蛋白时，其含量于短期内即有变化。对了解近期的营养变化更有临床意义

（二）免疫学测定

包括细胞和体液免疫两个方面。其中，细胞免疫功能在人体抗感染中起重要作用，蛋白质热量营养不良常伴有细胞免疫功能损害。总淋巴细胞计数（total lymphocyte count，TLC）是评价细胞免疫状态的一项简易方法。正常值为（2.5～3.0）×10^9/L。（1.5～1.8）×10^9/L 为轻度营养不良，（0.9～1.5）×10^9/L 为中度营养不良，<0.9×10^9/L 为重度营养不良。

（三）氮平衡试验

氮平衡是评价蛋白质在体内合成与分解代谢的重要参数，是通过摄入氮与排出氮之差得来的。若氮摄入大于氮排出，为正氮平衡，反之，为负氮平衡。氮平衡值为零时，肌肉蛋白和内脏蛋白耗损与修复处于动态平衡中，正值为蛋白合成状态，负值为蛋白分解状态，据此可测量患者对氨基酸和蛋白质的需求。计算氮平衡时，要求准确收集和分析氮的摄入量与排出量。氮的摄入应记录经口、肠道摄入及经静脉输入的氮。在一般膳食情况下，大部分氮的排出为尿氮，约占排出氮总量的 80%，其他排出途径包括粪便、汗液、非蛋白氮和体液丢失氮等，四者数量较少且恒定，用常数 4 代替。氮平衡的计算公式为：氮平衡（g/d）= 摄入氮（g/d）–［尿中尿素氮（g/d）+4］。

三、临床检查

询问患者病史及最近数月饮食、体重改变或有无进食困难等状况并予以记录。通过细致的体格检查发现营养素缺乏的体征，如肌肉萎缩、皮肤损害、毛发脱落、水肿或腹水等，判断营养不良的类型及严重程度。

四、综合营养评估

为提高营养评定的灵敏性和特异性，目前多数学者主张采用综合性营养评定方法，以判断患者有无营养不良。营养不良可分为轻度、中度、重度三种程度，其简易评定方法见表 11–2。

表 11–2　简易营养评估方法

参数	正常范围	轻度营养不良	中度营养不良	重度营养不良
BW	> 理想体重的 90%	下降 10%～20%	下降 20%～40%	下降 >40%
AMC	> 正常值的 90%	>80%	60%～80%	<60%
TSF	> 正常值的 90%	>80%	60%～80%	<60%

续表

参数	正常范围	轻度营养不良	中度营养不良	重度营养不良
转铁蛋白（g/L）	2.00～2.50	1.50～1.75	1.00～1.50	<1.00
白蛋白（g/L）	≥35	30～35	21～30	<21
迟发性超敏反应	硬结>5mm	硬结<5mm	无反应	无反应
淋巴细胞总数	≥1500	>1200	800～1200	<800

第三节　危重症患者营养支持护理

一、肠内营养

肠内营养系采用口服或管饲等方式经胃肠道提供机体代谢需要的能量及营养基质的营养治疗方式。它具有符合生理状态，维持肠道结构和功能的完整，使用和监护简便，费用低，并发症少等优点，是临床营养支持的首选方法。

（一）适应证

能否实施肠内营养取决于两个方面。一是患者的胃肠道是否具有吸收营养素的能力，二是胃肠道是否能耐受肠内营养制剂。满足以上两个条件，在患者因原发病或治疗的需要不能或不愿经口进食，或摄入食量不能满足机体合成代谢需要时，均可采用肠内营养。

（二）肠内营养制剂

根据肠内营养制剂的组成分为要素型、非要素型、组件型和疾病专用型四类。

1. 要素膳　是一种人工精制、营养素齐全、由无渣小分子物质组成的水溶性营养合成剂，适用于胃肠道消化、吸收功能部分受损的患者。其特点是：①营养全面。②不需消化即可直接或接近直接吸收。③成分明确。④不含残渣或残渣极少。⑤不含乳糖。⑥干粉制剂携带方便、易于保存。⑦口感较差。

2. 匀浆膳　是应用最广泛的肠内营养制剂，属于非要素型制剂。是由天然食物配制而成的糊状、浓流体或粉剂的平衡饮食，由大分子营养素组成，可经鼻饲、胃或空肠置管滴入或以灌注的方式给予的营养剂。匀浆膳对患者胃肠道功能要求较高，在肠腔内形成的残渣也较多，因此，对要求减少消化道刺激的患者慎用。包括商品匀浆膳和自制匀浆膳两类。

（1）商品匀浆膳　系无菌的、即用的匀质液体或粉剂，成分明确，可通过细孔径喂养管，应用较为方便。其缺点在于营养成分不易调整，价格较高。

（2）自制匀浆膳　优点是三大营养素及液体量明确，可根据实际情况调整营养素成分，价格较低、制备方便、灵活。其缺点主要是维生素和矿物质的含量不甚明确或差异较大，固体成分易于沉降及黏度较高，不易通过细孔径喂养管。

3. 组件型制剂　是仅以某种或某类营养素为主的肠内营养制剂。用于对完全型肠内营养制剂进行补充或强化，满足患者的特殊需要。主要包括蛋白质组件、脂肪组件、糖类组件、维生素组件和矿物质组件。

4. 疾病专用型制剂　是为特殊患者制备的营养液。常用的有肝病、肿瘤、糖尿病、肾病、婴幼儿、创伤和肺病等。

（三）肠内营养的输入途径

根据患者情况，肠内营养可采用口服、鼻胃管、鼻空肠管、胃造瘘、空肠造瘘等多种输入途径，具体投给途径的选择取决于疾病情况、喂养时间长短、患者精神状态及胃肠道功能。

1. 口服　是最经济、安全、简便的投给方式，符合人体正常生理过程。口服时，合理足够的膳食能满足大多数患者对各种营养素的需求。

2. 鼻胃管及鼻空肠管喂养　适用于接受营养治疗不超过2周的患者。长期使用患者可出现咽部红肿、不适，增加呼吸系统并发症等。此喂养途径简单易行，是临床上使用最多的方法（表11-3）。

表11-3　鼻胃管和鼻空肠置管特点

	经鼻胃管途经	经鼻空肠管途经
适用范围	胃肠功能正常、非昏迷以及经短时间管饲即可过渡到口服饮食的患者	有误吸风险、胃动力障碍的患者
优点	简单易行	降低反流和误吸的发生率，患者对肠内营养的耐受性增加，喂养的同时可行胃肠减压
缺点	反流、误吸、鼻窦炎、上呼吸道感染发生率增加	喂养开始阶段，易导致消化系统不良反应

3. 胃造瘘　常用于较长时间不能经口进食，但胃排空良好的患者。常用方法包括手术行胃造瘘术和经皮内镜辅助的胃造瘘术（PEG）。其中PEG具有不需剖腹与麻醉，操作简便、创伤小等优点，PEG置管完成6～8小时后，才可开始经胃造瘘管进行喂养。

4. 空肠造瘘　适用于胃动力障碍、十二指肠淤滞等需要同时行胃肠减压的患者。常用方法：手术行空肠造瘘或经皮内镜空肠造瘘术（PEJ），操作结束后可通过X线摄片证实喂养管的位置。优点：①降低因液体反流引起的呕吐和误吸发生率。②肠道营养与胃十二指肠减压可同时进行，对胃、十二指肠外瘘及胰腺疾病者尤为适宜。③喂养管可长期放置，适用于需长期营养治疗的患者。

（四）肠内营养的投给方式

1. 口服　适用于非要素膳食。因要素膳食有特殊气味，部分患者难以接受。

2. 管饲　通过管饲进行肠内营养的输注方式有按时分次投给、间隙性重力输注和连续性经泵输注三种方式。具体应用方法取决于营养液的性质、喂养管的类型与大小、管端的位置及营养液的需要量。

（1）按时分次投给　将营养液用注射器缓慢地注入喂养管内，每次200mL左右，每天6～8次。该方法目前临床上已很少使用，常适用于长期家庭肠内营养的胃或空肠造瘘患者。

（2）间隙性重力输注　将营养液置于输液瓶或塑料袋中，经输液管与喂养管连接，借重力将营养液缓慢滴入胃肠道内，每天4～6次，每次250～400mL，每次30～60分钟。适用于鼻饲的患者。优点是患者有较多的自由活动时间，类似正常饮食，耐受性好。

（3）连续性经泵输注　是用输液泵12～24小时均匀、持续地将要素饮食输入胃和小肠内的方法。成人用量为2000～3000mL/日，开始速度为40～60mL/h，逐渐增加至100～150mL/h。适用于十二指肠或空肠喂养患者。临床上多主张采用此方式进行肠内营养治疗，实践证明，连续经泵输注具有胃肠道不良反应少、营养效果好的优点。

（五）肠内营养支持的护理

1. 一般护理

（1）鼻胃管者根据病情取半卧位，避免营养液反流和误吸。鼻空肠置管者可根据病情取任意体位。

（2）密切观察病情和肠内营养输注效果，准确记录 24 小时出入量。

（3）长期经鼻置管者，每日检查患者鼻腔、口腔、咽喉部有无不适及疼痛，用油膏涂抹鼻黏膜避免产生溃疡。

（4）经口肠内营养时，可随患者喜好加调味剂或其他饮料配制，也可用吸管呷饮或冷饮，有助于降低不适感。

（5）胃造瘘或空肠造瘘管应待窦道形成后（约 2 周）才能拔除。

2. 做好喂养管的护理

（1）妥善固定喂养管，以防移位和脱落。

（2）喂养开始前，通过抽吸胃内容物、X 线摄片和抽吸物 pH 值测定来确定胃管尖端位置。

（3）每次喂养前后和连续管饲 4 小时均要用生理盐水 30 ～ 50mL 或用温开水冲洗管道，保持喂养管通畅和清洁。

3. 胃肠道的护理

（1）每 4 小时抽吸并估计胃内残留量，若大于 100 ～ 150mL，应延迟或暂停输注。

（2）维持患者正常排便形态。5%～ 30%肠内营养治疗患者可发生腹泻，护理时应注意：营养液应从低浓度、小剂量开始输注，逐步递增。一般第 1 天用 1/4 总需要量，如患者可耐受，第 2 天可增至 1/2 总需要量，第 3 ～ 4 天增加至全量；输注速度应逐渐增加，宜使用输液泵控制；营养液的输入温度以接近正常体温为宜；营养液应现用现配，避免因污染、变质而导致患者腹泻。

4. 常见并发症

（1）机械性并发症　鼻、咽、食管损伤，喂养管堵塞、拔出困难，造口并发症等。

（2）胃肠道并发症　恶心、呕吐、腹泻、腹胀、肠痉挛等。多数症状可通过合理的操作预防和纠正。

（3）代谢性并发症　主要有水、电解质及酸碱代谢异常，糖代谢异常，微量元素、维生素及脂肪酸的缺乏，各脏器功能异常。

（4）感染性并发症　主要与营养液的误吸和污染有关。吸入性肺炎是肠内营养最严重的并发症，常见于婴幼儿、老年人及意识障碍患者。

二、肠外营养

肠外营养（PN）系指通过静脉途径提供人体代谢所需的营养素。当患者被禁食且所需营养素均经静脉途径提供时，称之完全胃肠外营养（TPN）或静脉高营养、全静脉营养。

（一）适应证

胃肠道功能障碍的重症患者；由于手术或解剖问题胃肠道禁止使用的重症患者；存在尚未控制的腹部情况，如腹腔感染、肠梗阻、肠瘘等。

（二）肠外营养制剂

1. 碳水化合物　是肠外营养中最主要的能量物质。在配方中常应用高浓度葡萄糖，所需要的热量根据患者体重、消耗量、创伤及感染的程度而定。肠外营养时葡萄糖的供给量一般为 3 ~ 3.5g/（kg·d），约占总热卡的 50%。严重应激状态下患者的葡萄糖供给量降至 2 ~ 3g/（kg·d），以避免摄入过量导致的代谢副作用。

2. 氨基酸　是肠外营养的氮源物质，是机体合成蛋白质的底物。足够的氮源可补充和减轻体内蛋白质的消耗，促进组织愈合及酶和激素的合成。肠外营养时氨基酸摄入量为 1.2 ~ 1.5g/（kg·d），严重分解代谢状态下需要量可增加至 2.0 ~ 2.5g/（kg·d）。输注氨基酸时要同时提供足量非蛋白热卡，以保证氨基酸能被机体有效地利用。

3. 脂肪乳剂　是肠外营养中较理想的能源物质，不但可提供能量，还可为机体提供生物合成碳原子和必需脂肪酸。脂肪乳剂具有能量密度高、等渗、不从尿排泄、富含必需脂肪酸、对静脉壁无刺激、可经外周静脉输入等优点。一般情况下，脂肪乳剂应占 30% ~ 40% 总热卡。

4. 电解质　电解质对维持机体水、电解质、酸碱平衡，保持人体内环境稳定，维护各种酶的活性和神经、肌肉的激应性均有重要作用。

5. 维生素及微量元素　是维持人体正常代谢和生理功能不可缺少的营养素。肠外营养时需要添加维生素以及微量元素制剂，以避免出现微量元素和维生素缺乏症。

（三）肠外营养的输入途径

肠外营养的输入途径包括中心静脉和外周静脉两种。

1. 中心静脉途径　中心静脉营养（central parenteral nutrition，CPN）是指全部营养要素通过中心静脉补充的营养支持方法。适用于需要长期肠外营养，需要高渗透压营养液的患者。其优点是：①中心静脉管径粗，血液流速快，血流量大，输入液体很快被血液稀释，不受输入液体浓度、pH 和输注速度的限制，对血管壁的刺激小。②能在 24 小时内持续不断地进行液体输注，可依据机体的需要最大限度的调整输入液量、浓度和速度，保证供给机体所需的热量和各种营养物质。③一次穿刺置管后可长期使用，减少了反复穿刺的痛苦。其缺点是前期费用较高；置管技术要求高，易引起损伤、感染、空气栓塞等多种并发症。

2. 外周静脉途径　外周静脉营养（peripheral parenteral nutrition，PPN）是指通过外周静脉导管全面输送营养制剂的方法。适用于病情较轻、用量小、PN 支持不超过 2 周者。其优点是任何可穿刺的周围静脉均可选用，能避免中心静脉置管的潜在并发症，并降低初始治疗费用。缺点是需频繁穿刺，易引起血管疼痛、静脉炎等并发症。

（四）肠外营养液的配制

为使输入的营养物质在体内获得更好的代谢、利用和减少污染等，肠外营养时应将各种营养制剂混合配制后输注，即全营养混合液（total nutrient admixture，TNA），又称为全合一（all in one，AIO）营养液系统。肠外营养液配制所需的环境、无菌操作技术、配置流程、配置顺序均有严格的要求。目前我国许多医院均建立了静脉药物配置中心，可充分保证肠外营养液配制的安全性。

近年来随着新技术、新材质塑料的不断问世，出现了标准化、工业化生产的肠外营养袋。这种营养袋中有分隔腔，分装氨基酸、葡萄糖和脂肪乳剂，隔膜可将不同成分的营养物质分开，以防相互发生反应。应用前操作者双手加压即可撕开隔膜，使各成分立即混合。标准化多

NOTE

腔肠外营养液节省了配制所需的设备，简化了步骤，常温下可保存较长时间。

（五）肠外营养的输注方式

1. 持续输注法　将全天的营养液在24小时内持续均匀输入到体内的方法称为持续输注法。由于各种成分是按比例输入的，对机体氮源、能源及其他营养物质的供给处于持续均匀状态，胰岛素分泌稳定，血糖值波动小，对机体内环境的影响相对恒定。肠外营养早期宜采用此法。

2. 循环输注法　是在持续输注营养液较稳定的基础上，缩短输注时间，使患者有一段不输液体的间期。适用于需长期接受肠外营养，并且肠外营养的质和量均已稳定，病情也较稳定的患者。

（六）肠外营养支持的护理

1. 一般护理　在不影响输注的情况下，协助患者采取舒适体位。使用周围静脉营养时应每24小时更换输注部位，输注液的渗透压应低于 $800 \sim 900$ mmol/L。

2. 营养液宜现用现配　配好的 TNA 应在24小时输完，暂不使用时应置于4℃冰箱保存，应用时要在室温下复温 $0.5 \sim 1$ 小时后再使用。

3. 合理控制输液速度　建议使用输液泵。若患者出现面色潮红、出汗、高热和心率加速等不适时，应减慢速度或暂停输液。

4. 确保输入 TNA 的安全性和有效性　目前主张不在 TNA 中添加任何药物，如必须经此静脉加药，则暂停 TNA，并在用药前后用生理盐水冲洗输液管道至少5分钟。

5. 导管护理　加强静脉穿刺部位的护理。若用 3M 透明胶布贴封导管穿刺处者，胶布表面应标明更换日期并按时予以更换。观察穿刺部位有无红、肿、热、痛等感染征象。若患者发生不明原因的发热、寒战、反应淡漠或烦躁不安，应疑为导管性感染。应及时通知医师，协助拔除导管并做微生物培养和药物敏感试验。避免经导管抽血或输血；输液结束时，用肝素稀释液封管，以防导管内血栓形成和保持导管通畅。

6. 尽早经口饮食或肠内营养　当患者胃肠功能恢复或允许进食时，鼓励患者经口饮食。

7. 常见并发症

（1）代谢性并发症

1）糖代谢紊乱：①血糖异常升高，严重者可出现渗透性利尿、脱水、电解质紊乱、神志改变，甚至昏迷。护士应立即报告医师并协助处理，停止输入葡萄糖溶液或含有大量糖的营养液；输入低渗或等渗氯化钠溶液，内加胰岛素，使血糖逐渐下降。②脉搏加速、面色苍白、四肢湿冷和低血糖性休克，应立即协助医师积极处理，推注或输注葡萄糖溶液。

2）脂肪代谢紊乱：表现为发热、急性消化道溃疡、血小板减少、溶血、肝脾肿大、肌肉疼痛等。一旦出现类似症状，应立即停输脂肪乳剂。

（2）血栓性浅静脉炎　多发生于经外周静脉输注营养液时。可见输注部位的静脉呈条索状变硬、红肿、触痛，少有发热现象。一般经局部湿热敷、更换输液部位或外涂可经皮吸收的具有抗凝、消炎作用的软膏后可逐步消退。

（3）静脉置管和输液期间并发症　参见第十章常用院内急救技术。

【病案讨论】

患者，女性，48岁，体重52kg，外伤致右侧股骨粗隆间骨折。伤后24小时行切开复位、动力髋螺钉内固定术。术后卧床一月余，体重减至 40kg，且发生顽固性肺部感染，病情未得到控制进展为呼吸衰竭，给予气管插管，机械通气，同时留置鼻胃管，转入 ICU 进一步治疗后生命体征平稳。实验室检查：WBC $9.5×10^9$/L，Hb 89g/L，ALB 30g/L。请回答下列问题：

1. 评估患者目前营养状况。
2. 简述该患者能量补充应遵循的原则是什么？
3. 可选择哪种营养支持途径？可能发生哪些并发症？如何预防？

第十二章　休克患者的护理

休克（shock）是临床各种严重疾病常见的并发症之一。现代医学认为，休克是由于机体受到各种强烈致病因素的侵袭，引起有效循环血量锐减导致全身组织灌注不足、细胞代谢紊乱和功能受损为共同特点的临床综合征。氧供给不足和需求增加是休克的本质。因此，休克治疗的关键环节是恢复对组织细胞的供氧，并促进其有效利用，重新建立氧的供需平衡和保持细胞正常功能。在中医学范畴中，休克属"厥脱"证。

知识拓展

休克定义的历史沿革

　　Shock 一词最早见于 1737 年，由法国的外科医生 Henri Francois Le Dran 提出，但直至 1867 年，在 Edwin A. Morris 的论文《A Practical Treatise on Shock after Operations and Injuries》发表后，休克一词才得以广泛使用。19 世纪晚期，shock 一词仅指严重创伤后的即刻反应，而未涉及创伤后综合征的表现。当时休克的定义仅限于描述明显的临床症状。1895 年，John Collins Warren 将休克定义为"死亡过程中的暂停"，特点为脉搏"不能感知"或"细数"，以及"冷汗"。1930 年，Blalock 将动脉低血压作为休克的必要表现之一，把休克定义为"血管床和血管内容量不匹配造成的外周循环功能衰竭"。1964 年，Simone 指出，休克时"心输出量不足以使血液充盈动脉血管，血压也不足以保证器官和组织的足够血流"。科学技术的进步使得人们能够独立于血压去评价组织灌注情况，结果表明低血压并不等于休克。从此，休克的定义重点在于强调组织灌注及细胞功能。根据 Fink 的定义，休克指"全身灌注异常导致的以广泛细胞缺氧及重要器官功能障碍为特征的临床综合征"。

一、病因与分类

（一）病因分类

病因分类是以导致休克的原发疾病或原因进行分类的方法，有助于诊断原发疾病，对因治疗。主要分为以下五类。

1. 低血容量性休克　是临床最常见的休克类型。多由于大量失血、失液及失血浆而导致有效循环血量减少所致。包括失血性休克、失液性休克和创伤性休克。

2. 感染性休克　又称"中毒性休克"，主要是由于细菌及毒素作用引起。多继发于革兰阴性菌导致的严重感染性疾病，也可由病毒、霉菌、螺旋体等严重感染引起。如急性梗阻性化脓性胆管炎、急性弥漫性腹膜炎、绞窄性肠梗阻等。

3. 心源性休克 主要由心功能不全、心输出量减少引起。如急性心肌梗死、严重心律失常、心包填塞、心肌炎、心肌病变等。

4. 过敏性休克 主要是由于机体对某些药物或血清制品、疫苗等发生过敏反应，从而引起血管床容积扩张，毛细血管的通透性增加所致。

知识链接

过敏性休克的特点

过敏性休克是一种非常严重的过敏反应，发生迅猛，多数患者接受致敏物后15分钟内发生严重反应，少数患者会在30分钟甚至数小时后才出现反应，称为"迟发性反应"。早期主要表现为全身不适，如口唇、舌及手足发麻，皮肤瘙痒、心悸、胸闷、头晕目眩、恶心、呕吐、烦躁不安等；随即全身大汗、面色苍白、口唇发绀、咳嗽、喉头阻塞、气促，严重者有昏迷及大小便失禁的表现。

---

5. 神经源性休克 多由于颅脑损伤、脊髓损伤或麻痹、麻醉意外、剧烈疼痛等引起血管床容积扩张，有效循环血量减少所致。

（二）血流动力学分类

是休克病因分类的补充，反映了休克的治疗是以纠正血流动力学紊乱和氧代谢障碍为目标。分为低血容量性休克、心源性休克、分布性休克和梗阻性休克。

1. 低血容量性休克 机制是循环容量丢失，导致血容量急剧减少。

2. 心源性休克 机制是泵衰竭。是在血容量足够的条件下，因心脏功能衰竭导致心排血量急剧下降，CVP升高，体循环阻力增加。

3. 分布性休克 机制为血管收缩和舒张功能调节异常。包括：①体循环阻力正常或增高，因容量血管扩张导致循环血量相对不足，如麻醉药物过量、脊髓休克、过敏性休克等。②体循环阻力降低，导致全身血液重新分布，主要见于感染性休克。

4. 梗阻性休克 机制是血流通道受阻导致心排血量减少，引起循环灌注不良。如腔静脉梗阻、肺动脉栓塞等。

二、病理生理

导致休克的原因虽各不相同，但有效循环血量锐减和组织灌注不足及产生炎性介质是各类休克共同的病理生理基础。目前，休克发病的病理生理机制主要有三个学说。

（一）微循环学说

20世纪60年代，Lillehei等通过大量的实验，观察了休克时器官血流量和血流动力学状态，认识到休克是一个以急性微循环障碍为特征的临床综合征，提出微循环学说。根据微循环改变，将休克分三期。

1. 微循环收缩期 又称休克早期。在此期，机体处于应激状态，受休克致病因素刺激，交感肾上腺髓质系统兴奋，大量儿茶酚胺及肾素－血管紧张素分泌增加，使心跳加快、心排出量增加，选择性使心、脑以外器官组织的微血管持续收缩，以保证心、脑等重要器官的血液灌流。儿茶酚胺又可刺激β受体，引起大量动静脉短路和直接通路开放，以增加回心血量，维持

NOTE

动脉血压的正常。

2. 微循环扩张期　又称休克期。当休克加重，小动脉和微动脉持续收缩，微循环内血流急剧减少，组织和细胞严重缺氧，经无氧代谢后大量乳酸堆积产生酸中毒，释放出的组织胺使毛细血管前括约肌松弛、微动脉扩张，血管床容量增大。而毛细血管后括约肌对酸中毒耐受力较大，仍处于收缩状态，导致大量血液滞留在微循环内，回心血量急剧减少。另外，由于大量血液淤滞于毛细血管床，毛细血管网静水压升高导致毛细血管壁通透性受损，血浆和电解质外渗，血液浓缩，黏稠度增加使回心血量锐减，有效循环血量进一步减少，血压进行性下降，重要器官灌注不足，休克进入抑制期。

3. 微循环衰竭期　又称休克晚期。由于微循环内血液浓缩、黏稠度增加和酸性环境中血液的高凝状态，使红细胞与血小板易发生凝集，在血管内形成大量微血栓，甚至发生弥漫性血管内凝血（disse-minated intravascular coagulation，DIC）。微血栓的广泛形成，血流完全受阻，导致组织和细胞严重缺氧、代谢紊乱以至变性坏死。当大量凝血因子和血小板被消耗，血管壁受到损害，机体可出现广泛性出血，最终导致重要脏器发生严重损害及功能衰竭。通常称该期为难治性休克或"不可逆"性休克。

（二）氧代谢学说

休克的本质是组织细胞缺氧，根据发展过程，将休克分为内脏器官缺氧期和全身器官缺氧期。从此角度去认识休克并指导救治，是休克认识史上的一大进步。由于缺氧，组织无氧代谢加强，糖有氧氧化受阻，使 ATP 生成显著减少，无氧酵解增强，乳酸生成显著增多，使组织发生代谢性酸中毒；应激状态下，机体儿茶酚胺和肾上腺皮质激素明显升高，机体蛋白质合成减少，分解增多，当具有特殊功能的酶类蛋白质被消耗后，可导致多器官功能障碍综合征；应激状态下，脂肪分解代谢明显增强，成为危重病人机体获取能量的主要来源。同时，上述激素水平的变化可促进糖异生，抑制糖降解，导致机体血糖增高。

（三）炎症反应和多器官功能障碍学说

严重的创伤、感染可刺激机体过度释放炎性介质，从而形成"瀑布样"连锁放大反应。20世纪 80 年代后期，炎症性细胞因子相继被发现，如白介素、肿瘤坏死因子、集落刺激因子等，炎症反应在休克中的作用也日益被重视。90 年代形成该学说。因此，现代休克复苏的最终目标是预防多器官功能障碍。

三、临床特点

（一）临床表现及分期

根据休克的临床表现，将休克分三期。

1. 休克早期　有效循环血量减少 <20%。患者表现为精神紧张、烦躁不安、面色苍白、四肢末端发凉、出冷汗、脉搏增快（<100 次 / 分）、呼吸增快、血压正常或稍高、脉压差减小、尿量正常或减少。

2. 休克期　有效循环血量减少达到 20%～40%。患者表现为表情淡漠、反应迟钝、血压进行性下降、脉搏细数（>120 次 / 分）、呼吸浅促，口唇及肢端发绀，可出现花斑纹，尿量减少、浅静脉塌陷。

3. 休克晚期　有效循环血量减少 >40%。患者表现为意识模糊或昏迷、全身皮肤黏膜明显发绀，甚至出现瘀斑，四肢厥冷，脉搏微弱、血压测不出、呼吸微弱或不规则、无尿。若皮肤出现紫斑或消化道出血，则表示病情发展至 DIC 阶段。若出现进行性低氧血症和呼吸困难，一般吸氧不能改善呼吸状态，应警惕并发急性呼吸窘迫综合征。

（二）临床分级

休克的临床表现常随病情变化而改变，据此将休克分为轻度、中度、重度和极重度四度。（表 12-1）

表 12-1　休克的临床分级

临床表现	轻度	中度	重度	极重度
神志	神清、焦虑	神清、表情淡漠	意识模糊、反应迟钝	昏迷、呼吸浅表且不规则
皮肤黏膜色泽	面色苍白、肢端稍发绀	面色苍白、肢端发绀	皮肤发绀，可有花斑纹	皮肤极度发绀或出现皮下出血点
温度	四肢温暖或稍发凉	四肢发凉	四肢湿冷	四肢冰冷
口渴	口干	非常口渴	极度口渴或无主诉	无反应
血压和脉压差	SBP80～90mmHg 脉压差 <30mmHg	SBP60～80mmHg 脉压差 <20mmHg	SBP40～60mmHg	SBP<40mmHg
心率	≥100次/分	100～120次/分	>120次/分	心率快、律不齐
脉搏	≥100次/分，有力	100～120次/分，脉细数	>120次/分，脉细弱、无力	脉搏难以触及
体表血管	正常	毛细血管充盈时间迟缓	毛细血管充盈时间极度迟缓	毛细血管充盈时间极度迟缓
尿量	尿量正常或略减少	尿量减少	尿量明显减少或无尿	无尿
休克指数	0.5～1.0	1.0～1.5	1.5～2.0	>2.0

知识链接

休克的诊断标准

临床常用的休克诊断标准为：①具有休克的诱发因素。②发生了进行性意识障碍。③脉搏 >100次/分，或无法触及。④四肢湿冷、胸骨部位皮肤指压阳性（再充盈时间 >2 秒）；皮肤出现花斑纹、黏膜苍白或出现紫绀。⑤尿量 <0.5mL/（kg·h）或无尿。⑥收缩压 <90mmHg，脉压差 <30mmHg。⑦原有高血压的患者收缩压较基础水平下降 30% 以上。凡符合以上①②③④项中的两项，和⑤⑥⑦项中的一项者，即可诊断为休克。

四、急救与护理

休克的治疗方法包括病因治疗和支持治疗。其中，病因治疗是休克治疗的基础。病因治疗必须与支持性复苏治疗有机地结合，才有可能提高休克的治愈率，特别是确立正确的休克复苏目标是休克治疗的关键。

（一）现场急救

低血容量性休克是院前常见急危重症之一，抢救及时可避免病情继续发展引起器官损害。

NOTE

院前抢救主要原则是同步进行补充血容量和积极止血、处理原发病两个方面。

1. 初步体检　检查患者的生命体征及受伤部位。疑有颈椎骨折者应给予颈托固定，不宜过多移动。

2. 休克体位　患者取休克卧位（头部、躯干抬高20°～30°，下肢抬高15°～20°），注意保暖。

3. 保持呼吸道通畅　迅速清除口鼻腔、呼吸道分泌物，立即给予氧气吸入，若因气道灼伤、毒气吸入、过敏反应引起的喉头水肿、颈部血肿压迫气管以及严重胸部创伤的患者，应立即建立人工气道。

4. 补充血容量　迅速建立两条（或）以上静脉通路，遵医嘱补液，维持有效循环。

5. 处理原发伤病　立即给予止血、包扎、固定和制动等，必要时可应用抗休克裤。具体处理原则和方法详见"第四章院前急救技术"。

6. 镇痛　剧痛时可肌肉或静脉注射吗啡5～10mg或肌肉注射哌替啶50～100mg，但严重颅脑外伤、呼吸困难、急腹症诊断未明确的患者应禁用。

7. 转送　患者经现场急救处理后，立即转送至合适的医院作进一步救治。

（二）院内救治

1. 一般处理　给予休克卧位，有肺水肿或心衰者取半卧位。保持气道通畅，吸氧，保暖。

2. 补充血容量　除心源性休克外，补液是抗休克的基本治疗，是纠正休克引起的组织低灌注和缺氧的关键措施。目前容量复苏的一线选择仍然是晶体液，大量液体复苏时联合应用胶体液，必要时进行成分输血。近年来发现3%～7.5%的高渗盐溶液有较好的扩容作用并能减轻组织细胞肿胀，可用于休克的复苏治疗。

知识链接

休克复苏目标

休克治疗关键在于确立正确的休克复苏目标。50年前，休克的复苏治疗以血压纠正作为终点，临床医师常以血压恢复正常、心率下降、尿量恢复、四肢温暖作为复苏的目标，这样的目标显然是不够的。目前认为，休克复苏应以纠正组织缺氧和氧债为目标，在血流动力学和氧代谢紊乱纠正后，还需采取措施防止MODS的发生，这才是休克复苏治疗的最终目标。

---

3. 积极处理原发病　针对导致休克的病因进行针对性治疗。

4. 纠正酸碱平衡失调　休克时常合并代谢性酸中毒。当机械通气和液体复苏后仍无效时，可给予5%碳酸氢钠溶液静脉滴注，并随时根据血气分析结果进行调整。

5. 应用血管活性药物　在充分扩容前提下应用血管活性药物，维持重要脏器灌注压。

（1）血管收缩剂　常用多巴胺、去甲肾上腺素和间羟胺等。其中多巴胺是最常用的血管活性药，抗休克时主要取其强心和扩张内脏血管的作用。轻、中度休克多用5～20μg/（kg·min）静脉滴注；重度休克多用20～50μg/（kg·min）静脉滴注。

（2）血管扩张剂　分为α受体阻滞剂和抗胆碱能药两类。其中，前者包括酚妥拉明、酚苄明等，能解除去甲肾上腺素所引起的小血管收缩和微循环淤滞并增强左心室收缩力。酚妥拉明的作用快，持续时间短，常用剂量为 0.1 ～ 0.5mg/kg 加入 100mL 液体中静脉滴注。抗胆碱能药物包括阿托品、山莨菪碱和东莨菪碱。临床上较多用于治疗休克的是山莨菪碱（人工合成品为 654-2）。用法：10mg/ 次，每 15 分钟静脉注射给药一次；或者 40 ～ 80mg/h 持续静脉泵入，直至临床症状得到改善。

（3）**强心药**　包括兴奋 α 和 β 肾上腺素能受体兼有强心功能的药物，如多巴胺和多巴酚丁胺等，其他还有强心苷，如去乙酰毛花苷（西地兰），可增强心肌收缩力，减慢心率。

6. DIC 的预防及治疗　对诊断明确的 DIC，可用肝素抗凝，一般 1.0mg/kg，6 小时一次，成人首次可用 10000U（1mg 相当于 125U 左右）。目前，提倡小剂量使用，一般 3000 ～ 6000U/24 小时。DIC 患者不可贸然使用一般止血剂，以免血小板及其凝血因子被消耗而加重出血。也可使用阿司匹林、丹参注射液等抗血小板凝集及改善微循环；纤溶低下、栓塞者酌情使用溶栓剂，如氨甲苯酸等。

7. 其他　包括应用糖皮质激素、加强营养代谢支持、免疫调节治疗、防治并发症和重要器官功能障碍，如急性呼吸功能衰竭、肾功能衰竭等。

8. 中医治疗　根据中医辨证论治原则，采取：①益气养阴固脱法：可选用生脉注射液或参麦注射液静脉滴注，或独参汤、生脉散煎汤口服或鼻饲。②益气回阳固脱法：可选用参附注射液静脉滴注，或参附汤、四逆汤煎汤口服或鼻饲。

（三）护理措施

1. 一般监测

（1）**意识状态**　意识是反映脑组织血液灌流和全身循环状况的指标。如患者神志清楚，对外界的刺激反应正常，说明患者循环血量已基本改善。

（2）**生命体征**　①血压：监测血压的动态变化是判断休克程度的重要指标之一。通常认为患者的收缩压 <90mmHg、脉压差 <20mmHg 是休克存在的表现。当血压回升、脉压差增大是休克好转的征象。②脉搏：休克早期，脉搏增快多出现在血压下降之前。若经过治疗，休克状况改善，脉搏搏动强度的恢复也早于血压好转。常用脉率 / 收缩压（mmHg）计算休克指数，帮助判定有无休克及其轻重程度，休克指数为 0.5 多提示无休克；1.0 ～ 1.5 提示有休克；超过 2.0 为严重休克。③呼吸：监测呼吸频率、节律、深浅度和动脉血气分析的变化。④体温：监测体温变化情况。

（3）**皮肤温度和色泽**　是反映体表血流灌注情况的指标。如患者四肢温暖、皮肤干燥、轻压指甲局部暂时缺血呈苍白色，松开压力后甲床色泽迅速转为正常，表明末梢循环已恢复、休克好转。

（4）**尿量**　尿量和尿比重是反映肾血液灌注情况的有效指标。尿量减少通常是早期休克和休克复苏不完全的表现。对疑有休克或已确诊者，应观察每小时尿量和 24 小时尿量，必要时留置导尿管。当尿量 <25mL/h、尿比重增加提示肾血管收缩和（或）血容量不足；当血压正常但尿量仍少且比重偏低，提示有急性肾功能衰竭的可能；当尿量维持在 40mL/h 以上时，提示休克已纠正。

2. 特殊监测　包括中心静脉压、肺动脉楔压、心排出量和心脏指数、动脉血气分析、动脉血乳酸盐测定、DIC 的监测及胃肠黏膜内 pH 值监测等。

知识链接

DIC 的监测

对于 DIC 的监测应包括：①血小板计数低于 100×10^9/L 或进行性下降，肝病、白血病患者血小板计数小于 50×10^9/L。②凝血酶原（PT）时间延长或缩短 3 秒以上，肝病、白血病延长 5 秒以上，或 APTT 缩短或延长 10 秒以上。③血浆纤维蛋白原低于 1.5g/L 或呈进行性降低或高于 4.0g/L，白血病或其他恶性肿瘤患者小于 1.8g/L，肝病小于 1.0g/L。④3P 试验阳性或血浆 FDP 大于 20mg/L，肝病、白血病 FDP 大于 60mg/L。当上述四项检查中同时出现三项以上异常，可提示诊断为 DIC。

3. 护理要点

（1）安置病房与体位　将患者安置于抢救室或 ICU 病房，采取休克卧位。昏迷、消化道出血、合并颅脑外伤等患者，头偏向一侧（颈椎骨折者禁用），防止呕吐物阻塞气道。

（2）保持呼吸道通畅，吸氧　多采用鼻导管或面罩吸氧，氧流量 2～4L/min，重度休克患者 4～6L/min，根据血氧饱和度监测结果调整氧流量及给氧方式。必要时气管插管或气管切开，建立人工气道，确保呼吸道通畅和有效供氧。

（3）体温控制　低体温（<35℃）可影响血小板功能，降低凝血因子活性，进而影响纤维蛋白的形成，增加创伤患者严重出血的危险，因此，尽早给予休克患者保暖是护理工作的重点，可通过提高环境温度或为患者加盖棉被、毛毯等措施，禁用热水袋和电热毯等体表加温措施；但感染性休克持续高热时，应给予降温处理。

（4）输液的观察与护理　迅速建立良好的静脉通道，补足有效循环血量。目前多主张应用深静脉置管术。

（5）用药护理

1）应用血管活性药物的护理要点：①应用血管活性药物应由低浓度、小剂量、慢速度开始，切忌给药速度忽快忽慢。②注意观察药物的疗效及副作用，定时监测血压变化。③血管扩张剂必须在补足血容量的基础上使用。④对过敏、麻醉等引起的休克，在扩容开始的同时应尽早使用血管收缩剂维持血压，保证心、脑血液供给。⑤静脉滴注缩血管药物时，切忌外渗到皮下组织，防止引起局部微血管痉挛造成局部组织坏死。

2）应用肝素的护理要点：①用药前和用药过程中监测凝血时间。②注意有无过敏反应的发生。轻者可出现荨麻疹、鼻炎和流泪；重者可引起支气管痉挛、过敏性休克。③肝素使用过量可引起消化道、泌尿系、胸腔或颅内出血。若大出血不止，常用鱼精蛋白拮抗。

（6）维持重要器官功能的护理

1）维持呼吸功能：保持呼吸道通畅，必要时给予气管插管或气管切开，呼吸机辅助呼吸。根据病情选用呼气末正压通气，使萎陷的肺泡扩张，促进肺换气功能恢复。预防性使用抗生素，避免因肺内感染导致肺功能进一步下降。给予高流量吸氧的患者，停用前先降低氧流量，逐渐停用，不宜骤停吸氧，防止发生 ARDS。

2）维持心功能：给予心电监护，了解心脏的节律和频率；在中心静脉压和漂浮导管监测下，动态观察心功能变化，及时给予相应的治疗。

3）维持肾功能：及时补足血容量，合理应用血管活性药物，改善肾血流量。留置导尿管记录每小时和24小时尿量，定时监测有关肾功能的各项血、尿指标。若有效循环血量、血压已恢复正常，而尿量仍<20mL/h，且比重低，应警惕发生急性肾功能衰竭的可能。

4）维持脑功能：持续监测意识、瞳孔和生命体征的变化，保证氧气的供给。若颅内压增高，应限制输液总量，并用20%甘露醇250mL快速静脉滴注，或呋塞米20～40mg静脉注射，以减轻脑水肿，预防发生脑疝。高热患者采用冰袋、冰帽等方式进行头部降温，同时应用地塞米松10～20mg静脉注射，减轻脑水肿；补充ATP、辅酶A、细胞色素C及多种维生素等促进脑细胞代谢。

（7）中医护理　可酌情选择下列方法：①针刺法：热毒内陷者针刺人中、百会、大椎、曲池、涌泉穴，或用三棱针点刺十宣、曲泽、委中放血。②艾灸法：气虚阳脱者，艾灸神阙、气海、关元穴。③指压穴位法：先以指压人中、内关、涌泉穴，再以拇指重力按压足三里和三阴交等穴，以局部有酸痛感为度。如有亡阳症状者，除按上述腧穴外，还应速灸百会、神阙，不计时间，以脉起汗收肢温为度。高热患者用手指推患者十指螺纹各2分钟，推压大椎、曲池、合谷、复溜各2分钟。

（8）心理护理　休克多为突然发病，抢救措施繁多，多种监护技术的使用，导致患者倍感病情危重而产生焦虑、恐惧等不良反应。抢救过程中，应保持病室安静，尽量减少紧张气氛。病情稳定后，及时做好病情解释工作，观察其情绪变化，指导患者学习减轻或消除焦虑等不良情绪的调节方法，主动配合治疗和护理。

（四）健康教育

发生感染性疾病或高热时应及时到医院就诊，避免耽误病情；服用药物后出现皮肤瘙痒、荨麻疹，气促等，应立即去医院就诊；加强自我保护意识，避免发生损伤。宣传发生意外伤害后应急处理办法，如伤口止血等急救措施。

【病案讨论】

患者，女，29岁。因妇科炎症静脉滴注头孢曲松钠时突发恶心、呕吐，随即意识丧失，双目上视，四肢抽搐，急诊入院。查体：患者体温不升，P：116次/分，R：22次/分，BP：68/29mmHg，血氧饱和度82%。患者呈深昏迷，面色青紫，四肢冰冷，双侧瞳孔散大，直径约5mm，对光反射消失。请回答下列问题：

（1）该患者最可能的医疗诊断是什么？

（2）作为急诊室护士，接诊后应如何进行紧急处理？

NOTE

第十三章　多发性创伤急救与护理

随着社会的发展，人类的疾病谱正在发生改变。自然灾害和意外事件频繁发生，目前全球每年有超过 500 万人死于各类创伤，伤者的人数高达数千万以上。创伤已成为人类继心血管疾病、恶性肿瘤和脑血管疾病之后的第四位死亡原因，被称为"被现代社会忽视的疾病"。其中，多发伤的发生率占全部创伤的 1%～ 1.8%，平时以交通事故致伤最为常见，其次是高处坠落、爆炸伤等。多发伤增加了损伤的复杂程度，在评估、诊断、救护时有很多特殊性。因此，研究和学习有关多发性创伤的理论和救护技术，是急救护理学的重要任务之一。

一、多发伤的概念

多发伤是指同一致伤因素引起的两处或两处以上的解剖部位或脏器的严重损伤，且至少有一处损伤是危及生命或并发创伤性休克。多发伤的死亡率较高，对患者生命构成威胁，需要紧急诊断和处理。

知识链接

复合伤、多处伤和联合伤的概念

复合伤是指人体同时或相继遭受两种以上（含两种）不同性质致伤因素作用而引起的损伤，如原子弹爆炸产生的物理、化学、放射等因素所引起的损伤就是一个典型的复合伤。

多处伤是指在同一解剖部位或脏器有两处以上的损伤，与致伤因素多少无关，如肝脏多处裂伤、两个以上解剖部位骨折。

联合伤是指同一因素的两个相邻部位的连续性损伤，常用于描述胸腹联合伤、眶颅联合伤等。

二、多发伤的临床特点

多发伤不是各部位伤情的简单叠加，而是彼此间有相互作用的综合征，其伤情会彼此掩盖。其临床特点有以下七个方面：

（一）损伤机制复杂，多为高能量创伤

多发伤损伤机制较复杂，同一伤员可能有几种机制所致损伤同时存在，如车祸的高速撞击伤、方向盘挤压伤、头颈部的挥鞭样损伤等，且多由高能量致伤机制所引起。

（二）伤情重、变化快、死亡率高

多发伤损伤范围广，可涉及多脏器、多部位，伤情具有加重效应，总伤情重于各脏器伤相

加之和。数个部位损伤的相互影响很容易导致伤情迅速恶化，出现严重的病理生理紊乱而危及生命。多发伤的主要死亡原因大多是严重的颅脑外伤和胸部损伤。一般情况下，损伤部位的多寡与病死率的高低密切相关。

（三）早期低氧血症发生率高

严重多发伤往往伴有大量失血和严重功能障碍，故早期低氧血症发生率可高达90%，尤其是颅脑外伤、胸部损伤伴有休克或昏迷者。低氧血症可加重组织器官损伤和多系统器官功能障碍。一些伤者缺氧表现并不明显，有的仅有烦躁不安，若此时给伤者应用强止痛剂，易导致呼吸停止。

（四）伤情复杂、容易漏诊和误诊

多发伤的特点是受伤部位多、伤情复杂，往往明显外伤和隐蔽性外伤同时存在，开放伤和闭合伤同时存在，并且这些伤可能互相掩盖。而一些救护人员缺乏对多发伤的检诊经验，其注意力只集中在易于发现的损伤，加之各专科医生也比较注重本专科的损伤情况，忽略他科诊断而造成漏诊；另外，合并颅脑损伤的伤员常因意识障碍不能准确诉说伤情，也容易造成漏诊和误诊。

（五）伤情复杂、处理矛盾

多发伤往往都需要手术治疗。由于创伤的严重程度、部位和累及脏器不同，其手术顺序也不同。有时几个部位的创伤都需要处理，其先后顺序可能发生矛盾。此时医务人员要根据各个部位伤情、影响生命程度、累及脏器不同和组织深浅来决定手术部位的先后顺序，以免错过抢救时机。

（六）伤后并发症发生率高

多发伤伤情严重、复杂，失血量大，生理功能紊乱严重，机体免疫、防御系统功能下降，容易导致各类型休克和感染的发生。通常多发伤休克发生率超过50%，以低血容量性休克最为多见，而且多为中、重度休克。

（七）多器官功能衰竭发生率高

多发伤不仅原发的各部位损伤严重，而且由于损伤后的炎症反应、机体的应激反应、免疫功能紊乱、休克及全身因素的作用，易引起多器官功能衰竭，器官衰竭的顺序依次是肺、肝、消化道和肾。衰竭的脏器越多，病死率越高。

三、护理评估

多发伤伤情复杂而紧急，常同时涉及多处器官的损伤，医护人员须在最短的时间内对伤员的伤情做出准确判断，以采取及时有效的急救措施。

（一）受伤史

及时、可靠的受伤史对估计伤情发展和准确诊治有重要价值。若伤员昏迷，应在救治的同时向现场目击者或家属了解情况，并做好记录。

1. 受伤情况　询问伤者或现场目击者，初步了解是否有危及生命的损伤，了解受伤原因、时间、地点、部位、受伤时体位及受伤类型、性质和程度等。如坠落伤不仅可造成软组织损伤，还可能导致骨折甚至是内脏损伤；如刺伤，伤口虽小，但可能伤及神经、血管或内脏器官。

2. 伤前情况 了解有无其他相关疾病,如甲亢、骨质疏松症、肿瘤等易导致病理性骨折的疾病;是否有糖尿病、高血压病史,药物过敏史、是否饮酒等。

(二)伤情评估

1. 危及生命的伤情评估 在急救现场或危重患者初到急诊室时,救护人员应立即观察患者的神志、面色、气道、呼吸和循环功能,判断有无心搏骤停、窒息、大出血等危及生命的伤情存在,确保患者的基本生命体征稳定。

2. 全身伤情的评估 对危及生命的伤情进行优先处理后,有重点的对重要的器官、系统进行检查,确定现存的、潜在的危及患者生命的因素,以免漏诊和误诊。如对开放性损伤,必须仔细观察伤口或创面,如伤口大小、形状、深度、污染情况、有无异物存留、外露组织及伤道位置。但对于伤情较重者,伤口的详细检查应在手术室内进行。常用的伤情评估方法和程序如下:

(1)ABCDEFGHI 评估程序 A(airway):气道是否通畅;B(breathing):呼吸幅度、频率;C(cardiac or circulation):心脏或脉率、血压、末梢循环;D(digestion system):消化系统;E(excretion):排泄(泌尿系统);F(fracture):骨折;G(gain or guardiaship):获得所有生命体征数据并密切监测其变化;H(history):对清醒患者追述创伤史和既往病史;I(inspect):全身系统检查,防止漏诊。

(2)CRASHPLAN 评估程序 C(cardiac or circulation):心脏或脉率、血压、末梢循环;R(respiration):呼吸;A(abdomen):腹部;S(spine):脊柱;H(head):头颅;P(pelvis):骨盆;L(limbs):肢体;A(arteries):动脉;N(nerve):神经。

检查者按照字母顺序,可在最短时间内做好重要部位的检查。检查时应将重点放在容易漏诊的可疑部位。同时,进行各种特殊实验室和影像学检查,如 X 线摄片、CT、MRI 等。伤情稳定后或伤后数日内,再进行一次全面系统的检查。

知识链接

创伤检查注意事项

及时正确的诊断对后续治疗具有重要的意义,但创伤病情危重者,诊断和救治的程序上有时会出现矛盾。此时,应注意以下事项:①发现危重情况如窒息、大出血、心搏骤停等,必须立即抢救,不能单纯为了检查而耽误抢救时机。②检查步骤尽量简捷,询问病史和体格检查可同时进行。检查动作必须谨慎轻巧,切勿因检查而加重损伤。③重视症状明显的部位,同时应仔细寻找比较隐蔽的损伤。例如左下胸部伤有肋骨骨折和脾破裂,肋骨骨折疼痛显著,而脾破裂早期症状可能被掩盖,但其后果更加严重。④接受批量伤员时,不可忽视异常安静的病人,因为有窒息、深度休克或昏迷者已不可能呼唤呻吟。⑤一时难以诊断清楚的损伤,应在对症处理过程中密切观察,争取尽早确诊。

(三)创伤评分

创伤评分是以量化标准来判定患者损伤的严重程度,指导创伤救治,预测创伤结局以及评估救治质量。评分方法众多,包括院前评分和院内评分。

1. 院前评分 院前评分是指在事故现场或到达医院前，由救护人员根据患者的生命体征、意识状态和大致伤情做出简单评定和分类，采取必要的现场抢救和转送措施。

（1）院前指数（pre-hospital index，PHI） 该指数是 1980 年由 Kochler 等制定，具有使用方便，更具有统计学可靠性的特点。包括呼吸、神志、收缩压和脉率 4 项指标，每项指标评分 0～5 分，4 项参数得分之和即为 PHI 值，最高分 20 分，分值越高伤情越重。总分 0～3 分者为轻伤，死亡率为 0，手术率为 2%；4～20 分者为重伤，死亡率为 16.4%，手术率为 49.1%。如患者合并有胸、腹穿透伤者，再加 4 分作为其最后 PHI 值。具体评分方法见表 13-1。

表 13-1 院前指数评分

参数	测量值	分值
呼吸（次/分）	正常	0
	费力或表浅	3
	<10 或需插管	5
神志	正常	0
	模糊或烦躁	3
	不可理解的言语	5
收缩压（mmHg）	>100	0
	85～100	1
	75～84	2
	0～74	3
脉搏（次/分）	51～119	0
	≥120	3
	≤50	5

（2）创伤记分（TS） 以格拉斯哥昏迷定级法（glasgow coma scale，GCS）为基础，结合循环（包括收缩压和毛细血管再充盈）和呼吸（频率和幅度）参数，每项记 0～5 分，5 项分值相加为 TS。TS 有效值为 1～16 分，分值越低伤情越重。1～3 分者生理紊乱大，死亡率高达 96%；4～13 分者生理紊乱显著，失治易于死亡，而治疗可能存活。14～16 分者，生理紊乱小，存活率高达 96%。TS 的伤员检伤分类标准为 TS<12 分。具体评分方法见表 13-2。

表 13-2 创伤记分（TS）

参数 \ 得分	0	1	2	3	4	5
A. 呼吸频率（次/分）	0	<10	>35	25～35	10～24	
B. 呼吸幅度	浅或困难	正常				
C. 收缩压（mmHg）	0	1～49	50～70	71～90	>90	
D. 毛细血管充盈	无充盈	充盈延迟	正常			
E. 意识状态（GCS）		3～4	5～7	8～10	11～13	14～15

注：TS=A+B+C+D+E

NOTE

（3）修正的创伤记分（revised trauma score，RTS）　RTS 可用于院前，是目前较常用又简便的创伤严重度评分。只采用经权重处理的收缩压、呼吸频率和意识状态（GCS）等 3 项指标为评分参数，每项记 0～4 分，3 项分值相加为 RTS 得分，总分为 0～12 分，分值越低伤情越重。RTS>11 诊断为轻伤，RTS<11 诊断为重伤。具体评分方法见表 13-3。

表 13-3　修正的创伤记分（RTS）

意识状态（GCS）	收缩压（mmHg）	呼吸频率（次 / 分）	评分
13～15	>90	10～29	4
9～12	76～90	>29	3
6～8	50～75	6～9	2
4～5	1～49	1～5	1
≤3	0	0	0

（4）CRAMS（circulation、respiration、abdomen-thorax、movement and speech score）评分法　包括循环、呼吸、胸腹压痛、运动、语言 5 项参数，每项记 0～2 分，5 项分值相加为 CRAMS 得分，总分为 0～10 分，分值越低伤情越重。CRAMS 在 9～10 分为轻伤，8～7 分为重伤，≤6 分为极重伤。具体评分方法见表 13-4。

表 13-4　CRAMS 评分法

参数	级别	分值
循环（circulation）	毛细血管充盈正常和收缩压 >100mmHg	2
	毛细血管充盈延迟或收缩压 85～100mmHg	1
	毛细血管充盈消失或收缩压 <85mmHg	0
呼吸（respiration）	正常	2
	异常（费力、浅或 >35 次 / 分）	1
	无呼吸运动	0
胸腹部（abdomen-thorax）	胸腹部无压痛	2
	腹或胸有压痛	1
	板状腹、连枷胸或胸、腹有穿通伤	0
运动（movement）	正常或服从命令	2
	仅对疼痛有反应	1
	固定体位或无反应	0
语言（speech）	正常自动讲话	2
	胡言乱语或不恰当语言	1
	不说话或语言不可理解	0

2. 院内评分　是指伤者到达医院后，根据损伤类型及其严重程度对伤情进行定量评估的方法。从量化的角度对患者的预后进行预测，对不同医疗单位的救治水平进行比较。

（1）简化损伤定级法（abbreviated injury scale，AIS）　第一版 AIS 于 1976 年由美国机动车医学促进会出版，早期主要用于评定机动车所致闭合性损伤的创伤严重度，前后历经 6 次修订，应用范围扩展到各类创伤患者的评估。应用 AIS 法评定创伤严重程度，应遵循以下几个基本原则：①以解剖学损伤为依据，每一处损伤只有一个 AIS 评分。②AIS 是对损伤本身予以严重度分级，不涉及其后果。③AIS 不是单纯预计损伤死亡率的分级法。④AIS 要求损伤资料确切，否则无法编码确定 AIS 值。AIS 既是一种独立的评分方法，也是其他多种评分的基础，它为创伤严重度评分提供了一种比较统一、准确和可接受的方法，为创伤评估标准化做出了重大贡献。

（2）急性生理学及既往健康评分Ⅱ（APACHE Ⅱ）　APACHE Ⅱ适用于ICU患者评分。由急性生理评分（acute physiology score，APS）、年龄（age）及既往健康评分（chronic health score，CHS）三部分组成。APS由12项参数组成，每项分值为0～4分，总分值为0～48分。年龄分值0～6分，CHS为2～5分。APACHE Ⅱ的总分值为0～59分，分值越大，伤情越重。当APACHE Ⅱ>20时，院内死亡率为50%，因此20分为重症点。具体评分方法见表13-5。

表13-5　急性生理学及既往健康评分Ⅱ（APACHE Ⅱ）

A.病理生理变化	+4	+3	+2	+1	0	+1	+2	+3	+4
直肠温度（℃）	≥41	39～40.9		38.5～38.9	36～38.4	34～35.9	32～33.9	30～31.9	≤29.9
平均动脉压（mmHg）	≥160	130～159	110～129		70～109		50～69		≤49
心率（次/分）	≥180	140～179	110～139		70～109		55～69	40～54	≤39
呼吸（次/分）	≥50	35～49		25～34	12～24	10～11	6～9		≤5
A–aDO$_2$（mmHg）	≥500	350～499	200～349		<200				
PaO$_2$（mmHg）					≥70	61～70		55～60	<55
动脉血pH	≥7.7	7.6～7.69		7.5～7.59	7.33～7.49		7.25～7.32	7.15～7.24	<7.15
血钠（mmol/L）	≥180	160～179	155～159	150～154	130～149		120～129	111～119	<110
血钾（mmol/L）	≥7	6～6.9		5.5～5.9	3.5～5.4		2.5～2.9		<2.5
血肌酐（μmol/L）	≥309	169～308	133～168		53～132		<53		
血细胞压积（%）	≥60		50～59.9	46～49.9	30～45.9		20～29.9		<20
WBC×10^9/L	≥40		20～39.9	15～19.9	3～14.9		1～2.9		<1

B.年龄评分	分数	C.既往健康评分				
≤44	0	有严重器官功能不全或免疫抑制史，且为：			择期术后	2
45～54	2				非手术或急诊术后	5
55～64	3	FiO$_2$为吸氧浓度	A～aDO$_2$为肺泡动脉血氧差		APACHE Ⅱ适用于ICU患者评分	
65～74	5					
≥75	6	APACHE Ⅱ=A+B+C				

（四）辅助检查

1. 实验室检查　立即查血型和交叉配血，作动脉血气分析；测定血红蛋白含量、血细胞比容、白细胞计数；测定肝功能、电解质、血糖、血尿素氮、血肌酐及尿常规。

2. 影像学检查　如伤员全身情况允许，可以搬动，则进行X线、B超、CT及MRI检查。如血压不稳定或呼吸不规则，不宜搬动。有条件者可进行床边检查。

3. 内镜检查　如胃镜、肠镜、支气管镜等，诊断性穿刺或腹腔灌洗。

四、急救与护理

多发伤的急救原则应遵循紧急治疗原则和损伤控制原则。创伤是时间依赖性疾病，其伤后死亡高峰主要集中在伤后数分钟至数天，因此，多发伤急救的总目标就是让伤员在最短时间内得到确定性治疗，维持其基本生命体征。现代创伤救护的过程主要包括院前急救、转运途中救护和院内救护三个环节。

知识链接

多发伤救治的紧急治疗原则和损伤控制原则

1. 紧急治疗原则　即"黄金小时（the golden hour）"原则，是现代创伤急救的基本原则。"黄金小时"理念出自马里兰的休克创伤中心。该中心创始人 R. Adams Cowley 在《意外死亡与伤残：被现代社会忽视的疾病》中提出"创伤是被现代社会忽视的疾病"的著名论断。创伤死亡主要呈现 3 个高峰期，分别是伤后数分钟 – 数小时、数小时 – 数天、数天 – 数周。创伤急救的目标首先是第 1 个和第 2 个死亡高峰，遵循"黄金小时"原则是提高危重伤员抢救成功率的重要手段，也是评价一个医院（地区）创伤急救水平的重要指标。

2. 损伤控制原则（damage control principle）　实施损伤控制性原则的决定必须在伤情评估后立即做出。损伤控制复苏主要针对大量失血和严重休克的患者，多发伤伤员往往处于休克状态，持续出血，并发凝血功能障碍和酸中毒，必须立即实施损伤控制复苏，其基本步骤有两步：第一步是院前控制液体输注的量和速度，使收缩压维持在 80mmHg 左右；第二步是院内以血浆为主要复苏液体，应使输注的血浆与浓缩红细胞的比例为 1：2 或 1：1。作为现代创伤复苏概念的扩展，损伤控制性原则更注重纠正伤员的生理紊乱。完整的损伤控制性方案包括急诊抢救室复苏 – 损伤控制性手术 –ICU 复苏 – 确定性手术四个过程。经抢救室复苏后需行损伤控制性手术，手术方式要求简单有效，经过术后 ICU 监护治疗，在伤员生理紊乱趋于稳定后再行第二次手术，对损伤脏器行确定性治疗。

（一）现场急救

创伤死亡患者中的 50% 死于院前，30% 死于到达医院的最初 4 小时。因此，现场创伤救治中，时间就是生命。

1. 立即脱离危险环境　使患者迅速安全的脱离危险环境，排除可造成再次伤害的因素。

2. 保持呼吸道通畅　迅速处理呼吸道梗阻，取出口腔内活动性义齿、碎牙、血块等异物，清除呼吸道分泌物。给患者取侧卧位，或平卧位头偏向一侧，意识不清的患者应放置牙垫；如上呼吸道梗阻不能解除者，应立即给予环甲膜穿刺或气管插管术，建立人工气道。

3. 心脑肺复苏　呼吸心搏骤停者，应立即实施现场心肺复苏术。

4. 处理活动性出血　根据现场情况采取指压止血法、加压包扎和止血带止血法。

5. 封闭开放性气胸　有开放性气胸者，要立即用大棉垫或不透气的塑料薄膜等封闭伤口，变开放性气胸为闭合性气胸。禁止用敷料填塞伤口，以免滑入胸腔。对张力性气胸，可在患者胸壁第二肋间插入带活瓣的穿刺针进行减压处理。

6. 伤口处理　一般创面应用无菌敷料或相对清洁的毛巾、衣物或其他布类覆盖，再用绷带或布条包扎。处理伤口时需注意：①伤口内异物或血凝块不可随意去除，以免发生再度大出血。②外露的骨断端、肌肉、内脏或脑组织，严禁将其回纳入伤口，以免将污染物带入伤口深部。③骨折的患者运送前先包扎固定，以免运送时引起继发性损伤。多根多处肋骨骨折的患者，可用衣服、枕头或沙袋等包扎于伤侧，以避免胸壁浮动。

7. 抗休克　快速建立静脉通路并补充血容量，防止和纠正因创伤和失血导致的休克。

8. 保存好离断的肢体或器官　现场如发生肢体离断，应用洁净敷料包裹好放在塑料袋中，周围放冰块，低温保存，并和患者一同送往医院。

（二）转运途中的救护

经过现场紧急处理后，在患者呼吸道通畅、休克得到基本纠正的情况下，立即将患者转运至医院进行进一步救治。转送患者途中，必须加强监护，以保证抢救、监测的连续性，一旦伤情恶化，应及时停车处理，并与急救中心取得联系。

（三）院内救治

医院是多发伤救护最重要的场所，对于多发伤患者的救护应以维持生命为第一要务，最大限度减轻创伤带来的危害和防止并发症为目的。

1. 急救处理　立即对多发伤患者进行生命支持，维持患者基本生命体征。

（1）保持呼吸道通畅　建立人工气道，给氧，必要时给予机械辅助呼吸。

（2）抗休克　及时补充血容量，应用血管活性药物。如补液后血压仍无升高怀疑内出血者，应立即进行手术探查止血。

（3）对症急救　根据损伤脏器不同给予相应的急救措施。如颅脑损伤为主的患者输入20%甘露醇降低颅内压，预防颅内压增高和脑疝。严重肝损伤、严重胰头损伤、复杂骨盆骨折等均是实施控制性手术的指征，应立即给予简单有效的控制性手术进行止血处理，后期经 ICU复苏，病情稳定再行确定性手术治疗。

2. 进一步救治

（1）开放性创伤应彻底清创，在 12 小时内注射破伤风抗毒素。

（2）补液，维持水、电解质和酸碱平衡。

（3）合理应用抗菌药物，预防感染。酌情使用镇痛药。

（4）给予营养支持，保护重要脏器功能。

（5）损伤控制性手术后的首要任务是为患者复温，使其中心体温达到 35℃，以恢复机体的凝血功能。当患者生理紊乱趋于稳定后再进行二次手术，对损伤的脏器进行修复。

3. 并发症的治疗　多发伤患者由于休克和感染易发生多器官功能障碍或衰竭。若已发生应积极支持已衰竭的器官，阻断炎症介质，尽可能减少衰竭器官数目，挽救患者生命。

（四）护理措施

1. 即刻护理　保证呼吸道通畅，吸氧，行气管切开、机械辅助呼吸。立即建立 2～3 条静脉通路，维持静脉输液通道的通畅，保证顺利用药及抗休克治疗。

2. 做好重症监护工作　严密监测患者的意识、心率、呼吸、血压、脉搏血氧饱和度等。

3. 协助医生做好检查和手术准备　及时协助急救医师通知相关科室会诊，配合医师做好各种穿刺的准备工作，如腹穿、腰穿、胸穿或胸腔闭式引流等。积极配合医师进行必要的清创缝合术。需要手术者应及时采血、备血，同时做好其他术前准备工作如备皮、留置胃管和尿管等。

4. 心理护理　创伤的突发性让患者出现恐惧、焦虑、无助等情感和心理反应，严重时可产生绝望与轻生的念头。因此，对意识清醒的患者，心理护理应贯穿在整个急救护理中。

【病案讨论】

1. 患者，男，45 岁。车祸致头面、胸腹多处损伤。120 急救人员接到报警电话后到达现场。查体：患者神志淡漠，P：122 次 / 分，R：36 次 / 分，BP：80/45mmHg，右侧头顶部损伤出血，呼吸费力，面色青紫，可见三凹征，颈部有压痛。右侧胸壁可见反常呼吸运动，腹部稍膨隆，有明显压痛和肌紧张，移动性浊音阳性。请回答下列问题：

（1）该患者是多发伤吗？为什么？

（2）如果你是现场目击者，谈谈在 120 急救人员未到之前，你应该如何去做？

（3）如果你是 120 急救人员，到达现场后给予的救护措施有哪些？

2. 患者，女，33 岁。从高处坠落，伤后 30 分钟送至医院急诊科。查体：患者昏迷，脉搏细弱，R：12 次 / 分，BP：65/40mmHg，腹部膨隆，腹腔穿刺抽出不凝固血液。CT 片显颅内血肿 1cm×0.5cm，骨盆骨折。请回答下列问题：

（1）该伤员是多发伤吗？为什么？

（2）早期危及伤员生命的问题有哪些？

第十四章　急性中毒

急性中毒是威胁人类健康的一类特殊疾病。近年来，随着生产的发展和生活的多样化，可引起中毒的化学物质和动、植物品种日益增多，人类发生急性中毒的几率亦比以前明显增多。据有关资料介绍，我国每年大约有十余万人发生各种急性化学毒物中毒，各种中毒类疾病已位居疾病谱前列。急性中毒是临床常见的急症，具有发病急，症状严重，病情变化迅速的特点。能否救治成功主要取决于两个方面，即及时与正确的诊断和恰当的救治措施。

第一节　概　述

凡是能引起中毒的物质，统称为毒物。毒物的概念不是绝对的，任何一种物质，只有达到中毒剂量时才是毒物。毒物进入人体后在一定条件下，与体液、组织发生作用，损害人体组织和器官生理功能或组织结构，引起一系列症状和体征甚至死亡，这一过程称为中毒。其中，毒物突然或大剂量进入人体，迅速导致一系列病理生理变化，出现症状甚至危及生命的过程，称为急性中毒。慢性中毒是指人体长时间暴露于某种或某些毒物，小量或微量毒物缓慢持续进入人体蓄积而出现中毒症状，起病缓慢，病程较长，缺少特异性中毒诊断指标，在临床上不属于急诊范畴。

一、病因与中毒机制

（一）病因

1. 职业性中毒　在生产过程中，不注意劳动保护或违反安全防护制度，密切接触有毒原料、中间产物或成品而导致的中毒。

2. 生活性中毒　误食、意外接触、用药过量、自杀或故意投毒等原因使过量毒物进入人体而引起的中毒。

知识拓展

毒物的种类

1. 农业性毒物　有机磷杀虫药、灭鼠药、除草剂等。

2. 工业性毒物　化学溶剂、油漆、氯气、氰化物、重金属、汽油、强酸强碱、CO 等工业原材料等。

3. 食物性毒物　过期或霉变、腐败、变质食物、有毒食品添加剂、食品防腐剂、乙醇等。

4. 药物性毒物　药物过量使用即变成毒物。如巴比妥类、氯丙嗪类、毒麻药、抗胆碱药等。

5. 动物性毒物　毒蛇、毒蜘蛛、毒蜂类、毒蝎、河豚等。

6. 植物性毒物　乌头、白果、毒蕈、毒芹、曼陀罗等。

（二）毒物的体内过程

1. 毒物的吸收　毒物可通过呼吸道、消化道、皮肤黏膜吸收进入人体。固态和液态毒物多经消化道吸收，是最常见的中毒途径。气态、烟雾态毒物大多经呼吸道进入人体，是毒物发挥毒性作用最快的一种途径。多数毒物不能经健康的皮肤吸收，脂溶性毒物如苯类、有机磷杀虫药和腐蚀性毒物可通过皮肤黏膜进入人体。特殊情况下，毒物也可直接进入血液，如注射毒品、毒蛇咬伤等。

2. 毒物的代谢　毒物吸收后，主要在肝脏通过氧化、还原、水解和结合等反应进行代谢转化，使毒物的生物活性、溶解度等发生变化。多数毒物经代谢后毒性降低且易于排出，此为解毒过程。但也有少数毒物在代谢后毒性增加，如对硫磷氧化后成为毒性更强的对氧磷。

3. 毒物的排泄　肾脏是毒物从体内排出最有效的器官，肾功能不良可影响毒物的排泄。其次可经呼吸道、消化道及皮肤排泄。气体和易挥发的毒物吸收后，一部分以原形从呼吸道排出。多数重金属及生物碱可经消化道排出。有些毒物可经皮肤、乳汁、胆道、汗腺等排出。

（三）中毒机制

毒物的种类繁多，中毒机制不一，主要有以下几个方面：

1. 抑制酶活力　除少部分毒物直接影响酶的生成，大多数毒物是通过改变酶的生物活性而产生毒性作用。如氰化物抑制细胞色素氧化酶；有机磷杀虫药抑制胆碱酯酶。

2. 干扰细胞膜或细胞器的生理功能　酚类可以使线粒体内氧化磷酸化作用解耦联，妨碍三磷酸腺苷的形成与储存。四氯化碳在体内经酶催化而产生三氯甲烷自由基，自由基能使肝细胞膜中脂肪酸发生过氧化作用，导致线粒体和内质网变性，肝细胞坏死。

3. 缺氧　毒物通过不同的途径阻碍氧的吸收、转运和利用。如镇静催眠药、乙醚等可抑制或麻痹呼吸中枢，造成机体缺氧。一氧化碳与血红蛋白结合形成碳氧血红蛋白，使血红蛋白失去运输氧的功能。

4. 麻醉作用　脑组织和细胞膜的脂类含量高，有机溶剂和吸入性麻醉剂有较强的亲脂性，可通过血 - 脑屏障进入脑内而抑制脑功能。

5. 局部刺激和腐蚀作用　强酸、强碱可吸收组织中的水分，并与蛋白质或脂肪结合，使细胞变性、坏死。

6. 受体竞争　如箭毒与 N_2– 乙酰胆碱受体结合，导致骨骼肌神经肌肉接头传导功能阻断，产生骨骼肌麻痹。阿托品通过竞争阻断毒蕈碱受体，产生毒性作用。

影响毒物作用的因素还和以下几个方面有关：①毒物状态：毒物的毒性和其化学结构及理化性质密切相关，如空气中有毒气雾胶颗粒越小越易吸入肺，毒性愈大。②机体状态：因患者的年龄、营养、健康状态和对毒物毒性的反应不同，使同一毒物的中毒预后亦不相同，如肝硬化患者机体抗毒和解毒能力降低，即使摄入某种低于致死剂量的毒物也可引起死亡。③毒物相互作用：同时摄入两种或两种以上毒物时，有可能产生毒性抵消或相加作用，如酒精可增强四氯化碳或苯胺的毒性作用。

二、临床表现

不同毒物造成的急性中毒表现各有特点，严重中毒时共有的症状有昏迷、惊厥、呼吸困难、发绀、休克和少尿等。各类毒物所致各系统损害及临床表现见表 14-1。

表 14-1 各类毒物所致系统损害及临床表现

受累系统或器官	临床表现	常见毒物
皮肤黏膜	灼伤	强酸、强碱、苯酚、甲醛、百草枯
	发绀	亚硝酸盐、苯胺、硝基苯、氰化物
	黄疸	毒蕈、鱼胆、四氯化碳
	樱桃红色	一氧化碳、氰化物
	颜面潮红	阿托品、颠茄、乙醇、硝酸甘油、抗组胺类
	紫癜	蛇毒和毒虫咬伤、柳酸盐
	皮肤湿润、多汗	有机磷杀虫药、酒精、吗啡类、水杨酸、拟胆碱药
	无汗	阿托品类、BZ 失能剂、曼陀罗
	红斑、水疱	芥子气、硫酸二甲酯
眼	瞳孔缩小	有机磷杀虫药、氨基甲酸酯类杀虫药、阿片类、镇静催眠药
	瞳孔扩大	阿托品、莨菪碱、甲醇、乙醇、苯、氰化物、大麻
	视力障碍	甲醇、有机磷杀虫药、肉毒中毒、苯丙胺类
	眼球震颤	巴比妥类、苯妥英钠
	视幻觉	抗胆碱药、麦角酸二乙胺、曼陀罗、BZ 失能剂
神经系统	昏迷	麻醉药、镇静催眠药、有机磷杀虫药、拟除虫菊酯、一氧化碳、氰化物
	谵妄	阿托品、乙醇、抗组胺药
	肌纤维颤动	有机磷杀虫药、氨基甲酸酯类杀虫药、丙烯酰胺
	惊厥	毒鼠强、窒息性毒物、拟除虫菊酯类杀虫药、异烟肼
	瘫痪	可溶性钡盐、一氧化碳、三氧化二砷、蛇毒、河豚毒素、箭毒
	精神异常	一氧化碳、二硫化碳、有机溶剂、乙醇、阿托品、抗组胺药
呼吸系统	呼气特殊气味	苦杏仁味：氰化物及含氰苷果仁；蒜味：有机磷杀虫药、黄磷、铊等；酒味：乙醇及其他醇类化合物；刺鼻甜味（酮味）：丙酮、氯仿；香蕉味：醋酸乙酯、醋酸乙戊酯；氨味：氨水、硝酸铵；其他如汽油味、煤油味等
	呼吸加快或深大	二氧化碳、呼吸兴奋剂、甲醇、水杨酸类、抗胆碱药、可卡因
	呼吸减慢	镇静催眠药、吗啡、海洛因、氰化物
	肺水肿	刺激性气体、氢化物、有机磷杀虫药、百草枯
口腔症状	流涎	有机磷杀虫药、毒扁豆碱、毒蕈、毛果芸香碱、砷、汞化合物
	口干	抗胆碱药、BZ 失能剂、曼陀罗、苯丙胺类、抗组胺药
循环系统	心律失常	洋地黄、氨茶碱、拟肾上腺素药、三环类抗抑郁药
	血压升高	苯丙胺类、拟肾上腺素药
	血压下降	亚硝酸盐类、各种降压药、氯丙嗪类
消化系统	中毒性胃肠炎	有机磷杀虫药、铅、锑、砷、强酸、强碱、磷化锌
	中毒性肝损害	磷、硝基苯、毒蕈、氰化物、蛇毒
泌尿系统	低钾血症	可溶性钡盐、棉酚、排钾利尿药
	肾小管坏死	升汞、四氯化碳、毒蕈、蛇毒、氨基糖苷类抗生素
	肾小管堵塞	砷化氢、磺胺结晶
	尿液特殊颜色	红色：杀虫脒、磺胺、斑蝥；绿色：麝香草酚；酱油色：砷化氢、毒蕈、苯胺、硝基苯；蓝色：亚甲蓝；棕黑色：亚硝酸盐、酚类；棕红色：安替比林、山道年、辛可芬
血液系统	溶血性贫血	砷化氢、苯胺、硝基苯
	再生障碍性贫血	氯霉素、抗肿瘤药、苯
	出血	阿司匹林、氯霉素、氢氯噻嗪、抗肿瘤药
	凝血障碍	敌鼠、蛇毒、肝素、香豆素类、水杨酸类

三、辅助检查

1. 毒物样品检测　常规留取剩余的毒物或可能含毒的标本，如中毒者的呕吐物、胃内容物、排泄物、血液和吃剩的食品、药品等。从毒物采样到进行检测分析，时间愈短愈好。

2. 特异性检查　如一氧化碳中毒测定血中碳氧血红蛋白含量。亚硝酸盐中毒测定血中高铁血红蛋白含量。有机磷杀虫药中毒测定血液胆碱酯酶活性等。

3. 非特异性检查　根据中毒患者的病情进行相关的实验室和影像学检查，如血常规、尿常规、血生化检查、肝肾功能检查、血气分析、心电图、脑电图、X 线、CT、MRI 等，以了解各脏器的功能，早期发现并发症，及时给予有效的治疗。

四、急救与护理

（一）急性中毒的基本处理原则

1. 评估中毒现场安全性，使患者迅速脱离有毒环境，立即终止接触毒物。

2. 立即处理威胁患者生命的症状，维持基本生命体征。如心搏骤停者给予 CPR；窒息、极度呼吸困难、脑疝、严重心律失常、休克者给予即刻对症抢救。

3. 迅速清除体内尚未吸收的毒物。如清洗皮肤、及早催吐、洗胃、导泻和灌肠。

4. 尽快明确毒物接触史。如毒物名称、性质、接触时间和剂量等，未能明确者尽快留取标本，及时送检。

5. 促进已吸收毒物的排出。如补液、利尿、血液净化治疗等。

6. 尽早使用特效解毒剂。

7. 对症和支持治疗，预防并发症。

（二）急性中毒的救治措施

1. 立即终止接触毒物，积极抢救患者生命，维持基本生命体征

（1）吸入性中毒　迅速使患者脱离有毒环境，撤至上风或侧风方向，保持呼吸道通畅，使之吸入新鲜空气，注意保暖。救护人员进入有毒气体现场，应戴防毒面具，做好自身防护。

（2）接触性中毒　立即脱去污染的衣物，用大量清水彻底清洗接触部位的皮肤和毛发，尤其注意眼部的冲洗。对于腐蚀性毒物，在可能情况下选择适当的中和液或解毒液冲洗，再用清水冲洗。对于遇水加重损害的毒物如生石灰等，应先擦净毒物，再用清水反复冲洗。对特殊毒物清洗与清除要求见表 14-2。

表 14-2　特殊毒物清洗与清除要求

毒物种类	清洗 / 清除的要求
苯酚、二硫化碳、苯胺、溴苯、硝基苯	10%酒精液冲洗
磷化锌、黄磷	1%碳酸钠溶液冲洗
酸性毒物（磷、铊、有机磷、溴、溴化烷、四氯化碳、汽油、甲醛、氯化锌、氨基甲酸酯）	5%碳酸氢钠溶液或肥皂水冲洗后，再用清水冲洗

续表

毒物种类	清洗 / 清除的要求
碱性毒物（氨、氢氧化钠、碳酸钠）	2%醋酸或3%硼酸、1%枸橼酸溶液冲洗
固体生石炭	用镊子或软毛刷清除毒物颗粒后，再用温水清洗干净
三氯化磷、三氯氧磷、五氯化二磷、芥子气	用纸或布吸去毒物后，再用水清洗（切勿先用水冲洗）
焦油、沥青	用二甲苯清除毒物后，再用清水或肥皂水冲洗皮肤，待水干后，用羊毛脂涂在皮肤表面

2. 清除体内尚未吸收的毒物　经消化道中毒者，早期清除胃肠道尚未吸收的毒物，可使病情明显改善，清除越早、越彻底，预后越好。

（1）催吐　清醒合作者立即催吐。昏迷、惊厥、腐蚀性毒物中毒禁用，孕妇慎用。

1）物理催吐：用压舌板或手指等刺激咽后壁或舌根诱发呕吐。注意动作轻柔，避免损伤咽部。如胃内容物过于黏稠或空腹服毒者，先饮水 200～300mL，再进行催吐，反复多次，直至吐出液体清澈无味为止。

2）药物催吐：吐根糖浆 15～20mL 加入少量水中口服，15～30分钟即发生呕吐。如未呕吐可配合机械催吐法。避免过量使用导致吐根糖浆中毒。

（2）洗胃　一般在服毒后 4～6 小时内洗胃效果最好。但对于吞服吸收缓慢的毒物、胃蠕动功能减弱或消失的中毒者，即使超过 6 小时，仍需洗胃。对于昏迷患者，洗胃时应注意保护呼吸道，避免发生误吸。强腐蚀剂毒物中毒禁忌洗胃。

（3）吸附　洗胃后经胃管灌入活性炭 50～100g 的混悬液 1～2 次。

（4）导泻　洗胃及吸附后灌入导泻药，有利于清除肠道内毒物。常用硫酸钠或硫酸镁15g溶于水，口服或由胃管注入。严重脱水及口服强腐蚀性毒物者禁用此法。镁离子若吸收过多，对中枢神经系统有抑制作用，严重肾功能不全、呼吸衰竭、昏迷或有机磷杀虫药中毒晚期者不宜使用。

（5）灌肠　适用于口服中毒 6 小时以上，导泻无效及抑制肠蠕动毒物（如巴比妥类、颠茄类、阿片类等）中毒者。应用温盐水、1%温肥皂水连续多次高位灌肠。

3. 促进已吸收毒物的排出

（1）利尿　主要用于毒物以原形经肾脏排除的中毒。通过大量静脉输液、应用利尿剂、碱化或酸化尿液等方式，促进毒物排出。如有心、肺和肾功能不全时慎用此法。

（2）吸氧　一氧化碳中毒时，吸氧可使碳氧血红蛋白解离，加速一氧化碳排出。

（3）血液净化　是清除某些易吸收毒物的主要措施。多用于血液中毒物浓度较高、中毒严重、长时间昏迷、有并发症和经积极支持疗法病情仍日趋恶化者。常用的血液净化疗法包括血液透析、血液灌流、血浆置换等。

4. 应用特效解毒剂　急性中毒诊断明确后，应针对不同毒物及时使用特效解毒剂。应用原则包括：①早期应用、尽快达到治疗有效量，注意预防副作用。②选择正确的给药方法，使之尽早发挥最佳疗效。③既要注意解毒药物之间的配伍禁忌，又要充分发挥解毒药物的联合作用。常见特效解毒剂见表 14-3。

表 14-3 常用特效解毒剂

特效解毒剂	适应证
依地酸钙钠、喷替酸钙钠	铅、锰、铜、镉等金属中毒
二巯丙醇、二巯丙磺钠	砷、汞、锑等中毒
普鲁士蓝（亚铁氰化铁）	铊中毒
亚甲蓝（美蓝）	亚硝酸盐、氰化物中毒
去铁胺	急性铁剂过量
亚硝酸异戊酯、亚硝酸钠、硫代硫酸钠	氰化物中毒
氯解磷定、解磷注射液、阿托品、长托宁	有机磷杀虫药中毒
乙酰胺（解氟灵）	有机氟杀鼠药中毒
维生素 K_1	抗凝血类杀鼠药中毒
纳洛酮	阿片类药中毒、乙醇或甲醇中毒的催醒
氟马西尼	苯二氮䓬类药物中毒
鱼精蛋白	肝素过量
维生素 B_6	肼类（含异烟肼）中毒
毒扁豆碱、催醒宁	抗胆碱类药物中毒
N-乙酰半胱氨酸（痰易净）	对乙酰氨基酚（扑热息痛）中毒
特异性地高辛抗体	地高辛类药物中毒
各种抗毒血清	肉毒、蛇毒、蜘蛛毒等中毒

5. 对症和支持治疗，预防并发症 目的是保护和恢复患者重要器官功能，帮助患者度过危险期。如惊厥时给予地西泮等抗惊厥药；脑水肿时应用甘露醇降颅压；给予营养支持等。

（三）护理措施

1. 即刻护理 保持呼吸道通畅，及时清除口鼻腔分泌物。根据病情给予氧气吸入，必要时予气管插管，机械辅助呼吸。

2. 洗胃护理 洗胃是抢救急性口服中毒最主要的措施。若毒物种类不明，紧急情况下宜选用清水。常用洗胃液及适应证见表14-4。

表 14-4 常用洗胃液及适应证

洗胃液	适应证	注意事项
清水、生理盐水	不明原因中毒	温度 25℃～38℃
牛奶、蛋清、植物油	腐蚀类毒物中毒	
液状石蜡	脂溶性毒物（如煤油、汽油等）中毒	先口服或胃管内注入液状石蜡 150～200mL，使其溶解不被吸收，再清水洗胃
活性炭	生物碱、河豚毒素中毒	20～30g 加水 200mL，胃管注入
1∶10000 高锰酸钾	镇静催眠药、氰化物、砷化物中毒	对硫磷禁用
2%碳酸氢钠	有机磷杀虫药、氨基甲酸酯类杀虫药中毒	美曲膦酯禁用
皂土溶液	百草枯中毒	

（1）洗胃要尽早、反复、彻底。选用较粗的胃管，避免胃内食物堵塞。

（2）患者取左侧卧位，头低于腰部，并使口腔位置低于喉头，防止洗胃液误入气管引起窒息。昏迷患者必须在气管插管前提下再进行洗胃。

（3）洗胃时应遵循"先吸后灌、快出快入、出入相等"的原则。洗胃前先抽出全部胃内容物并留标本作毒物分析，再反复灌洗，直至洗出液清亮、无特殊气味。

（4）每次灌洗量为 300～400mL，洗胃液总量为 2～10L。

（5）洗胃过程中密切观察，一旦患者发生吸入性肺炎、胃出血、胃穿孔、窒息及心搏骤停等，立即停止洗胃并进行抢救。

3. 病情观察 主要包括以下几个方面：①持续监测患者生命体征、脉搏血氧饱和度、神志、瞳孔的变化情况。②密切观察患者呕吐物、排泄物、尿液的颜色、量等。③观察急性中毒临床症状和体征变化情况。④观察使用特效解毒药物后的疗效及有无不良反应。

4. 对症护理 神志不清或生活不能自理者需加强口腔护理、皮肤护理、饮食护理；惊厥、躁动、抽搐者加强安全防护，如使用床栏防止坠床、使用牙垫防止舌咬伤；昏迷、呕吐者注意将患者头偏向一侧并及时清理呼吸道，防止因误吸引起窒息；高热者给予降温；尿潴留者给予导尿等。

5. 心理护理 抢救治疗的同时加强对患者及家属的心理疏导和心理安慰。尤其是对服毒自杀者，要做好患者心理护理，防范再次自杀。

（四）健康教育

1. 加强防毒宣传 利用多种途径，因地制宜地宣传预防中毒和相关急救知识。如向农村群众宣传防治农药中毒常识；初冬季节宣传一氧化碳中毒的预防知识；食用特殊食品前要了解有无毒性，如野生蕈类、河豚等；不宜用镀锌器皿存放酸性食品，如果汁等。

2. 加强毒物管理 生产、使用、储存有毒物品的单位、个人应严格遵守操作及保管制度，防止有毒物质跑、冒、滴、漏；生产有毒物质的工厂应加强工作制度的宣传，做好通风处理；对农药及灭鼠药加强管理，严禁生产、销售、使用国家明令禁止的剧毒农药及灭鼠药；医院、药店应加强对处方用药的管理；家庭中存有的药物或有毒物质，务必远离儿童及精神病患者。

知识拓展

绿豆的药用价值

绿豆解诸毒，用于疮痈肿毒、食物中毒及药物中毒、酒精中毒、铅中毒等，是临床上常用的中药解毒剂。《本草用法研究》说："毒邪内炽，凡脏腑经络皮肤脾胃无一不受毒忧……无不用此（绿豆）奏效。"《随息居饮食谱》说"生研绞汁服，解一切草木金石诸药，牛马肉毒"。故民间说绿豆能解百毒。除此之外，甘草也是最常用的重要通用解毒剂，其他尚有黑豆、土茯苓、青黛、山慈菇等，临床可供参考。

第二节 农药中毒

农药是用来防治农业病虫害的药品，种类繁多，目前常用的包括杀虫药、灭鼠药和除草剂等。我国是农药使用大国，因其获得容易，不易有效控制及防护措施不力等因素，致使农药中毒成为所有中毒事件中最常见的一种。

一、有机磷杀虫药中毒

有机磷杀虫药（organophosphorus insecticides，OPI）是一种被广泛运用于农、林业的主要农药之一。急性有机磷杀虫药中毒是我国急诊科常见的危重症，特别是在乡村、地区和县级医院。

知识链接

有机磷杀虫药特点及分类

有机磷杀虫药属有机磷酯类或硫化磷酸酯类化合物，对人畜都有毒性，多呈油状液体，淡黄色或棕色，稍有挥发性，有特征性大蒜臭味。一般难溶于水，易溶于有机溶剂，在酸性环境中稳定，在碱性环境中易分解失效。各种有机磷杀虫药毒性差异很大，根据大鼠经口半数致死量（LD_{50}），将其毒性分为四类：剧毒类如甲拌磷（3911）、内吸磷（1059）和对硫磷（1605）等；高毒类如甲基对硫磷、甲胺磷、氧乐果和敌敌畏等；中毒类如乐果、倍硫磷和美曲膦酯（敌百虫）等；低毒类如马拉硫磷（4049）、辛硫磷等。

【病因与发病机制】

（一）病因

1. 职业性中毒　在 OPI 的生产、运输、使用过程中，由于各种原因导致 OPI 侵入人体皮肤、黏膜和呼吸道引起中毒。

2. 生活性中毒　多由于误服、误用、自杀或摄入被 OPI 污染的水或食物引起中毒。

（二）发病机制

OPI 中毒机制是抑制体内胆碱酯酶的活性。OPI 进入人体后，与体内胆碱酯酶（cholinesterase，ChE）结合形成磷酰化胆碱酯酶（中毒酶）。磷酰化胆碱酯酶不能水解乙酰胆碱，从而造成乙酰胆碱的大量积聚，出现相应的临床表现。

OPI 进入人体后，其潜伏期因中毒途径不同而有所差异。OPI 能迅速分布于全身各脏器，其中以肝脏的浓度最高，其次为肾、肺、脾等，肌肉与脑浓度最低。OPI 主要在肝脏代谢，经历分解和氧化两个过程。吸收后 6～12 小时血液中的浓度达到高峰，24 小时内通过肾脏排泄，48 小时后完全排出体外。

OPI 与胆碱酯酶是稳定结合，磷酰化胆碱酯酶脱磷酰基反应有三种形式。①自动活化：从磷酰化胆碱酯酶上自动脱落整个磷酰基，但速度极慢，需数小时或数十小时。②老化反应：从磷酰化胆碱酯酶上脱落部分磷酰基团，仍无酶的活性。③重活化反应：用药物的置换作用，使整个磷酰基脱落，恢复酶的活性。

【临床表现】

中毒发病时间与 OPI 毒性大小、剂量及侵入途径有关。口服中毒者常在 10 分钟至 2 小时内发病；吸入中毒者约 30 分钟内发病；皮肤吸收中毒者多在接触 OPI 后 2～6 小时发病。

（一）症状和体征

1. 毒蕈碱样症状　又称 M 样症状，出现最早。主要是由于副交感神经末梢兴奋，引起平滑肌舒缩失常和腺体分泌增加。表现为①平滑肌痉挛：瞳孔缩小、恶心、呕吐、腹痛、腹泻。括约肌松弛出现大小便失禁。②外分泌腺分泌增加：大汗、流泪、流涎、流涕。③气道分泌物增多：胸闷、气促、呼吸困难，双肺干性或湿性啰音，严重者可出现肺水肿。

2. 烟碱样症状　又称 N 样症状。主要是由于乙酰胆碱在骨骼肌神经肌肉接头处蓄积，骨骼肌运动神经过度兴奋所致。表现为①肌纤维颤动、全身紧束及压迫感，甚至全身骨骼肌强直性痉挛。后期出现肌力减退甚至呼吸肌麻痹引起呼吸停止。②乙酰胆碱刺激交感神经节，使其释放儿茶酚胺引起血压增高、心跳加快和心律失常。

3. 中枢神经系统症状　由乙酰胆碱在脑内蓄积引起。出现头晕、头痛、倦怠无力、共济失调、烦躁不安、谵妄、抽搐和昏迷等不同程度的意识障碍。严重时可发生中枢性呼吸衰竭或脑水肿。

4. 局部损害　部分 OPI 接触皮肤后可发生过敏性皮炎、皮肤水疱或剥脱性皮炎。眼部接触时可发生结膜充血和瞳孔缩小。

（二）病情分级

根据临床表现和全血胆碱酯酶活力，将有机磷杀虫药中毒分三度。①轻度中毒：主要表现毒蕈碱样症状，全血 ChE 活力 70%～50%。②中度中毒：毒蕈碱样症状加重，出现烟碱样症状，全血 ChE 活力 50%～30%。③重度中毒：肺水肿、昏迷、呼吸衰竭和脑水肿症状之一者。全血 ChE 活力 30% 以下。

【辅助检查】

1. 全血胆碱酯酶活力测定　是诊断 OPI 中毒的特异性指标，对中毒严重程度的判断、疗效的观察及预后的估计都极为重要。正常人全血 ChE 活力为 100%，<70% 提示中毒。

2. 尿液 OPI 分解产物测定　能反映 OPI 的吸收程度，有助于 OPI 中毒的诊断。如对硫磷和甲基对硫磷在人体内氧化分解生成的对硝基酚，敌百虫在体内分解生成的三氯乙醇，均可从尿液中检测出来。

3. 毒物分析　通过对 OPI 中毒者的呕吐物、胃内容物等可能含毒的标本进行检测分析，确定中毒的种类，便于诊断与确定性治疗。

【急救与护理】

急性 OPI 中毒病情发展迅速，死亡率高，应争分夺秒地进行急救处理。

（一）现场急救

立即使患者脱离中毒环境。根据中毒的途径、部位及现场条件，彻底清除毒物。注意保暖和保持患者呼吸道通畅，及时送往医院救治。

（二）院内救治

1. 迅速清除毒物

（1）皮肤、黏膜吸收中毒　迅速脱去污染衣物，用大量清水或肥皂水清洗污染的皮肤，尤其注意指甲缝隙、头发，否则可引起病情反复。眼部污染时，除敌百虫必须用清水冲洗外，其他均可用 2% 碳酸氢钠溶液冲洗，再用生理盐水持续冲洗 10 分钟以上，冲洗后滴入 1% 阿托品。

（2）口服中毒　立即洗胃，直至洗出液清亮、无大蒜味。胃管内注入 50 ～ 100g 药用炭悬浮液，以 50% 硫酸钠导泻。

2. 应用特效解毒药

（1）抗胆碱药　抗胆碱药可与乙酰胆碱争夺胆碱受体，起到阻断乙酰胆碱的作用。

1）阿托品：是外周性抗胆碱药，主要作用于外周 M 受体，对 N 受体无明显作用。阿托品的使用原则是早期、足量、反复给药，直到毒蕈碱样症状消失，出现 "阿托品化"。口服中毒者需重复多次用药，维持阿托品化 1 ～ 3 天。

2）盐酸戊乙奎醚（长托宁）：是中枢性抗胆碱药，对中枢 M、N 受体和外周 M 受体均有作用，其中对 M_2 受体选择性较弱，对心率无明显影响。近年来，长托宁已逐渐取代阿托品。应用长托宁时，必须注意不同患者的个体差异，及时调整剂量，首次用药需与氯解磷定合用。首次给药后，应密切观察病情，判断是否达到 "长托宁化"。"长托宁化" 的判断指标：口干、皮肤干燥；肺部啰音减少或消失；神经精神症状好转。"长托宁化" 是长托宁救治有机磷杀虫药中毒有效的临床标志，应尽快使患者达到 "长托宁化"，并维持到临床痊愈。

（2）胆碱酯酶复能药　此类药物能夺取磷酰化胆碱酯酶中的磷酰基，使 ChE 恢复活性，且能解除烟碱样症状，但对解除毒蕈碱样症状和呼吸中枢抑制效果差。中毒后如不及时应用复能药，磷酰化胆碱酯酶将在数小时至 2 ～ 3 天内变成不可逆性，即所谓 "老化酶"。复能药对 "老化酶" 无效，故须早期、足量应用。

常用药物有氯解磷定和碘解磷定。临床首选氯解磷定，其重活化作用较强，毒性小，可静脉或肌肉注射。根据中毒程度不同，用药剂量亦不同，胆碱酯酶活力稳定在 50% 以上 2 天可停药。胆碱酯酶复能药的复活程度依据复能药和有机磷杀虫药种类的不同而不同，如复能药对内吸磷、甲拌磷、对硫磷、乙硫磷等中毒疗效显著，对敌百虫、敌敌畏等中毒的疗效较差，对乐果和马拉硫磷中毒基本无效。碘解磷定作用同氯解磷定，但仅能缓慢静脉注射。

（3）解磷注射液　是含抗胆碱药和复能药的复方制剂。每支 2mL 含阿托品 3mg、苯那辛 3mg 和氯解磷定 400mg，使用时要加用氯解磷定。

3. 对症治疗　OPI 中毒死因主要是呼吸衰竭，其原因是肺水肿、呼吸肌瘫痪或呼吸中枢抑制所致。主要治疗措施包括①及时吸氧、吸痰，保持呼吸道通畅，必要时气管插管、气管切开行机械辅助呼吸。②补液，维持循环功能，预防和治疗休克、纠正心律失常、维持水、电解质及酸碱平衡。③给予利尿、脱水药，防治脑水肿。④早期使用抗生素，防治肺部感染。⑤危重患者可用血浆置换或血液灌流疗法。⑥镇静、抗惊厥。

（三）护理措施

1. 即刻护理　维持有效通气，吸氧，必要时行气管插管机械辅助呼吸。

2. 洗胃护理　凡口服 OPI 中毒患者，不论时间长短，病情轻重，有无并发症，或疑似服毒但无中毒症状，均应尽快彻底洗胃。首次洗胃后保留胃管，间隔 3 ～ 4 小时重复洗胃。

3. 病情观察

（1）急性 OPI 中毒反跳　急性 OPI 中毒经紧急救治病情好转进入恢复期，突然病情急剧恶化，再次出现严重 OPI 中毒症状，经大剂量阿托品治疗效果不满意者，应考虑发生 "反跳"。反跳发生的原因与毒物种类、继续吸收、阿托品及复能剂停用过早或减量过快有关。目前尚无特效方法治疗反跳，因此预防至关重要。

（2）迟发性多发神经病　中、重度有机磷杀虫药中毒患者在急性症状消失后 2 ～ 3 周，出现的感觉型、运动型多发性神经病变。主要表现为肢体末端烧灼感、疼痛、麻木以及下肢无力、瘫痪、四肢肌肉萎缩，严重者出现足下垂等。

（3）中间综合征（intermediate syndrome，IMS）　多发生在重度有机磷杀虫药中毒后 24 ～ 96 小时，在急性期和迟发性多发神经病之间，突然出现以肌无力为突出表现的综合征。主要表现为屈颈肌、四肢近端肌肉以及第 3 ～ 7 对和第 9 ～ 12 对脑神经所支配的部分肌肉肌力减退。病变累及呼吸肌时，可引起呼吸肌麻痹，并迅速进展为呼吸衰竭，导致死亡。

（4）伴随症状观察　①出现咳嗽、胸闷、咳粉红色泡沫痰时需警惕急性肺水肿。②出现意识障碍伴有头痛、呕吐、惊厥、抽搐时应警惕急性脑水肿。③出现呼吸频率、节律及深度改变时应警惕呼吸功能衰竭。

4. 用药护理

（1）遵医嘱准确、及时给予抗胆碱药及胆碱酯酶复能药。病情好转后药物不能减量过快或骤然停药，应逐渐减量继续观察使用 3 ～ 5 天，防止病情反复恶化。

（2）用药过程中注意观察有无阿托品化、阿托品中毒的表现，及时做好给药及药物反应的记录。"阿托品化"指征为皮肤干燥、口干、肺部啰音消失、心率增快（90 ～ 100 次 / 分）。此时应减少阿托品用量或停用。如患者出现瞳孔极度扩大、意识模糊、烦躁不安、抽搐甚至昏迷、尿潴留、肺水肿等，提示阿托品中毒。

（3）注意观察应用胆碱酯酶复能药时的不良反应，防止过量中毒。常见不良反应有一过性眩晕、视力模糊、复视、血压升高等。用量过大或注射速度过快可引起癫痫样发作和抑制 ChE 活力。碘解磷定剂量较大时有口苦、咽干、恶心，注射过快可致暂时性呼吸抑制。

5. 饮食护理　患者神志清醒后 24 ～ 48 小时内暂禁食，病情好转后遵医嘱逐渐给予流质饮食至普通饮食。禁食期间根据医嘱给予营养支持。

6. 预防感染　昏迷患者做好口腔清洁护理、压疮预防护理；吸痰时注意吸痰管一次性操作，并定期消毒吸痰用具，避免交叉感染。

7. 心理护理　对于自行服毒者，应专人守护、关心体贴，循循善诱，给予心理治疗，使患者学会如何应对应激源的方法，消除患者紧张、恐惧及消极情绪。向家属说明相关救治处理的必要性，取得家属的配合与情感支持。

（四）健康教育

1. 普及预防 OPI 中毒的有关知识　向生产者、使用者广泛宣传各类有机磷杀虫药都可通过消化道、呼吸道、皮肤黏膜吸收进入体内而中毒。经常接触者应定期体检，测定全血 ChE 活力。

2. 遵守操作规程，加强个人防护　农药盛具要专用，严禁用其装食品、牲口饲料等。喷洒农药时应穿质厚的长袖上衣及长裤，扎紧袖口和裤腿，戴口罩和帽子等防护用品。如衣裤被污染，应尽快更换并彻底清洗皮肤。接触农药过程中若出现头晕、胸闷、恶心、呕吐、流涎等症状，应立即就医。

3. 休息与调养　患者出院后需休息 2 ～ 3 周，按时服药，有不适症状及时复诊。

二、氨基甲酸酯类杀虫药中毒

氨基甲酸酯类杀虫药具有对昆虫选择性强、作用迅速、残毒低的特点，目前广泛应用于农业生产。氨基甲酸酯类杀虫药中毒以呋喃丹最多，其次是叶蝉散、灭多威和西维因。中毒具有潜伏期短、起病急、恢复快、病情相对较轻等特点。

【病因与发病机制】

病因同 OPI 中毒。其发病机制是氨基甲酸酯杀虫药与胆碱酯酶结合形成氨基甲酰化胆碱酯酶，使 ChE 失去水解乙酰胆碱的活性。氨基甲酰化胆碱酯酶易被水解，酶活性常在数小时内自行恢复，故临床症状较 OPI 中毒轻且恢复快。

【临床表现】

临床表现与 OPI 中毒相似，但潜伏期短，毒性发作快，程度较轻。

1. 轻中、度中毒　出现轻度的毒蕈碱样和中枢神经系统症状，如头晕、头痛、乏力、恶心、呕吐、流涎、多汗和瞳孔缩小、胸闷等。较重者可伴有肌束震颤等烟碱样症状。

2. 重度中毒　除上述症状加重外，可出现肺水肿、脑水肿、昏迷及呼吸抑制等。

【辅助检查】

1. 全血 ChE 活力测定　胆碱酯酶活性降低，程度与临床表现的严重程度成正比。因氨基甲酸酯类杀虫药中毒导致 ChE 活性抑制是可逆的，酶活性一般在 15 分钟降至最低，30 ～ 40 分钟后可恢复到 50%～ 60%，1 ～ 2 小时后血中 ChE 活力基本恢复正常，因此全血 ChE 活力测定存在时间限制。

2. 毒物检查　呕吐物、胃内容物、血、尿液可检测出氨基甲酸酯类杀虫药。

【急救与护理】

1. 应用阿托品是治疗氨基甲酸酯类杀虫药中毒的重要措施。轻、中度中毒者肌肉注射阿托品，但不必阿托品化；重度中毒者应静脉注射阿托品，并尽快阿托品化，但病情好转后立即减量和延长给药间隔时间，维持时间多为 24 小时，口服严重中毒病例也不超过 48 小时。

2. 胆碱酯酶复能药对氨基甲酸酯类杀虫药引起的 ChE 抑制无复活作用，且存在一定的不良反应，故诊断明确者应禁用。

3. 其他治疗与护理参见 OPI 中毒。

三、百草枯中毒

百草枯（paraquat，PQ）又称克无踪、对草快，是目前世界范围内应用最广泛的速效触灭型除草剂之一，喷洒后能很快发挥作用，接触土壤后迅速灭活，无残留，不会影响植物根部，也不污染环境。PQ 中毒事件城乡均有发生，无明显季节差异，但农村多见。PQ 对人毒性较高，是人类急性中毒死亡率最高的除草剂。

【病因与发病机制】

（一）病因

生产性中毒多见于喷洒农药时皮肤接触中毒。临床上急性中毒的患者大部分系口服自杀所致。

（二）发病机制

PQ 可经完整皮肤、呼吸道、消化道吸收。PQ 在酸性环境下性质稳定，在碱性环境下分解。PQ 进入人体后迅速分布到全身各器官组织，以肺和肌肉中浓度最高，体内很少降解，大多以原形随粪、尿排出，少量经乳汁排出。PQ 对人体的中毒机制目前尚不完全清楚。目前研究公认 PQ 的毒性作用和细胞内的氧化还原循环反应有关，引起细胞膜脂质过氧化，造成以肺部病变为主的多脏器损害。

【临床表现】

各种途径吸收引起的百草枯中毒，全身表现相似。

（一）局部刺激症状

皮肤接触后出现接触性皮炎、皮肤灼伤，表现为暗红斑、水疱、溃疡等；指甲接触高浓度百草枯后，可导致指甲脱色、断裂，甚至脱落；眼部接触后可引起失明、流泪、眼痛、结膜及角膜灼伤、水肿等；呼吸道吸入可引起鼻出血、喷嚏、咽痛及刺激性咳嗽；口服者口腔、咽喉、食管黏膜有腐蚀和溃烂，呕吐物或洗胃液呈蓝色。

（二）全身表现

除大量经口服中毒较快出现肺水肿和出血外，多数患者病情呈渐进式发展，1～3天内肺、肝、肾及心脏等会发生坏死，病程中可伴发热。

1. 呼吸系统　肺损伤是最突出、最严重的病变，主要表现为不可逆转的肺纤维化。早期症状主要有咳嗽、咳痰、胸闷、胸痛、呼吸困难、发绀、肺水肿或肺出血，严重者可发生急性呼吸窘迫综合征（ARDS），可因 ARDS、休克等多脏器功能衰竭导致死亡。部分患者急性期中毒症状控制后，在5～9日发生肺间质纤维化，2～3周达高峰。肺功能受损导致顽固性低氧血症，出现进行性呼吸困难，最终可因弥漫性肺间质纤维化、呼吸衰竭、肺部感染而死亡。

2. 消化系统　早期出现口腔、咽喉、胸及上腹部有烧灼样疼痛，伴口腔、咽喉部溃疡、恶心、呕吐、腹痛、腹泻，严重者可引起呕血、便血及胃肠穿孔。约3～7天后出现黄疸、肝功能异常，甚至出现肝坏死。部分患者可合并胰腺炎引起严重腹痛。

3. 其他系统　①泌尿系统：肾损伤较常见，中毒后2～3日可出现血尿、蛋白尿、少尿，血肌酐及尿素氮升高，严重者可发生急性肾功能衰竭。②循环系统：重症可出现中毒性心肌炎，导致心肌损害、血压下降、心电图 ST 段和 T 波改变，或伴有心律失常、心包出血等。③神经系统：表现为头晕、头痛、幻觉、精神异常、手震颤、抽搐和昏迷等。④血液系统：少数患者发生贫血、血小板减少伴有出血倾向。

【辅助检查】

1. 毒物检测

（1）血清 PQ 浓度测定　有助于判断病情的严重程度和预后。必须采集摄入 PQ 4 小时后血样，样本保存在塑料试管内，不能使用玻璃试管。

（2）尿液 PQ 浓度测定　应用碱性和硫代硫酸钠试管法可测出尿中 2mg/L 以上的 PQ，简便易行。若检测结果为阴性，可于摄入 PQ 6 小时后再次检测。

2. 肺 X 线检查　中毒早期（3天至1周）肺纹理增多，肺间质炎性变，下肺野散在细斑点状阴影，肺部透亮度降低；中毒中期（1～2周）肺实变，肺部分纤维化；中毒后期（2周后）以肺间质改变为主，出现肺不张、肺纤维化和蜂窝状改变。

【急救及护理】

百草枯中毒目前无特效救治方法。其主要急救原则是尽早彻底清除毒物，减少毒物吸收；加速体内毒物排泄；消除化学性炎症损害及对症支持治疗。

（一）现场急救

皮肤接触者，尽快脱去污染的衣物，用清水冲洗皮肤、头发、指甲、眼部等污染部位；口服中毒者，立即口服肥皂水，既可引吐，又可促进 PQ 失活。1 小时内口服 30% 漂白土（白陶土）悬液，或就地取材用泥浆水 100～200mL 口服，注意要反复催吐。立即送医院做进一步抢救与治疗。

（二）院内救护

1. 迅速清除毒物

（1）皮肤、黏膜中毒　根据现场处理情况决定是否进一步清洗污染的皮肤和头发。眼部受污染时用 2%～4% 碳酸氢钠溶液冲洗后再用清水冲洗，时间不少于 15 分钟。

（2）口服中毒

1）洗胃：立即洗胃，洗胃液可选用 2%～5% 碳酸氢钠加适量肥皂液或洗衣粉。由于百草枯具有腐蚀性，洗胃时动作宜轻柔，以手工吸注式较好，每次洗胃液量 200～300mL，不宜用灌流式无压力报警的自动洗胃机，以免引起食管或胃穿孔。洗胃停止的标准是洗出液不再有浅绿色。洗胃后口服或胃管注入吸附剂（活性炭 60g 或 15% 的漂白土 300mL）以减少毒物的吸收。

2）导泻：用 20% 甘露醇 250mL 加等量水稀释或 33% 硫酸镁溶液 100mL 口服或胃管注入。每 6 小时一次，连续用 1 周或观察无绿色粪便为止。

2. 血液净化治疗　血液灌流和血液透析对清除血液中的 PQ 有肯定作用，应尽早使用连续血液灌流治疗 5～7 天，重症患者可联合血液透析效果更佳。同时，加强补液，应用呋塞米强化利尿，促进毒物从肾脏排出。

3. 药物治疗　PQ 中毒尚无特效解毒剂，必须在中毒早期控制病情发展，防止肺纤维化的发生。

（1）糖皮质激素与免疫抑制药　早期大剂量应用糖皮质激素，如甲泼尼龙、地塞米松、氢化可的松等，可延缓肺纤维化的发生，降低死亡率。中、重度中毒患者可联合使用环磷酰胺及环孢素 A。

（2）抗氧化及抗自由基治疗　可减轻氧自由基的毒性作用，维持细胞功能。如维生素 C、维生素 E、维生素 A、谷胱甘肽、去铁胺等。

（3）抗纤维化药　吡啡尼酮抑制成纤维细胞生物活性和胶原合成，防止和逆转肺纤维化的形成。

（4）PQ 竞争剂　小剂量左旋多巴能竞争性抑制 PQ 通过血脑屏障；普萘洛尔可促使与肺组织结合的 PQ 释放。

（5）中药治疗　贯叶连翘提取物有抗脂质过氧化的作用；当归、川芎提取物能增加一氧化氮合成，降低肺动脉压，减轻肺组织损伤。

（三）护理措施

1. 谨慎氧疗　高浓度氧气吸入会加重肺损伤。应将 $PaO_2 < 40mmHg$（5.3kPa）或出现

ARDS 时作为氧疗指征，当患者出现呼吸困难及发绀时用氧量要小，浓度要低。使用呼吸机治疗时应采用呼气末正压通气给氧。机械通气可延长患者的存活时间，但尚无机械通气增加存活率的证据。若有条件准备行肺移植。

2. 加强营养支持 消化道腐蚀性损伤严重者应禁食，给予静脉高营养，并维持水、电解质酸碱平衡，同时注意保护心、肝、肾脏的功能。

3. 积极控制感染 遵医嘱预防性使用广谱、高效抗菌药物。

4. 密切观察患者生命体征和病情 出现胸闷、低氧血症、呼吸不规律等症状应立即报告医师。一旦发生心搏骤停即刻实施 CPR。注意观察患者有无出血倾向，严防 DIC 发生。监测肾功能情况，观察并记录出入量，尤其是尿量。血液灌流或血液透析患者要妥善固定好透析管路，防止扭曲、受压甚至脱出。

5. 加强口腔护理 定时用洗必泰漱口，加强对口腔溃疡和炎症的护理，可应用珍珠粉、冰硼散等喷洒口腔创面，促进愈合，降低感染发生率。

（四）健康教育

1. 遵守农药安全操作规程，如站在上风向退行喷洒，穿长衣长裤，戴防护眼镜，使用塑料薄膜围裙等，一旦皮肤受到污染应立即清洗。

2. 妥善保管百草枯溶液，在瓶身上加以"严禁口服"的醒目标识，避免儿童和高危人群接触或误服。

3. 存活者应进行至少半年的随访，复查肺、肝、肾功能。使用免疫抑制剂者，应向家属告知可能出现感染、骨坏死等副作用，并延长随访时间。告诉患者切勿再次接触百草枯。

第三节 一氧化碳中毒

一氧化碳（carbon monoxide，CO）俗称煤气，是含碳物质不完全燃烧所产生的无色、无味、无刺激性气体，比重 0.967，比空气略轻。人体吸入过量一氧化碳后可引起急性一氧化碳中毒，其主要病理改变是脑和全身组织缺氧，严重者因中枢性呼吸、循环衰竭而死亡。

一、病因与发病机制

（一）病因

1. 职业性中毒 钢铁工业、炼焦、烧窑、矿下爆破等生产过程中可产生大量 CO，若防护不当，容易造成中毒。

2. 生活性中毒 最常见的中毒原因是家庭室内燃烧煤炉及煤气泄露。煤炉产生的气体中 CO 含量高达 6%～30%，如室内门窗紧闭、通风不良可造成中毒。

3. 意外事故 煤气泄漏、井下瓦斯爆炸时，现场空气中一氧化碳浓度可达 10%，导致大批人员中毒。

（二）发病机制

一氧化碳中毒的发病机制主要是引起组织缺氧。CO 与血红蛋白（Hb）的亲和力比氧与血红蛋白的亲和力大 240 倍，当 CO 经呼吸道吸入，通过肺泡进入血液，迅速与血液红细胞内血红蛋白结合形成稳定的碳氧血红蛋白（COHb）。COHb 不能携氧，且不易解离，从而使血液携氧能力下降，导致低氧血症，引起组织缺氧；COHb 还影响氧合血红蛋白的解离，即血氧不易释放到组织而造成组织缺氧；另外，CO 还可以与还原型细胞色素氧化酶二价铁结合，抑制细胞色素氧化酶活性，影响细胞呼吸和氧化过程，阻碍氧的利用。

急性 CO 中毒后，中枢神经系统首先受累，脑内小血管迅速麻痹、扩张，脑容积增大。脑内三磷酸腺苷（ATP）在无氧状态下被迅速耗尽，钠钾泵功能失常，钠离子蓄积细胞内，导致脑水肿，继而导致脑血液循环障碍，脑内血栓形成、缺血性软化灶或广泛的脱髓鞘病变，致使部分急性 CO 中毒患者发生迟发性脑病。心肌对缺氧也很敏感，可导致心肌损害和各种心律失常。当人体血液中的 COHb 浓度超过 60%～70% 时，可迅速发生呼吸、心跳停止、脑电活动消失。

二、临床表现

患者均有 CO 接触史。临床表现与空气中 CO 浓度、血中 COHb 浓度及接触 CO 时间长短有关。也与患者中毒前的健康状况，如有无心、脑血管疾病有关。

（一）急性中毒

急性一氧化碳中毒起病急、潜伏期短，根据临床症状严重程度及血液中碳氧血红蛋白的含量，将急性一氧化碳中毒分为三度：

1. 轻度中毒　血液 COHb 浓度达 10%～30%。出现头晕、头痛、四肢无力、恶心、呕吐和心悸，少数患者可出现短暂晕厥。若能及时脱离中毒环境，吸入新鲜空气，症状很快消失。

2. 中度中毒　血液 COHb 浓度达 30%～40%。除上述症状加重外，出现面色潮红，口唇呈樱桃红色、胸闷、气短、呼吸困难、幻觉、视物模糊、运动失调、判断力下降、嗜睡、意识模糊或浅昏迷。如及时脱离中毒环境，氧疗后可恢复正常，一般无明显并发症。

3. 重度中毒　血液 COHb 浓度达 40%～60%。患者迅速出现深昏迷、抽搐、呼吸抑制、肺水肿、心律失常、心力衰竭、各种反射消失，呈去大脑皮质状态。部分患者出现脑水肿、呼吸衰竭、上消化道出血、肝肾功能损害等。此期患者死亡率高，即使抢救存活也多伴有不同程度后遗症。

（二）急性一氧化碳中毒后迟发性脑病

又称神经精神后发症，是急性一氧化碳中毒患者意识障碍恢复后，经过 2～60 天"假愈期"，又出现下列临床表现之一：①精神意识障碍：痴呆、木僵、谵妄和去大脑皮质状态。②锥体外系症状：出现震颤麻痹综合征，表现为呆板面容，肌张力增高、动作缓慢、步态碎小、双上肢失去伴随运动，有静止性震颤。③锥体系神经损害：表现为轻度偏瘫、病理反射阳性或大小便失禁。④大脑皮质局灶性功能障碍：如运动性失语、失明、失写、失算等，或出现继发性癫痫。⑤脑神经及周围神经损害：如视神经萎缩、听神经损害及周围神经病变等。

三、辅助检查

1. 血液碳氧血红蛋白测定　是诊断 CO 中毒的特异性指标，尽可能在脱离接触 CO 后 8 小时内取血送检。

2. 其他检查　脑电图、头部 CT、动脉血气分析等。

四、急救与护理

一氧化碳中毒的急救原则是迅速撤离中毒现场；及时氧疗，防治脑水肿，改善脑代谢；预防并发症。

（一）现场急救

迅速将患者移离中毒现场至空气新鲜、通风处。平卧，保持呼吸道通畅，注意保暖。有条件时给予氧气吸入。如患者出现呼吸、心搏骤停，立即行 CPR。根据病情决定是否转送医院继续救治。

（二）院内救治

1. 纠正缺氧 给氧是救治急性 CO 中毒最有效的方法，可加速 COHb 解离，纠正机体缺氧。包括：①轻度中毒患者给予鼻导管或面罩吸氧。②中、重度中毒患者应尽快予高压氧（HBO）治疗，可降低病死率、缩短病程，且可减少或防止迟发性脑病的发生。③血液置换。

2. 防治脑水肿，促进脑细胞代谢 严重中毒后 24～48 小时脑水肿达高峰期，在积极纠正缺氧的同时，可给予脱水治疗。常用药有 20% 甘露醇、呋塞米、糖皮质激素等。有频发抽搐者首选地西泮 10～20mg 静脉注射，无效可静脉滴注苯妥英钠 0.5～1g。改善脑代谢可用脑细胞赋能剂如三磷酸腺苷、辅酶 A、细胞色素 C、抗氧化剂如维生素 C 等。

3. 对症治疗，防治并发症和后遗症 昏迷患者保持呼吸道通畅，必要时行气管插管或切开，机械辅助通气；控制高热，必要时给予冬眠疗法；应用抗生素预防和控制继发感染；预防水、电解质及酸碱失衡及心律失常；给予营养支持。

（三）护理措施

1. 氧疗的护理

（1）鼻导管或面罩吸氧 氧流量为 5～10L/min，症状缓解和血液 COHb 浓度降至 10% 以下时可停止吸氧。氧疗过程中注意保持呼吸道通畅，以提高氧疗效果，防止发生窒息。

（2）高压氧护理 中、重度 CO 中毒均应进行高压氧治疗。对未经处理的气胸、多发性肋骨骨折、胸壁开放性创伤、早产儿或视网膜剥离等 CO 中毒患者禁止使用。使用高压氧治疗可能出现氧中毒、减压病、气压伤等并发症，高压氧治疗前，首先应弄清诊断及有无合并症存在。如 CO 中毒时易合并脑出血，若进舱加压，将会导致严重后果，故对伴高血压的老年患者尤应注意。

1）进舱前护理：向神志清醒患者介绍进舱须知、治疗过程中可能出现的不良反应及预防方法、注意事项等，示范面罩佩戴方法，取得配合。进舱前评估患者生命体征、中毒情况及病史，更换全棉衣服、排空大小便，不宜过多饮水或空腹，不吃产气多的食物。严禁将易燃易爆物品如打火机、手机等带入高压氧舱。教会其在加压阶段进行吞咽、咀嚼等动作，避免中耳、鼓膜气压伤；减压阶段不要屏气和剧烈咳嗽，防止肺气压伤。

2）入舱后护理：每次吸氧时间一般控制在 60～90 分钟，采取间接吸氧方式，避免氧中毒。老年人多伴有潜在心肺功能不良，治疗中压力不宜过高，时程不宜过长；所有引流必须通畅，并防止反流，在减压时所有引流管均应开放，防止空腔脏器或有关部位因压力膨胀、扩张而损伤。

3）陪舱护理：重症患者需由医护人员陪舱。昏迷患者应平卧，头偏向一侧，及时清除呼吸道分泌物,保持呼吸道通畅;注意翻身,防止压疮。烦躁患者要适当约束,防止受伤。密切观察患者神志、瞳孔及生命体征的变化,如出现烦躁不安、恶心、冷汗等氧中毒的表现,应迅速摘除面罩,改吸空气,必要时终止治疗。

2. 病情观察 ①密切观察生命体征、神志、瞳孔的变化,病情较重者给予心电监护。②密切观察氧疗效果,高压氧治疗者应注意观察有无氧中毒。③注意观察有无迟发性脑病的临床表现,如有无意识恢复后再度昏迷、痴呆、木僵、偏瘫和失语等。

3. 对症护理 ①加强昏迷患者护理:保持呼吸道通畅,按需吸痰。定时翻身预防压疮和肺部感染。②安全护理:烦躁不安、惊厥、频繁抽搐的患者做好安全防护,如加床栏防止坠床,使用牙垫防止舌咬伤,四肢使用约束带等措施,防止患者自伤。

4. 心理护理 重度中毒或延迟治疗的患者可能会有神经系统后遗症,因此,要对患者加强心理疏导,鼓励其树立战胜疾病的信心,积极配合各项治疗及康复训练。

(四)健康教育

1. 加强预防 CO 中毒相关知识的宣传,普及急性 CO 中毒的救护知识。

2. 加强职业性中毒的防护。厂矿应认真执行安全操作规程,有 CO 的车间和场所要加强通风。加强矿井下空气中 CO 浓度的监测和报警。

3. 做好日常生活中毒的防护。居室内煤炉要安装烟囱,烟囱结构要严密和通风良好;室内燃烧木炭时,一定要注意保持良好的通风,尤其是在冬天、雨天;要经常检查连接煤气具的橡皮管是否松脱、老化等;煤气热水器切勿安装在密闭浴室或通风不良处。

第四节 镇静催眠药中毒

镇静催眠药是中枢神经系统抑制药,在临床上广泛应用于镇静、催眠、抗惊厥以及麻醉前给药。短时间内服用大剂量此类药物可引起急性镇静催眠药中毒,出现一系列以中枢神经系统过度抑制为主的症状和体征,如昏迷、呼吸抑制和休克等,甚至可危及生命。

知识链接

镇静催眠药分类

1. 巴比妥类 巴比妥类按作用时间分为超短效药物如硫喷妥钠,作用维持 30 分钟;短效药物如司可巴比妥,作用维持 2～3 小时;中效药物如异戊巴比妥,作用维持 3～6 小时;长效药物如苯巴比妥,作用维持 6～8 小时。服用 2～5 倍催眠剂量可引起轻度中毒,服用 5～10 倍催眠剂量可引起中度中毒,服 10～20 倍催眠剂量可引起重度中毒。

2. 苯二氮䓬类(benzodiazepines,BZ) 属于弱安定药。包括长效药物如地西泮(安定)、氟氯西泮等;中效药物如奥沙西泮、阿普唑仑等;短效药物如三唑仑等。成人地西泮的致死量是 0.1～0.5g/kg。

3. 非巴比妥非苯二氮䓬类 包括水合氯醛、格鲁米特(导眠能)、甲喹酮(安眠酮)、甲丙氨酯(眠尔通)。

　　4. 吩噻嗪类　属于抗精神病药，又称为强安定剂。按侧链结构的不同，又可分为三类：①脂肪族：如氯丙嗪。②哌啶类：如硫利达嗪（甲硫达嗪）。③哌嗪类：如奋乃静。

一、病因与发病机制

（一）病因

成人有意过量服用，或儿童误服所导致。

（二）发病机制

　　1. 巴比妥类　通过对大脑皮质、下丘脑和脑干网状结构上行激活系统进行抑制而引起意识障碍。对中枢神经系统的抑制随着剂量的增加，由镇静、催眠到麻醉，以至延髓麻痹。

　　2. 苯二氮䓬类　中枢神经抑制作用与增强 γ – 氨基丁酸（GABA）能神经元的功能有关。在神经突触后膜表面有由 BZ 受体、GABA 受体和氯离子通道组成的大分子复合物。BZ 与其受体结合后，可加强 GABA 与 GABA 受体结合的亲和力，使与 GABA 受体偶联的氯离子通道开放，从而增强 GABA 对突触后的抑制功能，选择性地作用于大脑边缘系统，影响情绪和记忆力。

　　3. 非巴比妥非苯二氮䓬类　该类药物对中枢神经系统抑制作用和巴比妥类相似。

　　4. 吩噻嗪类　主要作用于网状结构，能减轻焦虑紧张、幻觉妄想和病理性思维等精神症状。同时能抑制脑干血管运动和呕吐反射，阻断 α 肾上腺素能受体，具有抗组胺及抗胆碱能等作用。

二、临床表现

（一）急性中毒

1. 巴比妥类药物中毒

　　（1）轻度中毒　头晕、思维混乱、共济失调、嗜睡、反应迟钝、言语不清、判断力和定向力障碍，但各种反射存在，生命体征较平稳。

　　（2）中度中毒　处于浅昏迷状态，强刺激可睁眼，不能言语，旋即又进入昏睡。呼吸浅而慢，眼球震颤，血压仍正常，角膜反射和咽反射存在。

　　（3）重度中毒　深昏迷，呼吸浅慢、脉搏细数、血压下降。早期四肢强直、锥体束征阳性，后期则出现肌张力下降，各种反射消失。

2. 苯二氮䓬类药物中毒

中枢神经系统抑制症状较轻，主要表现为头晕、头痛、健忘、言语不清、共济失调、嗜睡等，严重中毒可导致昏迷、血压下降和呼吸抑制。若同时饮酒或服用了其他镇静催眠药者，可出现长时间深昏迷和呼吸抑制。

3. 非巴比妥非苯二氮䓬类药物中毒

症状与巴比妥类中毒相似，但有其自身特点。①甲喹酮中毒可有明显的呼吸抑制，出现肌张力增强、腱反射亢进、抽搐等锥体束征的临床表现。②水合氯醛中毒可有心律失常和肝、肾功能障碍。③格鲁米特中毒可有瞳孔散大等抗胆碱能神经症状，且意识障碍有周期性波动。

4. 吩噻嗪类药物中毒

最常见的是锥体外系反应，临床表现有以下三类：①震颤麻痹综

NOTE

合征。②静坐不能。③急性肌张力障碍反应，如斜颈、吞咽困难和牙关紧闭等。其他表现如休克、心律失常、嗜睡、瞳孔散大、口干，甚至出现昏迷、呼吸抑制等。

（二）慢性中毒

长期滥用大量镇静催眠药的患者可发生慢性中毒，常伴有精神症状如意识障碍和躁狂、智力障碍、人格变化等。

（三）戒断综合征

长期服用大剂量镇静催眠药患者，突然停药或迅速减少药量时，可发生戒断综合征。出现焦虑、易激动、失眠、头痛、厌食、无力、震颤、恶心、呕吐和肌肉痉挛。严重者可出现癫痫样发作，有时出现幻觉、妄想、定向力丧失、高热和谵妄。

三、辅助检查

1. 药物检查　留取患者血液、尿液、呕吐物、洗胃液等进行药物定量分析。

2. 其他检查　心电图、动脉血气分析、血糖、肝肾功能、电解质等。

四、急救与护理

（一）现场急救

意识尚清楚的患者，立即给予催吐。保持呼吸道通畅，条件允许时吸氧。紧急送往医院救治。

（二）院内救治

1. 迅速清除毒物　①洗胃：首选 1 : 10000 高锰酸钾溶液，也可用生理盐水或清水反复洗胃；洗胃后经胃管灌注 50～100g 活性炭悬浮液以吸附消化道内的药物，每 2～4 小时一次，直至症状缓解。②导泻：胃管灌入 50% 硫酸钠 50mL。③利尿和碱化尿液：可促进长效巴比妥类毒物由尿液排出。④血液灌流：中毒症状严重者可进行血液灌流治疗。

2. 应用特效解毒药　苯二氮䓬类药物中毒的特效解毒药是氟马西尼，每次 0.2mg，30 秒缓慢静脉注射，可重复给药，最大剂量 3mg。巴比妥类中毒、非巴比妥非苯二氮䓬类中毒、吩噻嗪类中毒目前无特效解毒药。

3. 维持重要脏器功能　①维持呼吸中枢兴奋，促进意识恢复：尽早解除呼吸抑制是抢救患者生命的关键。对于深昏迷伴有呼吸抑制者应首选美解眠（贝美格）。必要时气管插管，机械辅助呼吸。纳洛酮对于催醒、恢复患者意识有疗效。②维持血压：镇静催眠药急性中毒容易出现低血压，多因血管扩张所致，应输液补充血容量，如无效可考虑给予适量多巴胺（水合氯醛中毒者避免使用）。③加强心电图监护，如出现心律失常，酌情给予抗心律失常药。

4. 对症治疗　多数镇静催眠药中毒均以对症治疗为主，特别是吩噻嗪类药物中毒。如血压低时，补充血容量，必要时应用去甲肾上腺素或盐酸去氧肾上腺素（新福林）等 α 受体激动剂。

5. 防治并发症　及时纠正休克，维持水电解质平衡，防治肺部感染和急性肾功能衰竭。

（三）护理措施

1. 即刻护理　立即解开患者衣领、裤带，清理呼吸道分泌物，保持呼吸道通畅，给予高流量吸氧；建立有效的静脉通道，及时、准确遵医嘱使用抢救药物，充分补液；给予持续心电监护等。

2. 病情观察 密切观察患者生命体征及意识障碍程度、瞳孔大小及对光反射、尿量等变化，及时准确做好记录。由于镇静催眠药对呼吸有抑制作用，尤其应密切观察呼吸的变化，如呼吸的频率及幅度等，发现异常情况及时报告医生并配合抢救处理。

3. 用药护理 遵医嘱正确使用氟马西尼，缓慢静脉注射，必要时重复，对长期使用苯二氮䓬类药物控制癫痫者，禁用氟马西尼，以免诱发癫痫。使用贝美格等中枢神经兴奋药治疗巴比妥类药物中毒时，静滴速度不宜过快，以防引起惊厥，伴有呼吸中枢抑制者，可用尼可刹米或洛贝林，但中枢神经兴奋药不宜常规使用。

4. 对症护理 血压下降者可补充血容量，必要时用升压药；昏迷患者去枕平卧，头偏向一侧，按需吸痰，持续吸氧，必要时行气管插管或气管切开，加强机械通气护理。给予高热量、高蛋白的鼻饲流质饮食或静脉补充营养物质，以提高机体抵抗力；清醒者鼓励咳嗽，拍打背部，促进有效排痰，防治肺部感染；定时翻身，预防压疮。

5. 心理护理 针对服用镇静催眠药自杀的患者要做好思想工作，加强心理安慰和疏导，鼓励患者积极配合治疗，增强康复信心，防止再次发生意外。同时做好家属的工作，取得配合与支持。

（四）健康教育

1. 加强镇静催眠药的管理和使用。失眠或睡眠紊乱的患者以心理及物理治疗为主，必须在医生的指导下规范使用催眠药，但不能长期使用，防止患者对药物产生依赖性。

2. 对蓄意服毒者，讲解药物对脑功能及神经系统的影响，使其走出自杀的阴影。

3. 向患者宣传合理应用镇静催眠药的重要性及盲目用药的严重后果。

知识拓展

"摇头丸"中毒

"摇头丸"是苯丙胺类兴奋剂，其化学名称是 3，4- 亚甲基二氧甲基苯丙胺，有明显的中枢神经系统兴奋作用。当服用"摇头丸"者受到音乐刺激时，摇头不止，行为失控，临床表现为瞳孔扩大、血压和体温升高、心律加快、肌肉紧张、不自主地牙关紧闭、视物模糊、快速眼动、出汗，出现呕吐、眩晕、头痛和食欲不振、精神混乱、性欲亢进、会情不自禁地手舞足蹈、呈现疯狂的状态，思想偏执，极易引起危害社会的行为发生。服用"摇头丸"一段时间后，会给服用者造成严重的心理障碍，主要表现为心理混乱、恐慌、抑郁、失眠、焦虑、神经错乱、精力分散、动作不协调等。长期使用"摇头丸"可出现分裂型精神病、自杀倾向、幻觉、惊恐发作和认知障碍等慢性中毒的表现。

第五节 毒蕈中毒

毒蕈俗称毒蘑菇，是一类高等真菌，大多颜色艳丽，误食可引起中毒。我国已发现的毒蕈品种约 80 种，极毒者 10 种左右。

一、病因与发病机制

夏秋等多雨季节，居民在采食野蘑菇时，误将毒蕈当作普通蘑菇食用而导致中毒。毒蕈含有的毒素很多目前还不清楚，且各种毒素常交叉存在。各种毒蕈中毒机制不同，引起的临床症状以及累及的脏器损害也迥然不同，目前尚无统一的中毒机制和分型。国内学者习惯将毒蕈中毒类型分为胃肠炎型、神经精神型、溶血毒素型和多器官损害型。

知识链接

毒蕈含有的毒素种类及特点

由于毒蕈种类众多，所含的毒素类型更是纷繁复杂，一种毒蕈中可以含有几种毒素，一种毒素又可能存在于多种毒蕈中。常见的毒素主要有以下几种。

1. 胃肠毒素　主要产生胃肠道症状。

2. 神经精神毒素　①色胺类化合物：如光盖伞素，引起精神症状，出现幻听、幻视、谵语、精神错乱，伴有交感神经兴奋症状。②毒蕈碱：毒理作用与乙酰胆碱相似，产生以副交感神经兴奋为主的表现。③异噁唑衍生物：引起精神错乱和幻觉。④致幻素：可引起幻觉、狂笑、谵语和意识障碍。

3. 血液毒素　如鹿花菌素，为甲基肼化合物，可引起急性溶血。

4. 原浆毒素　①毒伞肽：可损害心、肝、肾、脑等实质器官，主要作用于肝细胞核，可能抑制 RNA 聚合酶，减少肝糖原导致肝坏死，作用慢，潜伏期数小时至数日。②毒肽：作用于肝细胞的内质网，主要损害肝脏，作用快，大剂量 1～2 小时内引起死亡。

5. 类光过敏毒素　引起类似植物日光性皮炎的症状。

二、临床表现

不同毒蕈所含的毒素不同，引起的中毒表现也各不相同，根据主要损坏的靶器官，一般可分为以下五种类型。

（一）胃肠炎型

临床表现以消化道症状为主，一般潜伏期在 30 分钟至 6 小时。轻者主要以恶心、呕吐、腹泻、腹痛为主，较重者常有剧烈呕吐及水样泻，可引起严重脱水及电解质紊乱，造成血容量不足、血压下降，甚至休克。

（二）神经精神型

含毒蕈碱的毒蕈中毒潜伏期短，大约在 10 分钟至 2 小时之间出现症状，特征表现为多涎、流泪、腹泻及呕吐，并且常伴有瞳孔缩小、支气管黏液分泌增多和支气管痉挛。严重时呼吸困难，急性肺水肿等，有时出现谵妄、幻觉；含光盖伞素等毒素的毒蕈中毒时，出现幻觉、幻听、焦躁或狂笑、步态不稳、精神错乱、谵语、昏迷等精神症状。

（三）血液毒型

潜伏期 6～12 小时。先出现胃肠炎症状，随后出现溶血、黄疸、血红蛋白尿、贫血、肝脾肿大等，可引起急性肾损害。

（四）多器官损害型（肝损害型）

多数患者可经历六期表现。①潜伏期：多在 10 ～ 24 小时，也可长达数日。②胃肠炎期。③假愈期：无症状或仅感觉轻微乏力，食欲减退等。④内脏损害期：肝、脑、心、肾等器官损害，但以中毒性急性肝损害最为严重。⑤精神症状期：烦躁不安、嗜睡、谵妄、惊厥、昏迷等，可并发中毒性脑病、肝肾衰竭等，中毒者多在此期死亡，病死率高达 90％。⑥恢复期：治疗得当，一般在 2 ～ 3 周进入恢复期，症状逐渐消失而痊愈。

（五）类植物日光性皮炎型

胶陀螺中毒时，颜面肿胀、疼痛，特别是嘴唇肿胀外翻，形如猪唇。指尖疼痛，指甲根部出血等。

三、辅助检查

对剩余食物或呕吐物进行毒物检测。也可将误食的蘑菇送相关单位进行形态学鉴定，或送化学鉴定单位进行毒素成分检验，或进行动物实验观察以明确中毒蘑菇种类。

四、急救与护理

（一）现场急救

停止食用可能有毒的食物。意识清楚无呕吐者立即催吐，可口服浓茶水再反复催吐。保持气道通畅，及时清除呕吐物及呼吸道分泌物，防止窒息。立即送医院进一步治疗。

（二）院内救治

1. 维持生命 患者出现危急状况时以积极维持生命，对症抢救为主。

2. 清除毒物 1：10000 高锰酸钾溶液洗胃，灌入 50 ～ 100g 活性炭悬浮液。口服或胃管注入 50％硫酸镁 50mL 导泻或肥皂水高位灌肠。

3. 解毒及对症治疗 目前国际上还没有完全有效的解毒剂，常以对症支持治疗为主，纠正脱水、酸中毒及电解质紊乱。

（1）以多器官损害为主要症状的毒蕈中毒 使用含巯基的解毒药二巯丁二钠，静脉或肌肉给药，5 ～ 7 天为一个疗程。

（2）含毒蕈碱的毒蕈中毒 阿托品 0.5 ～ 1.0mg 静脉注射至轻度阿托品化。阿托品可用于缓解腹痛、吐泻等胃肠道症状，对因中毒性心肌炎而导致的房室传导阻滞也有作用。

（3）类植物日光性皮炎 给予抗过敏药物，病情较重者给予氢化可的松 100 ～ 200mg 加入 5％葡萄糖溶液 500mL 静脉滴注。

（4）其他 肾上腺皮质激素适用于溶血型毒蕈中毒及其他重症中毒者，特别是有中毒性心肌炎、中毒性脑炎、严重的肝损害及有出血倾向的患者；对有肝损害者应给予保肝支持治疗。肾功能损害者，早期应用血液透析和血液灌流来清除毒物；对于甲基肼类化合物引起的神经精神症状，可试验性予以大剂量维生素 B_6 及亚叶酸；有精神症状或有惊厥者，予以镇静或抗惊厥治疗。

（三）护理措施

1. 即刻护理 保持呼吸道通畅，吸氧。做好呕吐的护理，预防窒息。建立静脉通路，正确执行医嘱应用抢救药物。

2. 病情观察　注意观察患者的生命体征、意识、瞳孔变化，进行心电监护及重要脏器功能的监测；观察呕吐物及大便颜色、量及性质并准确记录 24 小时出入量。

3. 安全防护　呕吐严重的患者给予平卧位、头偏向一侧，预防窒息；躁动不安及有精神异常的患者应加约束带或床栏保护。

（四）健康教育

不要随便采食野蘑菇以免中毒，一般而言，凡色彩鲜艳、伞盖肉质薄，呈薄片状，伞盖和茎上有疣、斑、沟裂、生泡、流浆，有蕈环、蕈托及奇形怪状的野蕈皆不能食用。

第六节　亚硝酸盐中毒

亚硝酸盐中毒是指由于误食亚硝酸盐或食用含硝酸盐、亚硝酸盐含量较高的腌制品、肉制品及变质的蔬菜而导致的以组织缺氧为主要表现的急性中毒。

一、病因与发病机制

（一）病因

亚硝酸盐中毒的主要途径是经口摄入。如食用贮存过久的蔬菜、刚腌不久的蔬菜及放置过久的煮熟蔬菜导致中毒；误将亚硝酸盐当食盐加入食品导致中毒；腌肉制品中加入过量硝酸盐和亚硝酸盐，食用后导致中毒；某些地区饮用水中含有较多的硝酸盐，当用该水煮粥或食物，在不洁的锅内放置过夜后，硝酸盐在细菌作用下还原为亚硝酸盐，食用后导致中毒。

（二）发病机制

亚硝酸盐为强氧化剂，进入人体后可使血中低铁血红蛋白氧化成高铁血红蛋白。高铁血红蛋白不仅失去运氧的功能，还能阻止正常血红蛋白释放氧，致使组织缺氧。另外，亚硝酸盐有松弛小血管平滑肌作用，导致血管扩张，血压下降。

二、临床表现

亚硝酸盐中毒发病急速，一般潜伏期 1～3 小时。中毒的主要特点是组织缺氧和皮肤黏膜发绀的表现。皮肤青紫是本病的特征，所有病例均有口唇青紫，稍重者舌尖、指尖青紫，重者眼结膜、面部及全身皮肤青紫。

其他中毒表现有头晕、头疼、乏力、心跳加速、嗜睡或烦躁、呼吸困难、恶心、呕吐、腹痛、腹泻，严重者出现昏迷、惊厥、抽搐、休克、大小便失禁，可因呼吸衰竭而死亡。

三、辅助检查

1. 实验室检查　首选血气分析，测定血中高铁血红蛋白含量，正常值为 0.5%～2%。高铁血红蛋白达 30%～40% 即可出现中毒症状，超过 70% 可致死。

2. 毒物检测　对剩余食物中亚硝酸盐进行定量分析。

四、急救与护理

（一）现场急救

尽早进行反复催吐，同时尽快送往医院。

（二）院内救治

1. 彻底清除毒物 立即采取洗胃、吸附、导泻等方法清除胃肠道内毒物。

2. 吸氧 清理呼吸道并保持通畅，给予高流量吸氧，必要时施行人工通气。

3. 应用特效解毒药 亚甲蓝（美蓝）是亚硝酸盐中毒的特效解毒药。小剂量（1～2mg/kg）能使血中高铁血红蛋白还原成低铁血红蛋白，促进氧的释放，纠正组织缺氧，改善脏器功能。用法：① 25％葡萄糖溶液 40～60mL 加亚甲蓝 0.1～0.2mg/kg 静脉缓慢注射，必要时重复。② 50％葡萄糖溶液 100mL 加维生素 C 1～2g 静脉注射。无亚甲蓝而病情严重者，可应用血液置换疗法或输注红细胞悬浮液。

4. 对症和支持治疗 缺氧严重者给予能量合剂、维 C 等保护脏器功能；血压下降时给予补液扩充血容量，必要时加用血管活性药物；静脉补液、利尿，维持水、电解质和酸碱平衡。

（三）护理措施

1. 即刻护理 保持气道通畅，吸氧。立即给予心电、血压、脉搏血氧饱和度监测。在洗胃的同时迅速建立静脉通路，遵医嘱给予特效解毒药。

2. 预防休克 因亚硝酸盐可使全身血管扩张，血压下降，应严密观察病情变化，尤其是脉搏和血压变化情况，遵医嘱及时补液扩容，防治休克。

3. 病情观察 观察患者意识、脉搏血氧饱和度及紫绀情况，做好动态记录。给予氧疗者密切观察氧疗效果，发现异常及时报告医生处理。

（四）健康教育

蔬菜应妥善保存，防止腐烂，不吃腐烂的蔬菜；吃剩的熟菜不可在高温下存放长时间后再食用；腌菜选用新鲜菜，盐应多放，至少腌至 15 天以上再食用；防止误把亚硝酸盐当食盐使用。

第七节　急性酒精中毒

急性酒精中毒（acute alcohol poisoning）指因一次饮入过量的酒精或酒类饮料引起的以神经精神症状为主的中毒性疾病，可累及呼吸和循环系统，导致意识障碍，呼吸循环衰竭，甚至危及生命。

一、病因与发病机制

（一）病因

酒精中毒主要是经口摄入为主，嗜酒者中毒多见。

知识链接

乙醇的特点及体内过程

酒中有效成分是乙醇，别名酒精，是无色、易燃、易挥发的液体，具有醇香气味，易溶于水。饮用酒是含乙醇的饮料，谷类或水果发酵制成的酒中含乙醇，浓度因酒类不同所含乙醇浓度不一，如啤酒为3%～5%，葡萄酒10%～25%；白酒38%～60%等。

饮酒后80%由十二指肠及空肠吸收，在1.5小时内吸收可达90%以上，分布于体内所有含水的组织和体液中，血中乙醇浓度可直接反映全身的浓度。乙醇90%在肝代谢、分解，由肾和肺原形排出的至多占总量的10%。乙醇首先在肝内由乙醇脱氢酶氧化为乙醛，乙醛经乙醛脱氢酶氧化为乙酸，乙酸转化为乙酰辅酶A进入三羧酸循环，最后代谢为二氧化碳和水。乙醇的代谢是限速反应，成人每小时可清除乙醇7g（100%乙醇9mL）。进入身体的乙醇10分钟后即进入大脑，大脑与血乙醇浓度之比是1：1.18。虽然血乙醇浓度升高程度受个人耐受性的影响，但血液乙醇致死浓度并无差异。

（二）发病机制

1. 抑制中枢神经系统功能　进入人体的乙醇随血液循环进入中枢神经系统，由大脑皮质向下，通过边缘系统、小脑、网状结构到延髓，对中枢神经系统产生抑制作用。由于乙醇具有脂溶性，可迅速透过脑神经细胞膜，小剂量出现兴奋作用，随着剂量增加，作用于小脑会影响其协调肌肉运动和控制精细运动的能力，引起共济失调等运动障碍；作用于网状结构，引起昏睡和昏迷，最后由于抑制延髓呼吸中枢而引起呼吸或循环衰竭。

2. 干扰代谢　乙醇在肝细胞内代谢生成大量还原型烟酰胺腺嘌呤二核苷酸（NADH），影响体内多种代谢过程，使乳酸增高、酮体蓄积导致代谢性酸中毒及糖异生受阻所致低血糖。

3. 损害心脏功能　乙醇的代谢产物乙醛和醋酸盐直接导致心肌细胞和心肌间质纤维化，使心肌收缩和舒张功能减退。

二、临床表现

急性酒精中毒症状出现时间因人而异，与饮酒量、个体敏感性及耐受性有关，临床表现分为三期：

1. 兴奋期　血乙醇浓度 >11mmol/L（500mg/L），出现欣快、兴奋、言语增多、情绪不稳定、易激怒，可有粗鲁行为或攻击行为，也可沉默、孤僻、安静入睡。

2. 共济失调期　血乙醇浓度 >33mmol/L（1500mg/L），出现肌肉运动不协调、行动笨拙、步态蹒跚、语无伦次、发音含糊、眼球震颤、视物模糊、复视、恶心、呕吐、思睡。

3. 昏睡、昏迷期　血乙醇浓度 >54mmol/L（2500mg/L），患者进入昏睡期，表现为面色苍白、皮肤湿冷、口唇紫绀、昏睡、瞳孔散大、体温降低。严重者常陷入昏迷、心率加快、血压下降、呼吸缓慢且带有鼾声，可出现呼吸、循环麻痹而危及生命。

知识拓展

慢性酒精中毒

长期酗酒可引起渐进性多器官损害，最常见的是酒精性肝硬化。还可以形成戒断反应，如表现为对酒的渴求和经常需要饮酒的强迫性体验，停止饮酒后常感心中难受、坐立不安，或出现肢体震颤、恶心、呕吐、出汗等，恢复饮酒后这类症状迅速消失。慢性酒精中毒是指由于长期过量饮酒导致的中枢神经系统严重损害。常见的有：

1. Wernicke 脑病 共济失调、步态不稳、眼球震颤、外直肌麻痹、无欲无求、少数患者有谵妄。维生素 B_1 治疗效果较好。

2. Korsakoff 综合征 时空定向力障碍、近记忆力丧失，对自己的缺点缺乏自知之明，用虚构回答问题。

3. 周围神经麻痹 手足感觉异常麻木、烧灼感、乏力，跟腱反射消失。

三、辅助检查

血清或呼出气中乙醇浓度测定对判断酒精中毒严重程度及评估预后有重要参考价值。

四、急救与护理

（一）现场急救

立即终止饮酒，未呕吐者可催吐。给予温开水或西瓜、梨等水果进行解酒；呕吐时侧卧以防吸入性肺炎。卧床休息，注意保暖；躁动者加以保护性约束，避免发生外伤。若中毒者昏迷不醒，应立即送医院救治。

（二）院内救治

院内救治主要针对重度酒精中毒的患者。

1. 迅速排出体内酒精 由于乙醇吸收速度快，而且大多数患者均有频繁自发呕吐，一般可不必洗胃。对于中毒后 2 小时内就诊的重度中毒患者，也可选用 1% 碳酸氢钠、0.5% 活性炭悬混液或生理盐水洗胃，促进毒物排出。另外，还可给予 50% 葡萄糖 100mL 静脉注射，同时肌肉注射维生素 B_1、B_6 和烟酸各 100mg，加速乙醇在体内的氧化代谢，若患者病情危重，及早进行血液透析治疗。血液透析的指征有：血乙醇含量 >180mmol/L（5000mg/L），伴有酸中毒或服用可疑药物。

2. 药物催醒 纳洛酮是阿片类受体拮抗剂，具有改善呼吸和循环功能、兴奋呼吸和催醒的作用，可缩短昏迷时间，降低死亡率。用法：1.2～2mg 加入 5%～10% 葡萄糖液 500mL 中静滴，直至满意效果。

3. 对症和支持治疗 ①降低颅内压，防治脑水肿。②躁动不安者禁用吗啡及巴比妥类药物，可给予小剂量地西泮 10～20mg 肌肉注射，或选用氯丙嗪和水合氯醛。③呼吸衰竭者，积极进行气管插管等机械通气治疗，可酌情给予洛贝林、尼可刹米等呼吸中枢兴奋药。④补液，预防水、电解质及酸碱失衡。

（三）护理措施

1. 即刻护理 保持呼吸道通畅，吸氧，必要时行气管插管机械辅助呼吸；呕吐者预防窒息或吸入性肺炎；保暖，维持正常体温；开放静脉，遵医嘱给药；持续心电监护，如出现心搏骤停立即行 CPR。

2. 一般护理 患者卧床休息，根据病情选择适当体位。昏迷者应定时翻身，预防压疮。患者清醒后给予清淡易消化的流质、半流质或软食，避免刺激性食物。

3. 病情观察 密切观察患者意识状态、血压、呼吸、脉搏等生命体征，并及时做好记录；观察呕吐物的颜色、性状和量，判断有无胃黏膜损伤，必要时留取呕吐物标本送检；对昏迷不能自行排尿者，给予留置导尿管，观察并记录尿量；个别患者使用纳洛酮后，可出现头晕、收缩压升高等症状，应注意识别及处理。高血压、心力衰竭患者禁用纳洛酮。

4. 加强安全防护 躁动不安者应使用床档保护或约束四肢，防止坠床等意外情况发生。同时，要防止患者伤害他人，医护人员在护理酒精中毒患者时，要做好自身防护。

5. 心理护理 多与患者交流，了解患者的心理状态，注意情绪变化。向患者及家属讲解酗酒的危害性，避免酒精中毒。酒精依赖者建议到心理门诊就诊。

（四）健康教育

大力开展酗酒危害身体的宣传教育，告知患者长期大量饮酒可能导致肝硬化，诱发或加重胃炎、肠炎等疾病；不饮用散装、标签标注不全的酒类；加强对医用酒精、工业用乙醇的管理工作，避免滥用或误饮。

第八节　毒蛇咬伤

全世界已知蛇类约 2700 种，其中毒蛇约 600 余种，我国已发现的毒蛇 50 余种，其中有剧毒的陆生蛇 9 种，海生蛇 2 种，如眼镜蛇、眼镜王蛇、金环蛇、银环蛇、青环海蛇等。毒蛇咬伤以我国长江以南、西南各省区和沿海地区多见，夏秋季高发，咬伤部位以四肢最常见。

一、病因与发病机制

（一）病因

毒蛇咬伤的主要原因是从事蛇作业（捕捉、圈养、宰杀、从事毒蛇研究）、农民、渔民及野外作业、野外玩耍等。

（二）发病机制

毒蛇咬人后，毒液从毒腺经排毒导管流至尖锐的毒牙注入人体，人体吸收后迅速扩散到全身，造成局部组织及全身多系统器官损害，严重者导致死亡。蛇毒成分复杂，其毒性化学成分主要是具有酶活性的多肽和蛋白质。不同蛇的毒性成分不同，一种蛇可含有多种有毒成分，但常以一种成分为主。蛇毒按毒理作用大致分为以下三类。

1. 神经毒 可麻痹伤口局部感觉神经末梢引起肢体麻木，同时，具有阻断运动神经与横纹肌之间的神经传导作用，引起横纹肌迟缓性麻痹瘫痪，导致呼吸肌麻痹，最终导致周围性呼吸衰竭。其次可兴奋肾上腺髓质中的神经受体，释放肾上腺素，使血压升高；抑制胃肠道平滑肌引起肠麻痹；影响延髓血管运动中枢和呼吸中枢，导致休克和中枢性呼吸衰竭。如金环蛇、银环蛇、眼镜王蛇、眼镜蛇、海蛇等。

2. 血循毒　血循毒种类多，成分更复杂，如凝血毒、抗凝血毒、出血毒、溶血毒及心脏血管毒。各类毒素主要作用于血液和心血管系统，引起出血、溶血、凝血和心脏、肾功能衰竭。如竹叶青蛇、五步蛇、蝰蛇等。

3. 肌肉毒　主要包括肌肉毒素、蛋白水解酶、磷脂酶 A_2、响尾蛇胺及其类似物。通过溶解肌细胞、蛋白水解引起组织坏死。海蛇的肌肉毒能破坏全身骨骼肌细胞，引起肌肉疼痛、乏力、肌红蛋白尿和高血钾。中华眼镜蛇的肌肉毒主要引起局部组织坏死。

二、伤情判断

毒蛇咬伤患者临床表现症状轻重与毒蛇种类、咬伤时注入人体内毒量多少、咬伤部位、就诊时间、现场伤口处理情况有关。

（一）评估伤情

判断是否为毒蛇咬伤主要根据咬伤牙痕特点、局部伤情和全身表现来鉴别。如咬伤发生在黑夜，看不清伤口牙痕无法判断是否为毒蛇咬伤时，按毒蛇咬伤处理。另外，在野外，准确判断是哪一种毒蛇咬伤比较困难。一般来讲，毒蛇头部多呈三角形，身体花纹色彩鲜明，尾短而细，上颌长有成对毒牙；无毒蛇头部多呈椭圆形，花纹色彩单一，尾部细长。另外，可根据局部伤口特点，初步将神经毒和血液毒的咬伤区别开来。

（二）临床表现

根据蛇毒的主要毒性作用，毒蛇咬伤的临床表现可归纳为以下四类：

1. 神经毒损害　蛇毒吸收快，伤口反应轻微，常因局部症状不明显导致咬伤后不易引起重视，一旦出现全身症状，病情进展迅速，呼吸衰竭是主要死亡原因。病程较短，危险期是咬伤后 1～2 日，幸存者无后遗症。主要见于银环蛇、金环蛇及海蛇咬伤。

（1）*局部症状*　表现轻微，仅有微痒和轻微麻木、疼痛或感觉消失，无明显红肿，出血少。

（2）*全身症状*　1～4 小时后出现全身中毒症状，如全身乏力、头晕眼花，并出现呼吸困难、胸闷、恶心和晕厥，继而出现神经症状并迅速加剧，如眼睑下垂、斜视、视力模糊、语言障碍、吞咽困难、流涎、眼球固定和瞳孔散大。重症患者呼吸浅快且不规则，最终出现中枢性或周围性呼吸衰竭导致死亡。

2. 血循毒损害　病程较持久，危险期较长。脏器出血、循环衰竭是主要死亡原因，幸存者常遗留局部及相关系统后遗症。主要见于蝰蛇、五步蛇、烙铁头及竹叶青咬伤。

（1）*局部症状*　咬伤局部肿胀明显，剧痛，伴有出血不止、水疱和局部组织坏死。肿胀迅速向肢体近端蔓延，引起淋巴结炎和淋巴管炎，伤口不易愈合。

（2）*全身症状*　多在咬伤后 1～24 小时出现，主要表现有：①出血征象轻重不一，轻者皮肤黏膜散在瘀斑、口鼻出血、二便带血；重者出现咯血、颅内出血或多器官出血。②出现溶血性贫血和黄疸、血红蛋白尿、急性肾功能衰竭。③心率增快、血压升高、心律失常，严重者导致心力衰竭、心搏骤停。④继发 DIC、顽固性休克及 MSOF。

3. 肌肉毒损害　咬伤后局部仅有轻微疼痛，甚至无症状。约 30 分钟至数小时后，患者出现肌肉疼痛、进行性肌无力和僵硬、腱反射消失、眼睑下垂及牙关紧闭。横纹肌大量坏死，血中钾离子增高引起严重心律失常；产生的肌红蛋白堵塞肾小管，引起少尿、无尿、急性肾功能衰竭。幸存者肌力恢复较慢。

4. 混合毒损害　咬伤后同时出现神经毒和血循毒的临床表现。其特点是发病急，局部和全身症状均明显。主要见于眼镜蛇、眼镜王蛇及蝮蛇咬伤。

三、辅助检查

免疫学检测：天然乳胶凝集抑制试验（natural latex agglutination inhibition test，NLAIT）（蛇种快速鉴定法），取早期蛇伤患者伤口血迹或流出液体送检，5～10分钟判断结果。操作简单、特异性强，是目前国内最常使用的致伤蛇种早期免疫学快速诊断方法。

四、急救与护理

毒蛇咬伤的救治要遵守现场自救、互救和医学专业救治相结合的原则。

（一）现场急救

首先是保持安静和镇定，切勿奔跑，应立即坐下或卧下。观察咬伤部位的牙痕以判断是否为毒蛇咬伤。若一时不能识别，先按毒蛇咬伤急救处理并密切观察。咬伤后，蛇毒在3～5分钟内即可迅速进入体内，应尽早采取有效措施，防止毒液吸收。

1. 绑扎法　是一种简便而有效的现场自救和互救方法。咬伤后伤肢制动，用鞋带、丝巾、软绳或绷带等绑扎伤口近心端5～10cm处，松紧度以被绑扎肢体的远端动脉搏动减弱为宜。绑扎后每隔30分钟左右松解一次，每次1～2分钟。一般在到达医院开始有效治疗（如注射抗蛇毒血清、伤口处理）10～20分钟后方可去除绑扎。

2. 冲洗伤口　若随身带有矿泉水或附近有水源，应立即冲洗伤口数分钟。

3. 吸出毒液　在无较好的排毒工具时，可用口吸吮排毒，但要注意施救者口腔内无破损或龋齿。最好口含酒精吸吮，边吸边吐，再以清水漱口。如有吸乳器、拔火罐效果更好。

4. 促进排毒　用手指自上而下挤出血液和淋巴液。紧急情况下，也可将火柴或打火机点燃后直接烧灼伤口数秒钟。

5. 转送医院　经上述紧急处理后，迅速将患者送往就近医院进一步治疗，力争在2小时内处理伤口。运送途中，伤肢应制动并保持低于心脏水平。

（二）院内救治

1. 伤口清创排毒　以牙痕为中心呈"一"或"十"字切开皮肤2～3cm，深达皮下但不能伤及筋膜，使血液和淋巴液外流，剔除残牙。用1：5000高锰酸钾溶液、3%过氧化氢彻底清洗伤口并负压引流10～20分钟后解除肢体绑扎。冲洗后伤口不包扎，局部用0.25%呋喃西林湿敷，肿胀部位用33%硫酸镁湿敷。应用TAT预防破伤风。

2. 应用特效解毒药物　抗蛇毒血清是目前国际公认的治疗毒蛇咬伤的首选特效解毒药，应用原则是尽早使用、首剂足量、成人和儿童剂量相同，病情加重可重复应用。一般选用与致伤毒蛇同种抗毒血清，必要时可联用多种抗蛇毒血清。使用方法：抗蛇毒血清1支、地塞米松10～20mg加入5%葡萄糖溶液250mL静脉滴注。

3. 局部封闭　取抗蛇毒血清1/4～1/2支、地塞米松5mg、0.5%利多卡因20～40mL在伤口及周围皮下做环形封闭，可有效地中和伤口周围的蛇毒。

4. 对症治疗，防治并发症　毒蛇咬伤"伤在皮肉，病在全身"，应积极给予脏器功能支持，预防并发症。①呼吸衰竭在毒蛇咬伤中发生率高，出现早，常需数周以上才能恢复，因此，正确的呼吸功能支持在救治中尤为重要。②加强循环支持，及时补液预防休克、心力衰竭，急性肾功能衰竭。保证每小时尿量≥100mL，注意电解质平衡，同时给予维生素B族，营养心肌和保肝药物。③使用糖皮质激素，防治脏器功能衰竭、血小板减少、溶血等。④常规使用抗生素，预防感染。

5. 中医中药治疗　中医中药在抢救毒蛇咬伤中具有丰富的临床经验，其主要作用是清热解毒。我国研制的中药制剂有南通蛇药、广州蛇药、上海蛇药，既可口服亦可外敷。民间常用有效鲜草药有七叶一枝花、地丁草、两面针、八角莲、半边莲、白叶藤、黄药子等，取以上鲜草药数种、等量，洗净捣烂取汁口服，每次40～50mL，4～6次/日，其渣可外敷伤口周围。

（三）护理措施

1. 即刻护理　急诊接诊后立即送入抢救室，嘱患者卧床，保持呼吸道通畅，伤肢放置低位并制动。伤口未绑扎者首先用弹力绷带绑扎。遵医嘱做抗蛇毒血清过敏试验。

2. 病情观察　蛇毒中毒是急性、复杂危重临床综合征，护理过程中应强化生命体征观察，必要时进行心电监护；观察尿量、尿比重变化，监测肾功能；观察患者有无溶血、出血倾向；观察患者伤口变化情况，有无肿胀、出血、渗液等情况，发现异常及时通知医生。

3. 用药护理　伤口外敷蛇药时，应涂抹在伤口周围，避免伤口堵塞影响淋巴液流出。

4. 饮食护理　鼓励患者多食新鲜蔬菜、水果等清淡易消化饮食，多饮水，可利尿排毒，保持大便通畅，防止蛇毒内结。

5. 心理护理　毒蛇咬伤属意外事件，病情重，死亡率较高。向患者及家属说清楚治疗方案、注意事项及预后。告知毒蛇咬伤的可治疗性，帮助患者建立战胜疾病的信心。

（四）健康教育

1. 对多蛇地区的居民和被蛇咬伤机会较多的人群进行蛇咬伤防治知识的宣传教育。人进入草丛前，应先用棍棒驱赶蛇类；在深山丛林中作业与执勤时，应穿长袖上衣，长裤及鞋袜，必要时戴防护手套和鞋靴。携带蛇药片以备急需。

2. 发动群众搞好住宅周围的环境卫生，彻底铲除杂草，清理乱石，堵塞洞穴，消灭蛇类的隐蔽场所，定期开展灭蛇及捕蛇工作。

3. 卫生部门应根据属地蛇类分布特点配备相应的抗蛇毒血清，并对相关人员进行蛇咬伤的救治培训，建立健全的蛇伤防治网。

【病案讨论】

1. 患者，女，25岁。1小时前因与家人争执后自服不明液体1瓶。10分钟后出现腹痛、恶心，呕吐一次，吐出物有大蒜味，神志不清，汗出量多、二便失禁，急送就诊。查体：T：36.0℃，P：60次/分，R：30次/分，BP：110/80mmHg，平卧位，神志不清，呼之不应，压眶有反应，皮肤湿冷，肌肉颤动，双侧瞳孔针尖样大小，对光反射弱，口中流涎，两肺较多哮鸣音和散在湿啰音。请回答下列问题：

（1）该患者发生了什么情况？你的判断依据是什么？

（2）如果你是急诊科护士，将配合医生采取哪些救护措施？

2. 患者，男，68岁。因昏迷半小时入院。半小时前邻居发现患者没有起床，呼叫不醒，房间有一煤火炉。查体：T：36.8℃，P：98次/分，R：24次/分，BP：160/90mmHg，昏迷，呼之不应，皮肤黏膜无出血点，浅表淋巴结未触及，巩膜无黄染，双侧瞳孔等大，直径3mm，对光反射灵敏，口唇呈樱桃红色，颈软。请回答下列问题：

（1）如果你是急诊科护士，你认为该患者最可能发生了什么情况？

（2）你认为目前最重要的救护措施有哪些？

第十五章 环境及物理因素损伤

物理因素损伤是指由外界环境中某些物理性危险因子如高温、低温、强电流等对人体所造成的损伤。中暑、淹溺和触电是常见的物理性损伤，三种损伤均属于环境性急症。

第一节 中 暑

中暑（heat illness）民间又称"发痧"，是指人体在高温环境下，由于体温调节中枢障碍、汗腺功能衰竭和水电解质丧失过多引起的以中枢神经系统和心血管功能障碍为主要特征的急性热损伤性疾病，是我国南方地区夏季急诊常见病，多见于老年人。

一、病因与发病机制

（一）病因

1. 环境温度过高 高温气候是导致中暑的基础因素。资料表明，连续3天平均气温>30℃，相对湿度>73%时最易发生中暑。

2. 产热增加 重体力劳动、剧烈运动或应用了某些药物等。

3. 散热障碍 如高温且无风、湿度大的气候、穿不透气的衣服等。

4. 汗腺功能障碍或衰竭 如先天性汗腺缺乏症、广泛皮肤瘢痕或应用抗胆碱药物等。

（二）发病机制

正常人体在下丘脑体温调节中枢的控制下，产热和散热处于动态平衡，维持体温在37℃左右，保持生命活动所必需的体温恒定。当机体产热大于散热或散热功能发生障碍，体内过量热蓄积，即可发生中暑。

知识链接

人体散热方式

• 辐射：约占散热量的60%。环境温度在15℃～25℃时，辐射是人体主要散热方式。

• 蒸发：约占散热量的25%。在高温环境下蒸发是人体主要散热方式，皮肤每蒸发1L汗液，散热2436kJ。

• 对流：约占散热量的12%，散热速度取决皮肤与环境温度差和空气流速。

• 传导：约占散热量的3%。皮肤直接与水接触，散热速度是正常情况的20～30倍。

二、临床表现

根据临床表现分为先兆中暑、轻度中暑和重度中暑三种。

1. 先兆中暑　在高温环境下劳动或运动一定时间后，患者出现头昏眼花、出汗、口渴、注意力分散、烦躁不安、胸闷气促、恶心欲呕、神疲乏力等症状，体温正常或略高。

2. 轻度中暑　除上述症状加重外，患者出现神志淡漠、面色潮红、心悸、体温轻度升高，伴面色苍白、四肢湿冷、多汗、脉速、血压下降等早期周围循环衰竭表现。

3. 重度中暑　根据发病机制和临床表现不同分三种类型。三种类型可顺序发展，也可交叉重叠。

（1）热痉挛（heat cramp）　又称中暑痉挛。多见于健康青壮年，高温环境下劳动大量出汗，如大量饮水而钠盐补充不足可导致细胞外液渗透压降低，肌肉细胞过度稀释发生水肿，肌球蛋白溶解度下降，肌肉出现痛性痉挛。临床表现为四肢、腹部、背部肌肉痉挛性疼痛，主要以腓肠肌最明显，常呈对称性和阵发性。也有部分患者出现肠痉挛性疼痛，持续约数分钟后缓解。患者意识清楚，无明显体温升高，热痉挛可以是热射病的早期表现。

（2）热衰竭（heat exhaustion）　又称中暑衰竭。常发生于老年人及未能适应高温环境者。严重热应激时，大量出汗导致血容量不足所致。起病较急，主要表现为头晕、头痛、突然晕倒，如离开高温环境并休息即可清醒，此时称为热晕厥。如病情继续发展，可出现疲乏无力、恶心、呕吐、胸闷、面色苍白、脉速、呼吸增快、肌痉挛、血压下降、体温轻度升高，多无意识障碍。

（3）热射病（heat stroke）　又称中暑高热，是一种致命性急症，病死率高。临床上分为两种类型：①劳力性热射病：多因高温环境下机体产热过多所致。多见于平素健康的年轻人，在高温、湿度大、无风天气或强烈的太阳照射下从事重体力劳动或剧烈运动数小时后发病。表现为心率增快、脉压增大、大量出汗，严重者可出现横纹肌溶解、急性肾衰竭、MODS 等。②非劳力性热射病：多因在高温和通风不良的环境下维持数日，导致体温调节功能障碍引起中心体温骤升。患者表现为高热（直肠温度可高达 46.5℃）、无汗和意识障碍，严重者出现休克、心力衰竭和肺水肿、脑水肿等。

三、辅助检查

根据病情有选择性地做各项辅助检查项目。严重病例可出现肝、肾、胰腺和横纹肌损害的实验室改变，如血清门冬氨酸氨基转移酶（AST）、丙氨酸氨基转移酶（ALT）、乳酸脱氢酶（LDH）、肌酸激酶（CK）值和凝血功能异常。怀疑颅内出血或感染时，作颅脑 CT 和脑脊液检查。

四、急救与护理

中暑的急救原则是迅速使患者脱离高温环境，立即降温，纠正水、电解质紊乱和保护重要脏器功能，预防并发症。

（一）现场急救

立即将患者转移至阴凉、通风环境。先兆和轻度中暑者口服含盐清凉饮料，安静休息，酌情给予降温措施，如用冰毛巾放于患者额、颈部等。酌情应用解暑药物如十滴水、藿香正气水，多数患者即可恢复；重度中暑者除上述急救措施外，立即拨打120急救电话，尽快建立静脉通道，补充等渗葡萄糖盐水或生理盐水，预防休克。病情危重者及时送往就近医院。

（二）院内救治

中暑病因和类型各有特点，但治疗措施基本相同。

1. 降温　迅速降温是院内救治的首要措施，降温速度与预后有密切关系。一般应在30分钟内将直肠温度降至39℃以下。降温措施包括：

（1）物理降温　可采用环境降温、体外降温和体内降温。

（2）药物降温　迅速降温出现寒战者，氯丙嗪25～50mg加入生理盐水500mL中静脉滴注，应用过程中密切监测血压。

（3）中医疗法降温　轻症患者可采用。①刮痧疗法：用刮痧板刮脊柱两侧、颈部、肩臂、腋窝和腘窝等处，直至皮肤出现紫红色为度。②针刺疗法：针刺人中、合谷等穴，十宣、委中穴刺后放血。③推拿疗法：高热者拿肩井，按揉膀胱经穴，疏通经络以助退热。

2. 液体复苏　补液维持水、电解质平衡，纠正酸中毒。血压低时可静脉滴注多巴胺等。

3. 对症治疗，预防并发症　①维持呼吸和循环功能。②应用甘露醇防治脑水肿，酌情应用糖皮质激素和白蛋白。有抽搐发作者静脉注射地西泮。③及时发现和防治心、肝、肾功能不全、DIC和MODS等并发症。

（三）护理措施

1. 即刻护理　昏迷者保持呼吸道通畅，清除口鼻腔分泌物，给氧，必要时行气管插管，机械辅助通气。

2. 降温护理　将患者安置在室温20℃～25℃房间内，保持病室内通风良好。可使用电风扇或空调保持环境温度，解开患者衣扣或脱去衣服，同时进行皮肤肌肉按摩，促进散热。

（1）体外降温　①在颈动脉、腹股沟等体表大血管流经处放置冰袋。头部降温可采用冰帽或电子冰帽。②发生虚脱者，可采用15℃冷水或40%～50%酒精反复擦拭全身。③未发生虚脱者，目前迅速降温的金标准是冷水浸浴或冰水浸浴。将患者头部戴冰帽，身体尽可能多的浸入1.7℃～14℃水中，不停地搅动水，保持患者皮肤表面有冷水。体温降至39℃时停止使用。

（2）体内降温　体外降温无效时，可用4℃冰盐水注入胃内或灌肠。有条件者可用10℃透析液进行血液透析，或将自体血液体外冷却后回输体内降温。

降温时应注意：①冰帽、冰槽头部降温时，及时添加冰块或放水。②准确放置冰袋位置，尽量避免同一部位长时间接触，避免冻伤。③冰水或酒精擦浴前头部放冰袋，以减轻头部充血引起的不适，足部放置热水袋。擦拭应顺着动脉走行方向进行，在大动脉处适当延长时间。禁忌擦拭胸部、腹部和阴囊处。擦拭过程中必须用力按摩患者四肢和躯干，防止周围血管收缩，导致皮肤血流瘀滞。④新生儿、老年人、休克、昏迷、体弱或伴有心血管基础疾病者，禁用冰水浴。

3. 病情观察　①监测生命体征，及时发现有无休克发生。②降温期间连续监测体温变化，每15～30分钟测量肛温1次，逐渐使体温降到37℃～38℃。③观察末梢循环状况，监测治疗效果。④放置Foley导尿管监测尿量，保持尿量大于30mL/h。⑤中暑高热者，监测动脉血气分析结果。⑥发病后24～72小时内，严密监测有关DIC实验室参数，预防凝血功能障碍。

4. 对症护理　①惊厥护理：烦躁不安患者上床栏，防止坠床。床旁备开口器和舌钳。

②皮肤护理：保持床铺清洁平整、干燥，按时翻身，局部用50%红花酒精按摩以促进血液循环。③口腔护理：高热口唇干裂者可涂紫莲膏，用芦根或石斛煎水漱口。④饮食护理：高热患者应进食高蛋白、高维生素、易消化的清淡饮食。鼓励患者多饮水及果汁，多食新鲜蔬菜，忌油腻、煎炸、辛辣等燥热之品。

（四）健康教育

1. 向患者及家属宣传预防中暑的知识，加强在高温环境下工作的自我保护意识，有中暑先兆时，立即到阴凉通风处安静休息，口服清凉含盐饮料。出院后数周内，尽量避免在阳光下暴晒和高温时室外剧烈运动。

2. 夏季暑热，饮食宜清淡，多吃水果和绿豆汤、西瓜汁等。忌油腻、辛辣、燥火的食品，禁忌姜汤等。夏季汗出较多者，应补充淡盐水，常备藿香正气水等防暑药品。

3. 改善居住环境，室内保持良好通风。暑热天气不能将儿童单独留在密闭的汽车内。

第二节 淹 溺

淹溺（drowning）是指人浸没于水或其他液体后，液体充塞呼吸道及肺泡导致呼吸障碍和（或）反射性引起喉痉挛，发生窒息性缺氧的临床死亡状态。淹溺后窒息导致心跳停搏者称为溺死（drowned），如心跳未停搏称近乎溺死（near drowning）。淹溺常发生在夏季，多见于沿海国家和地区，是引起14岁以下儿童和青少年死亡的首要原因。男性淹溺约为女性的3倍。

一、病因与发病机制

（一）病因
淹溺的主要原因有水上运动、意外落水、洪水灾害、交通意外及投水自杀等。

（二）发病机制

人溺水后，本能出现屏气，不能屏气后出现非自发性吸气，水进入气道引起反射性咳嗽、喉痉挛、窒息。根据发生水域的不同，分为淡水淹溺和海水淹溺（表15-1）。

表15-1 淡水淹溺和海水淹溺病理改变特点比较

	淡水淹溺	海水淹溺
发生率	90%	10%
水源性质	低渗	高渗
血液性状	血液稀释	血液浓缩
血容量	增加	减少
红细胞损害	大量	很少
血浆电解质变化	低钠、低氯和低蛋白、有溶血时出现高钾血症	高血钠、高血氯、高血钙、高血镁

二、临床表现

淹溺者出现意识丧失、呼吸停止和大动脉搏动消失，处于临床死亡状态。近乎淹溺者根据吸入水量的多少、溺水持续时间长短、吸入介质性质及器官损伤严重程度等因素的不同，临床表现个体差异较大，其分度及症状见表 15-2。

表 15-2 轻度溺水、中度溺水和重度溺水临床表现比较

	轻度溺水	中度溺水	重度溺水
溺水时间	落水片刻	1～2分钟	3～4分钟
神志	清楚	模糊	昏迷
呼吸情况	有反射性呼吸暂停	呼吸浅表或呼吸不规则	窒息
生命体征	心跳加快、血压升高	心跳减慢、血压下降、反射减弱	面色青紫、腹部膨隆、呼吸停止、心跳停止、瞳孔散大

三、辅助检查

1. 实验室检查 ①血常规检查：外周血白细胞总数和中性粒细胞增多，红细胞和血红蛋白因血液浓缩或稀释情况不同而变化。②动脉血气分析：可有不同程度的低氧血症及严重的混合性酸中毒。③尿常规检查：短期内可有蛋白尿及管型尿，严重者可出现血红蛋白尿。④血生化检查：淡水淹溺者出现低钠、低氯和低蛋白血症，溶血时出现高钾血症；海水淹溺者出现血钠、血氯及钙、镁浓度增加，血钾变化不明显。

2. 心电图检查 窦性心动过速、ST 段和 T 波改变、室性心律失常、心脏传导阻滞。

3. X 线检查 淹溺数小时后胸片可见肺纹理增多，肺野有局限性斑片状影，广泛的棉絮状影，肺水肿与肺不张可同时存在。

四、急救与护理

（一）现场急救

溺水的现场急救要遵循自救、互救与医疗救护相结合的原则。

1. 迅速将溺水者救上岸 救护者应沉着冷静，尽量脱去衣、裤、鞋子，游到溺水者后方，一手托着淹溺者的头颈或抓住腋窝仰游将其救上岸。救援过程急救人员要注意自身安全，尽可能利用一些工具，如救生圈、木板等漂浮装置等。

2. 倒水处理 采取头低俯卧位体位引流（图 15-1），迅速清除口鼻异物，拍打背部促进气道液体排出，保持呼吸道通畅。

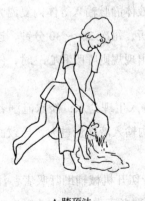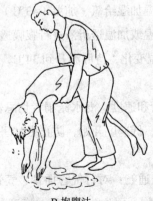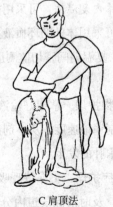

A 膝顶法　　　　　　　B 抱腹法　　　　　　　C 肩顶法

图 15-1 淹溺倒水方法

NOTE

3. 立即 CPR 对呼吸停止、心搏骤停者立即进行心肺复苏，特别是呼吸支持。

4. 其他 保暖，清醒者可给予热饮料，按摩四肢促进血液循环。对意识尚未恢复者，应设法给予头部降温。给氧、建立静脉通路，补液，尽快将患者转送医院。

（二）院内救治

院内救治重点是供氧、进一步生命支持和防治呼吸衰竭，早期发现有无相关外伤并恰当处理。

1. 即刻处理 立即供氧，清醒者可使用面或鼻罩持续吸入高浓度氧或高压氧治疗。病情严重者给予气管插管行机械通气。经高流量吸氧后血氧饱和度低于90%或PaO_2分压低于60mmHg者须行气道正压通气。

2. 复温 体温过低者可采用体外或体内复温法，使中心体温至少达到30℃～35℃。

3. 有效的生命支持 主要措施是改善通气和降低颅内压进行脑复苏。有颅内压增高或昏迷者，使用呼吸机增加通气，使$PaCO_2$保持在25～30mmHg，同时静脉输入甘露醇。

4. 补充血容量，维持体液平衡 淡水淹溺时，血液被稀释，应适当限制入水量，补充氯化钠溶液、血浆和白蛋白；海水淹溺时，由于大量体液渗入肺组织导致血容量偏低，需及时补充液体，可选用葡萄糖溶液、血浆、低分子右旋糖酐，禁用氯化钠溶液。注意纠正高血钾和酸中毒。

5. 对症治疗，预防并发症 积极防治肺内感染、肺水肿、脑水肿、肾功能衰竭、溶血等并发症。对合并惊厥、低血压、心律失常、ARDS、应激性溃疡伴出血者进行相应处理。

（三）护理措施

1. 即刻护理 立即将患者安置于抢救室内，脱下湿衣裤，保暖；保持呼吸道通畅，高流量吸氧；建立静脉通路。必要时立即给予生命体征监护。

2. 病情观察

（1）严密观察患者的神志、血压、脉搏、呼吸频率、深度，判断呼吸困难程度，观察有无咯痰、咳嗽症状，听诊肺部有无啰音。如有异常应及时报告医生配合抢救。

（2）监测尿的颜色、量，准确记录24小时尿量。

3. 复温护理

（1）体外复温法 热水袋放于腋下及腹股沟，注意用垫子或衣服隔开，防止烫伤。也可用电热毯包裹身体，红外线和短波透热等。

（2）体内复温法 可采用加温加湿给氧、加温（43℃）液体静脉输入等体内复温方法。严重冻僵者可采用体外循环血液加温或加温透析液进行腹膜透析，每次20～30分钟，连续透析5～6次。复温期间密切监测肛温变化，待肛温升到34℃，出现规则呼吸和心跳时，停止加温措施。

4. 药物护理 掌握好输液量和速度。海水淹溺者切忌输入生理盐水；淡水淹溺者用输液泵严格控制输液速度，从小剂量、低速度开始，防止短时间内输入液体量过大，导致血液稀释和二次肺水肿的发生。

5. 对症护理 ①保持呼吸道通畅：对行气管插管、气管切开机械辅助呼吸者，注意气道湿化护理，及时清除气道内分泌物，预防肺部感染，痰液黏稠者可先滴入3～5mL生理盐水再吸痰。②肺水肿的护理：患者取半卧位，遵医嘱给氧并在湿化瓶中加入乙醇。③并发症护理：出现心力衰竭、骨折等并发症时，按照其护理常规护理。④加强基础护理：做好口腔护理，对呼吸道分泌物多者，应采取翻身拍背、雾化吸入、电动吸痰等方法，以利痰液排出。

6. 心理护理　消除患者的焦虑、紧张心理，使其能积极配合治疗；对自杀淹溺者，应尊重其隐私权，引导他们正确对待生活。同时做好家属工作，协同帮助患者消除自杀念头。

（四）健康教育

1. 安全教育　①游泳场所配备救生员、抢救设施和警告牌。②游泳前做好热身运动，在游泳过程中，如突感身体不适，要立即上岸休息或呼救。③不宜在水温较低水域游泳，以免引起肢体痉挛而发生意外。④避免在情况复杂的自然水域游泳或浅水区跳水。

2. 水下作业安全防护教育　严格遵守水下作业操作常规，不要在地理环境不清楚的水域水下作业，下水前一定要确保此处水下没有杂草、岩石或其他障碍；避免雷雨天气水下作业。下水作业前不要饮酒。

3. 宣传溺水自救和互救方法　广泛向公众宣传溺水的相关知识并掌握正确的施救方法。

第三节　电击伤

电击伤（electrical injury）俗称触电，是指人体触及带电体，或在高压、超高压电场下，电流击穿空气或其他导电介质通过人体，引起组织局限性和全身性损伤或器官功能障碍，严重者可致呼吸和心跳停止。超过1000V高压电可伴有电火花、电弧等高温灼伤及引燃衣服导致的烧伤。

一、病因与发病机制

电击伤包括低压电（≤380V）、高压电（>1000V）和闪电三种电击伤类型，其中低压电电击伤最为常见。

（一）病因

1. 人为因素　用电人员缺乏用电的安全意识、违反用电或检修电器操作规程；雷雨时大树下躲雨、使用手机或用铁柄伞等；自杀或谋杀。

2. 自然因素　狂风暴雨、雷击、地震、冰灾、火灾、水灾等都可使带电的导线断落而造成意外触电事故。

3. 其他因素　某些原因电器设备绝缘受到破坏而漏电。

（二）发病机制

电击对人体的伤害包括电流本身以及电流转换为电能后热和光效应两个方面的作用。电击伤对人的致命作用：一是低电压电击引起心室颤动，导致心脏停搏；二是高电压电击对延髓呼吸中枢的损害，引起呼吸中枢的抑制、麻痹，导致呼吸停止。另外，高压电击电流转换为热和光效应可使机体组织烧伤，轻者仅烧伤局部皮肤和浅层肌肉，重者可烧伤肌肉深层、内脏器官甚至骨骼。

1. 触电方式

（1）单相触电　指人体触及一根负载电线，电流经过人体皮肤与地面接触形成回路的触电方式。是日常生活中最常见的触电方式。

（2）二相触电　指人体不同的两处同时触及同一线路上的二根有负载的电线，电流从电位高的一相向电位低的一相传导，人体形成环形回路而触电的方式。

（3）跨步电压触电　是指电压超过1000V的高压电线落地时，以落地点形成一个圆周由高到低的电位差，离电线落地的中心点越近的电压越高，离中心点越远的电压越低，这种电位差称为跨步电压。当人体靠近中心点周围时电流从电压高的一端进入，从电压低的一端流出，形成回路导致触电，引起肌肉痉挛。如果人跌倒，电流可流进心脏，造成更大的损伤。

2. 电压对人体的作用　皮肤干燥时25V以下为安全电压。电压越高，产生的电流越大，对人体损害越重。

3. 电阻大小　电阻越小，电流越大，对机体组织损害越严重。机体不同组织所含的水分和电解质含量不同，电阻大小也不同。电阻依次增大的组织为：血管、神经、肌肉、皮肤、脂肪、肌腱和骨骼，潮湿、破损均可导致皮肤电阻降低。

4. 电流对人体的作用　触电的损伤程度与电流的类型、大小、电压高低、接触部位、持续时间及人体健康状况等均有密切关系。电流通过人体的途径不同造成的伤害也有差异。如电流由手到手、手或头到脚时，恰好流经胸腔，影响心脏的传导功能，引起室颤或心搏骤停。当电流通过脑干时，直接影响呼吸中枢功能致呼吸停止而立刻死亡。如电流从下肢流经至另一侧下肢，则危险性较小。

二、临床表现

（一）局部表现

1. 低压电引起的烧伤　常见于电流进入点和流出点，伤口面积较小、呈圆形或椭圆形，与健康皮肤分界清、边缘整齐，焦黄或灰白色，干燥，一般不损伤内脏，致残率低。

2. 高压电引起的烧伤　主要见于电流进、出口部位，皮肤入口灼伤比出口严重，且进口和出口可能不止一个。电击伤创面具有"口小底大，外浅内深"的特点。伤口呈干性创面，有水泡，或坏死、炭化，可累及深部肌肉，出现水肿或坏死。

3. 闪电损伤　又称雷击，对人体作用非常复杂。电流通过皮肤导致Ⅰ度或Ⅱ度烧伤，表现为皮肤出现微红树枝样或细条状条纹。佩戴腰带、戒指、手表等处可以有较深的烧伤。

（二）全身表现

1. 轻型　触电部位肌肉痛性收缩，出现恐惧、表情呆滞、面色苍白、呼吸心跳加快、头晕、晕厥或短暂意识丧失。恢复期肌肉疼痛、神疲乏力、头痛及精神兴奋等，一般都能自行恢复。

2. 重型　意识丧失、心搏和呼吸骤停，如抢救不及时可在数分钟内死亡。部分病例发生严重心律失常、肺水肿、胃肠道出血、凝血功能障碍和急性肾衰竭等并发症。

（三）并发症和后遗症

重型电击伤后24～48小时常出现并发症，如急性肾功能衰竭、肢体瘫痪、继发性出血和感染、短期精神异常、严重心律失常、内脏破裂或穿孔、骨折和脱位、颅脑外伤、耳聋、视力障碍等。孕妇触电后常发生流产或死胎。后遗症主要有四个方面：心血管后遗症、中枢神经系统后遗症、功能性后遗症和心理后遗症。

三、辅助检查

1. 实验室检查 血生化检查早期有肌酸磷酸激酶（CPK）、谷氨酸草酰乙酸转氨酶（GOT）活性增高；尿常规检查可见血红蛋白或肌红蛋白尿；动脉血气分析可见低氧血症和代谢性酸中毒。

2. 心电图检查 主要表现为各种心律失常，其中，心室颤动是低电压触电后最常见的表现，也是伤者致死的主要原因。

四、急救与护理

电击伤的急救原则是立即使患者脱离电源，呼吸、心跳停止者给予心肺脑复苏，妥善处理创面、心电监护和防治并发症。

（一）现场急救

立即切断电源，采取相应保护措施将伤者搬离危险区。轻型触电者就地观察休息 1～2 小时。重型触电者，如心搏、呼吸骤停行 CPR；用干净的布或纸类包扎创面，减少创面污染。迅速转送医院进行后续救治。

（二）院内救治

1. 保持呼吸道通畅 清除气道内分泌物，早期气管插管，机械辅助呼吸。

2. 维持有效循环 心电监护及纠正心律失常。常用药物利多卡因，室颤时首次用量 1mg/kg，稀释后静脉缓慢注射，必要时 10 分钟后再注射 0.5mg/kg，总量不超过 3mg/kg。如出现心搏骤停，首选盐酸肾上腺素，一般采用 1～5mg 静脉注射或气管内滴入。

3. 防治脑水肿 给予 20% 甘露醇、高渗糖及能量合剂，减轻脑水肿，降低颅内压。

4. 预防急性肾衰竭 对低血容量性休克和严重组织电烧伤患者，应迅速静脉补液，维持尿量在 50～75mL/h。出现肌球蛋白尿时，静脉给予 5% 碳酸氢钠溶液碱化尿液，使血液 pH 值维持在 7.45 以上，同时维持尿量在 100～150mL/h，预防急性肾功能衰竭。

5. 处理外科问题 对骨折、肢体坏死、烧伤者进行相应处理，如清创、注射 TAT 预防破伤风，必要时应用抗生素。对严重腔隙综合征患者，行筋膜切开减压术。

（三）护理措施

1. 即刻护理 心搏骤停者立即行心肺复苏术，尽快建立人工气道，机械辅助正压通气。建立静脉通路，遵医嘱用药补液。

2. 病情观察 ①监测患者的神志、瞳孔、生命体征及血氧饱和度。注意呼吸、脉搏的频率、节律，判断有无窒息及心律失常。②观察尿颜色和量的变化，对严重肾功能损害或脑水肿使用利尿剂和脱水剂者，准确记录出入量。③观察有无其他合并伤，如颈部损伤、脊柱骨折、内脏损伤等，做好护理记录并给予针对性的护理措施。④做好用药后的观察护理工作，预防药物不良反应或副作用。

3. 对症护理 ①保持呼吸道通畅：昏迷患者易发生坠积性肺炎，需加强肺部护理，按时翻身拍背，吸痰，清除气道内分泌物。②加强基础护理：病情严重者做好口腔、皮肤护理，预防压疮。③做好伤口护理：保持患者局部伤口敷料的清洁、干燥，按时更换。

4. 预防并发症 并发症常出现于电击后数日至数月，应做好相应护理工作，如对头部电击伤患者，嘱其注意观察视力及听力的变化，一旦出现视力下降或听力下降需及早就医。

5. 心理护理　对清醒患者应给予心理安慰，解释治疗措施及目的，使其能积极配合。对自杀触电者，尊重其隐私权，协同家属帮助患者消除自杀念头。

(四) 健康教育

1. 普及安全用电知识　经常对电器和线路进行检查和维修，严格遵守用电操作规程。

2. 宣传防雷电常识　雷雨天尽量留在室内，关好门窗，不使用电视、手机等电器；在室外应远离高压电杆、铁塔、桅杆和树木。不宜打伞。

3. 掌握发生电器火灾时的灭火措施　立即切断电源，切不可用水或泡沫灭火器灭火。

【病案讨论】

1. 患者，男，40 岁，建筑工人。2015 年 8 月，天气晴好。下午 3 点，患者在工地突然出现口渴、胸闷、心悸、恶心、乏力、头晕眼花，伴有腹部阵发性绞痛。请回答下列问题：

（1）患者最可能发生了什么情况，判断依据是什么？

（2）如果你是现场目击者，你应该如何对患者进行现场急救？

2. 患者，男，12 岁。暑假期间水库游泳不慎意外溺水，被附近游人发现后救起。患者剧烈咳嗽，呼吸急促，意识模糊，口唇青紫，腹部隆起。患者被救上岸边后，应该立即给予哪些救护措施？

第十六章　常见临床危象护理

危象不是独立的疾病，是某一疾病在病程进展过程中所表现的一组症候群。若得不到及时救治，死亡率较高。

第一节　高血压危象

高血压危象（hypertensive crisis）是指原发性或继发性高血压患者在相对较短时间内，血压急骤或显著升高，同时伴有或不伴重要靶器官（心、脑、肾和视网膜等）急性或进行性功能损害的临床综合征。如不立即降压，将产生严重并发症，危及患者生命。根据有无急性靶器官损害分为高血压急症和高血压亚急症两种。

一、病因与发病机制

（一）病因

高血压危象可见于原发性高血压和某些继发性高血压，任何年龄均可发病。病因复杂，任何可引起血压突然或极度升高的原因都可以在原发疾病基础上诱发高血压危象。最常见的原因是在长期原发性高血压基础上突然血压急剧升高，占40%～50%。某些疾病如肾功能损害、妊娠期高血压、嗜铬细胞瘤、突然停用降压药、颅脑损伤、烧伤和服用某些药物等也可以使血压在短时间内突然上升，机体的某些器官来不及代偿，发生高血压危象。另外，寒冷刺激、精神创伤、情绪波动、用脑过度、使用某些药物（单胺氧化酶抑制药）和重体力劳动等也可诱发或加重上述病情变化。

（二）发病机制

长期高血压可引起全身小动脉病变，表现为小动脉中层平滑肌细胞增殖和纤维化，管壁增厚和管腔狭窄，导致重要器官如心、脑、肾缺血。高血压危象的发病机制主要涉及交感神经系统活性亢进，在某些诱因作用下，血液中缩血管活性物质急剧升高，引起全身小动脉痉挛，导致血压骤然升高。

二、临床表现

（一）一般表现

1. 血压急剧升高　血压在原来高血压基础上显著增高，收缩压>180mmHg，舒张压>120mmHg。

2. 其他　患者迅速出现剧烈头痛、气短、焦虑。常伴有自主神经功能紊乱症状，如口干、

NOTE

发热、出汗、皮肤潮红或面色苍白、异常兴奋、手足发抖等。

（二）靶器官功能障碍的表现

如高血压脑病、急性肺水肿、急性心肌缺血（心绞痛、心肌梗死）、急性肾功能衰竭、急性左心功能衰竭、急性脑血管病变、视网膜病变和嗜铬细胞瘤危象等。

三、辅助检查

辅助检查的主要目的是确定高血压危象的病因及靶器官损害程度。根据情况选择实验室检查、心电图、超声心动图、眼底检查及影像学检查等。怀疑嗜铬细胞瘤者应做膀胱镜检查。

四、急救与护理

高血压危象发病急，预后差，死亡率高，临床表现各异。急诊抢救的原则是迅速而恰当地降低血压，纠正受累靶器官的损害，恢复脏器功能和病因治疗。

（一）院内救治

1. 迅速降压 是抢救高血压危象的首选措施。立即静脉给予降压药。最初 48 小时降压勿过快，一般将血压控制在（160 ～ 180）/（100 ～ 110）mmHg 较为安全。降压时应充分考虑患者年龄、病程、血压升高程度及临床症状，因人而异制定具体降压方法。常用降压药物有硝普钠、硝酸甘油、乌拉地尔、尼卡地平、酚妥拉明、卡托普利、可乐定等。

知识链接

硝普钠

硝普钠是强有力的血管扩张药，在血管平滑肌内代谢产生一氧化氮（NO），从而直接松弛血管平滑肌，既能扩张动脉又能扩张静脉，故能降低心脏前后负荷和改善左心室功能，不引起心率增快和心排血量增加。特点是起效快，作用强，持续时间短，是公认的最有效降压药物之一。该药见光很快分解，滴注时必须避光使用，否则影响疗效。开始剂量为 25μg/min，因对硝普钠的反应个体间有很大差异，所以在滴注过程中，尤其是开始滴注时宜每 5 ～ 10 分钟测血压 1 次，以调整至最佳剂量，视血压和病情可逐渐增至 200 ～ 300μg/min，在临床要求的时间内将血压降至（160 ～ 180）/（100 ～ 110）mmHg 为宜。持续静脉滴注一般不宜超过 3 天，以免发生硫氰酸钠中毒。使用时须临时配制新鲜药液，滴注超过 6 小时应重新配制。因其中间代谢产物氰化物需转化为硫氰酸盐从肾排泄，故有严重肝、肾疾病及心力衰竭、妊娠者慎用。

---

2. 镇静治疗 镇静对高血压危象患者可起到稳定情绪，更好地发挥降压药物的疗效。常用地西泮 10mg 静脉注射。也可用 10%水合氯醛 15 ～ 20mL 加水 50mL 保留灌肠。

3. 纠正受累靶器官损害，恢复脏器生理功能 采取紧急措施保护靶器官是治疗高血压危象的首要任务。根据高血压危象不同类型选出疗效最佳、不良反应最小的降压药单独或联合使用，将血压降至安全水平。如高血压脑病选用乌拉地尔、拉贝洛尔、尼卡地平、非诺多泮。急性心力衰竭选用硝普钠、拉贝洛尔、硝酸甘油、乌拉地尔、利尿剂。

4. 病因治疗 对继发性高血压进行病因治疗。病因有效去除或控制后，作为继发症状的高血压可被治愈或明显缓解，以防止高血压危象复发及靶器官损害。如嗜铬细胞瘤和夹层动脉瘤应选择相应手术治疗；高血压脑病用甘露醇、呋塞米等减轻脑水肿。

5. 对症治疗　合并左心衰时给予强心、利尿及扩血管治疗；发生急性肾衰竭患者可考虑行血液净化治疗。

（二）护理措施

1. 即刻护理　立即进入抢救室或收入 ICU 病室，绝对卧床休息，抬高床头 30°，防止体位性低血压。有诱发因素者立即去除。保持呼吸道通畅，立即给予氧气吸入。

2. 密切观察病情变化

（1）基础监测　包括生命体征、意识、周围循环、肢端温度和尿量的变化。其中，血压监测最重要，目前多用无创式上臂 24 小时动态血压记录器，不受环境影响，可精确测量平均动脉压，便于电脑处理。必要时，在降压的同时做股动脉或桡动脉插管监测动脉压。

（2）密切监测血压下降速度和幅度　发病 1 小时内迅速使平均动脉压下降，但不超过 25%，在之后的 2～6 小时，使血压逐步下降至 160/100mmHg。肾功能正常，无心脑血管疾病者，在后续的 24～48 小时内，使血压逐渐恢复正常。降压过快可导致脏器血流减少，诱发或加重靶器官功能损害。

（3）监测靶器官功能　定期评估靶器官，及早发现靶器官损害表现，采取相关护理干预措施，预防靶器官出现进行性功能障碍。

3. 基础护理　室内保持安静，光线宜暗，避免过多搬动；提供保护性措施，患者抽搐时加用牙垫以防舌咬伤，躁动时加用床档防止摔伤；静脉给予降压药时，患者应保持平卧位；使用硝普钠应注意避光。严格按照医嘱调节滴速，防止血压下降过快。

4. 心理护理　安慰患者，使其保持情绪稳定，避免躁动，避免其他诱发因素。

（三）健康教育

1. 以口头表达结合书面资料和图解，向患者介绍本病的各种相关知识，使患者及家属能够了解该病的临床表现、危险因素、可能的并发症及治疗措施等。

2. 指导患者及家属学会正确测量血压的方法。遵医嘱正确服用降压药物，不可随意停用或加量造成血压异常波动。

3. 在院外突发高血压危象时，应立即口服身边能迅速拿到的降压药，保持镇静，立即到医院救治。

第二节　血糖危象

糖尿病是一组以慢性血糖水平增高为特征的代谢性疾病，其主要原因是胰岛素分泌和（或）作用缺陷。当病情严重或应激时，可发生急性严重代谢紊乱，即血糖危象。血糖危象包括高血糖危象和低血糖危象，是内分泌系统最常见的急危重症。

一、高血糖危象

糖尿病是临床常见内分泌代谢疾病，最突出的特征是"高血糖"。若诊治不及时或控制不

NOTE

好，在应激状态下可诱发高血糖危象，即酮症酸中毒和高渗性非酮症昏迷。

糖尿病酮症酸中毒

糖尿病酮症酸中毒（diabetic ketoacidosis，DKA）是糖尿病患者在某些诱因的作用下，由于体内胰岛素绝对或相对不足，引起糖、脂肪代谢紊乱，以高血糖、高酮血症和代谢性酸中毒为主要改变的临床综合征，是糖尿病急性并发症中最常见的一种，也是内科常见急症之一。

（一）病因与发病机制

1. 病因和诱因　胰岛素活性的严重或绝对缺乏和升糖激素过多是 DKA 发病的主要原因。DKA 的发生与糖尿病类型有关，与病程长短无关，1 型糖尿病有发生 DKA 的倾向，2 型糖尿病在一定诱因下也可发生，这些诱因多与加重机体对胰岛素的需求有关，主要有以下几个方面。

（1）感染类疾病　为最主要的诱因，如肺部感染、泌尿道感染、皮肤感染、胰腺感染、胆道感染等。

（2）各种应激状态　如创伤、手术、麻醉、妊娠、分娩、精神刺激等。

（3）胰岛素使用不当　用量不足或治疗中断。

（4）饮食失调或胃肠疾患　暴饮暴食、过多进食高糖或高脂肪食物，尤其伴有严重呕吐、腹泻、高热等。

（5）胰岛素拮抗激素增加　如皮质醇增多症、大量使用糖皮质激素等。

2. 发病机制　胰岛素缺乏和胰高血糖素升高引起糖、蛋白质和脂肪代谢紊乱，是本症的病理基础。由于糖代谢紊乱，葡萄糖利用障碍，脂肪分解代谢加速，生成大量酮体。当酮体生成超过组织利用和排泄速度时，出现酮体体内堆积即酮症。若代谢紊乱进一步加剧，血酮体浓度继续升高，超过体内酸碱平衡调节能力，则血 pH 值下降，导致酮症酸中毒，严重者出现昏迷。

（二）临床表现

1. 症状

（1）早期　早期仅有口渴、多尿、多饮、乏力等原有糖尿病症状加重。

（2）中期　随着酮症的加重，可逐渐出现食欲减退、恶心、呕吐、极度口渴、尿量显著增加，常伴有头痛、烦躁、嗜睡、呼吸深而促（kussmaul 呼吸），呼气中有酮味。少数病例可有腹痛、腹肌紧张、肠鸣音减弱或消失，易误诊为急腹症。

（3）晚期　随着病情进一步发展，出现严重失水、尿量减少、皮肤干燥、弹性差、眼球凹陷、脉搏细数、血压下降。严重时各种反射迟钝、消失，甚至昏迷。

2. DKA 病情分度　根据酸中毒的程度，将 DKA 分为轻度、中度和重度。轻度只有酮症，无酸中毒（糖尿病酮症）；中度指除酮症外，伴有轻、中度酸中毒；重度指 DKA 伴意识障碍，或虽无意识障碍，但 $CO_2CP<10mmol/L$ 者。

（三）辅助检查

1. 尿液检查　肾功能正常时，尿糖、尿酮体强阳性。当肾功能严重损害时，肾小球滤过率减少，可表现为尿糖、尿酮体减少甚至消失。可有蛋白尿或管型尿。

2. 血液检查　血糖明显升高，多为 16.7 ~ 33.3mmol/L，有时可达 55.5mmol/L 以上；血酮体升高，多在 4.8mmol/L 以上；血 pH<7.25；CO_2CP 降低；白细胞计数升高，且以中性粒细胞增高为主。

（四）急救与护理

糖尿病酮症酸中毒的急救原则是尽快补液恢复血容量，降低血糖；祛除诱因，纠正酮症酸中毒及水电解质平衡失调；预防并发症，减少死亡率。

1. 院内救治

（1）一般处理　昏迷者保持气道通畅，吸氧。

（2）补液　是抢救 DKA 首要的、极其关键的措施。只有在组织灌注改善后，胰岛素的生物效应才能充分发挥。早期补液以生理盐水为主，输液总量一般按体重的 10% 估计。如无心力衰竭，开始补液时速度宜快，在 2 小时内输入 1000 ~ 2000mL，第 3 ~ 6 小时输入 1000 ~ 2000mL，第一个 24 小时输液总量 4000 ~ 5000mL，严重失水者可达 6000 ~ 8000mL。如血糖已降至 13.9mmol/L 左右时，改用 5% 的葡萄糖溶液，并按每 2 ~ 4g 葡萄糖加 1U 胰岛素，同时减少输液量，预防低血糖反应。伴有持续呕吐者可输入 5% 葡萄糖盐水。

（3）胰岛素治疗　小剂量胰岛素持续静脉滴注最常用。该治疗方案安全、有效，较少发生低血钾、低血糖等不良反应。以 0.1U/（kg·h）加入生理盐水中持续静脉给药，如伴有昏迷或严重酸中毒者，可加用胰岛素 10 ~ 20U 静脉注射。DKA 临床纠正的标准：血糖 <11.1mmol/L、静脉血 pH>7.3，血 HCO_3^- ≥ 18mmol/L。当患者达到以上标准，且尿酮体消失并能进食时，改为皮下注射胰岛素方案。

（4）纠正电解质及酸碱平衡失调

1）纠正低钾血症：治疗前血钾水平不能真实反映体内缺钾程度，治疗后血钾常明显下降，故在静脉输液及使用胰岛素的同时应补钾，常用 10% 的氯化钾 10 ~ 15mL 加入 500mL 溶液中静脉滴注。在心电监护下，根据尿量和血钾水平调整补钾量和速度。

2）纠正酸中毒：轻度酸中毒患者经输液及胰岛素治疗后可逐渐纠正，不必补碱。重症酸中毒（pH<7.1，CO_2CP<8.9mmol/L）可给予适量的碳酸氢钠溶液静脉输入。

（5）消除诱因与防治并发症　包括抗感染、抗休克、预防和治疗心力衰竭、肾功能衰竭和脑水肿等。

2. 护理措施

（1）即刻护理　绝对卧床休息，注意保暖，保持呼吸道通畅，必要时吸氧。立即建立至少两条静脉通道，为补液和使用胰岛素做准备。

（2）严密观察病情变化　①观察生命体征、瞳孔、尿量及神志的变化，并做好记录。及时发现有无心力衰竭、肾功能衰竭和脑水肿等并发症的发生。②严密观察药物疗效，在输液及使用胰岛素过程中，每 1 ~ 2 小时检查血糖、血钾、血钠和尿糖、尿酮一次，及时了解用药效果，防止低血糖发生。

（3）加强基础护理　及时送检血、尿等标本。定时做好口腔护理、会阴护理。昏迷者勤翻身，预防压疮和继发性感染。

3. 健康教育　提高患者对糖尿病治疗的依从性，使之以乐观的态度配合治疗，告知患者并发感染等应激情况及时就医。

高血糖高渗状态

高血糖高渗状态（hyperglycemic hyperosmolar state，HHS）是糖尿病急性代谢紊乱的另一种临床类型。是以严重高血糖、血浆高渗性脱水和不同程度意识障碍为特点的临床综合征。多发于老年人，高发年龄是 50 ～ 70 岁，男女发病率大致相同。HHS 和高渗性非酮症糖尿病昏迷（hyperosmolar nonketotic diabetic coma，HNDC）略有不同，因部分患者可无昏迷，部分患者可伴有酮症。

（一）病因与发病机制

1. 病因和诱因　HHS 的基本病因和 DKA 相同，好发于 2 型糖尿病，偶见年轻的 1 型糖尿病患者。发病时几乎都有明显的诱发因素。

（1）应激因素　如感染、外伤、手术、急性胃肠炎、胰腺炎、脑血管意外、高热等。

（2）摄水不足　如口渴、中枢敏感性下降的老人、不合理限制水分、胃肠道疾患或昏迷者、不能主动进水的幼儿或精神失常患者。

（3）失水过多　如严重的呕吐、腹泻、大面积烧伤、尿崩症以及应用利尿药、脱水剂、透析治疗等。

（4）摄糖过多　如大量服用含糖饮料、静脉输注过多葡萄糖、完全性静脉高营养、使用含糖溶液进行血液透析或腹膜透析等。

（5）药物影响　如使用糖皮质激素、噻嗪类利尿药、免疫抑制药、氯丙嗪、苯妥英钠、普萘洛尔等。

2. 发病机制　HHS 发病机制目前尚未完全明确。可能是上述诱因使机体对胰岛素产生抵抗，引起极度高血糖，高渗性利尿，严重脱水，血浆渗透压升高，血容量减少。低血容量又引起继发性醛固酮分泌增多，导致血钠增高，以致血浆渗透压进一步升高。其结果是组织细胞脱水，脑细胞功能减退，引起意识障碍甚至昏迷。

（二）临床表现

1. 前驱期　指在出现神经系统症状至进入昏迷前的一段时间，为期数日至 2 周。表现为原有糖尿病症状，如口渴、多饮、多尿、倦怠乏力症状加重、表情淡漠、反应迟钝。因起病隐匿，症状无特异性，易被忽视导致诊断困难和延误。

2. 典型期　主要表现为重度脱水和神经精神症状。前者表现为口唇干燥、眼窝凹陷、皮肤无弹性、心率加快、血压下降甚至休克，晚期少尿，甚至无尿；后者表现为意识模糊、烦躁、幻觉、嗜睡以至昏迷，其意识障碍程度与血浆渗透压升高的程度和速度有关，也与血糖高低有一定关系。还可有各种局灶性中枢神经功能障碍，如中枢性高热、定向障碍、失语、视觉障碍、病理反射、癫痫样抽搐和一过性偏瘫等。与 DKA 不一样的是，HHS 没有典型的酸中毒大呼吸，若患者出现中枢性过度换气现象时，则应考虑是否合并脓毒血症和脑卒中等。

（三）辅助检查

1. 血常规及血生化检查　①血常规：Hb 增高，白细胞计数 WBC$>10\times10^9$/L。②血糖检测：多在 33.3 ～ 66.6mmol/L 之间，有时高达 138.8mmol/L 或更高。血酮体多正常。③血尿素氮（BUN）和血肌酐（SCr）检测：常显著升高，反映严重脱水和肾功能不全。BUN 可达

21 ~ 36mmol/L，SCr 可达 124 ~ 663μmol/L，BUN/SCr 比值（按 mg/dl 计算）可达 30∶1。有效治疗后 BUN 及 SCr 多显著下降，BUN 及 SCr 进行性升高的患者预后不佳。④血浆渗透压检查：显著升高，多超过 350mOsm/L，有效渗透压超过 320mOsm/L。⑤电解质检查：血 Na^+、K^+、Cl^- 的浓度取决于其丢失量、在细胞内外的分布情况及患者的血液浓缩程度。不论其血浆水平如何，患者总体 Na^+、K^+、Cl^- 都是下降的。⑥酸碱平衡检测：约 50% 患者有轻、中度代谢性酸中毒，pH>7.3，$HCO_3^->15mmol/L$。

2. 尿液检查 尿糖强阳性，部分患者可因缺水及肾功能损害而致尿糖增高不明显，但尿糖阴性者罕见。尿酮体多阴性或弱阳性。

（四）急救与护理

HHS 的治疗原则与 DKA 基本相同，包括迅速补液、应用胰岛素、纠正电解质紊乱和防治并发症。

1. 院内救治

（1）一般处理 对怀疑及确诊为 HHS 的患者，均应快速进行吸氧，留取血、尿标本，建立静脉通道等。

（2）补液 抢救成功的关键是能否迅速补液以恢复血容量，纠正高渗透压和脱水。补液可根据患者的脱水程度，按其体重的 10% ~ 15% 估算。一般前 2 小时先输注生理盐水 1000 ~ 2000mL，然后再根据血钠和血浆渗透压作决定。前 4 小时内补给总量的 1/3，前 12 小时内补给总量的 1/2 加尿量，剩余量在以后 24 小时内补足。静脉输液的同时，可通过口服或胃管灌入温开水等以加大补液量。当血浆渗透压降至 330mOsm/L 时改为等渗液。停止补液的条件有：①血糖 <13.9mmol/L。②尿量 >50mL/h。③血浆渗透压降至正常或基本正常。④患者能饮食。

（3）应用胰岛素及纠正电解质紊乱 用法及原则与 DKA 基本相同。

（4）去除诱因，防治并发症 感染是 HHS 患者晚期死亡的主要原因。应及早给予大剂量抗生素进行有效治疗。并发症与 DKA 基本相同。

2. 护理措施及健康教育 参见糖尿病酮症酸中毒。

二、低血糖危象

低血糖危象是指由于各种原因导致血糖浓度低于正常（<2.8mmol/L），引起以交感神经兴奋和中枢神经异常为主要表现的临床综合征。各年龄组均可发病，症状轻或抢救及时者预后良好，严重而长期的低血糖可使脑细胞产生不可逆的器质性损害，救治不及时可造成患者死亡。

（一）病因与发病机制

1. 病因 低血糖的病因多种多样，根据发病特点和进食的关系分为空腹低血糖和餐后低血糖。其主要原因均是血糖利用过多和血糖生成不足两个方面。

（1）空腹低血糖 导致空腹低血糖的原因包括药物性、内分泌性和重要器官衰竭。

1）药物性：可引起低血糖的药物有很多。其中，糖尿病患者应用胰岛素不当而致低血糖是临床最常见的原因。如用量过大、用法不当、饮食配备不合理、剧烈运动等；口服降糖药，如磺脲类降糖药药量过大易导致低血糖，格列本脲引起的低血糖在临床上多见，且严重而持久；其他药物，如水杨酸、磺胺类等使用不当，亦可导致低血糖。

2）内分泌性：引起胰岛素或胰岛素样物质过多的因素，如胰岛素瘤、胰外肿瘤；对抗胰岛素的内分泌激素不足，如垂体功能减退、肾上腺皮质功能低下、甲状腺功能减退、生长激素缺乏症等。

3）重要器官衰竭：如重症肝炎、肝硬变、肝癌、肝坏死；严重心、肾功能不全；各种严重感染；营养障碍如小肠吸收不良综合征、克隆病等均可导致低血糖。

（2）餐后低血糖　导致餐后低血糖的原因有①先天性糖代谢酶缺乏：包括遗传性果糖不耐受症和半乳糖血症。②胃切除术后饮食性、反应性低血糖：由于胃容积甚小，过甜饮食直接进入肠道，葡萄糖迅速吸收，刺激胰岛素过量分泌所致。③特发性、功能性低血糖：多见于有神经质的中年妇女，餐后 2 ~ 3 小时发生，表现为轻度交感神经症状，持续不足 30 分钟可自行缓解。因其体内肾上腺素分泌较多或肾上腺的餐后反应异常，特别是含糖高的饮食可刺激交感神经产生过强反应。

2. 发病机制　上述病因导致血糖≤2.8mmol/L 时，一方面引起交感神经兴奋，大量儿茶酚胺释放，产生相应临床症状；另一方面，由于脑细胞本身没有糖原储备，血糖降低时导致能量供应不足而产生脑功能障碍的表现。若低血糖反复发作，严重而历时较久（超过 6 小时），脑细胞可发生不可逆的形态学改变，即使之后血糖恢复正常也会遗留痴呆等后遗症。

（二）临床表现

低血糖危象的临床表现个体差异较大，并与患者年龄、低血糖的程度、血糖下降速度及持续的时间有关，具有非特异性。主要表现分为以下两个阶段。

1. 交感神经过度兴奋　低血糖刺激交感神经系统释放肾上腺素、去甲肾上腺素等，表现为乏力、冷汗、心悸、血压轻度升高、皮肤苍白、肢冷、手足颤抖、饥饿感。

2. 脑功能障碍　是中枢神经系统缺乏葡萄糖的结果，症状可轻可重，从精神活动的轻微损害到惊厥、昏迷甚至死亡。开始时大脑皮质受抑制，表现为焦虑、精力不集中、头晕、迟钝、视物模糊、步态不稳，也可有幻觉、行为怪异、躁动等精神失常表现。以后皮层下中枢、中脑、延髓依次受累，可出现神志不清、吸吮、扮鬼脸等幼稚动作、舞蹈样动作甚至张力性、阵发性痉挛，椎体束征阳性，乃至血压下降、进入严重昏迷阶段。

知识链接

低血糖反应

临床常用的词"低血糖反应"是指有与低血糖相应的症状和体征（主要是交感神经兴奋的表现），但血糖未低于 2.8mmol/L，常见于药物治疗的糖尿病患者。"低血糖"是一个生化诊断，指血糖低于 2.8mmol/L 的情况，往往伴有临床症状，无症状者称为"无症状低血糖"。患者无自觉的前驱症状直接进入意识障碍状态者称为"未察觉的低血糖症"。

（三）辅助检查

血糖测定：低血糖危象时，血糖 <2.8mmol/L。同时做胰岛素、C 肽、升糖激素的测定，有助于鉴别低血糖的原因。

（四）急救与护理

低血糖危象的救治原则是迅速升高血糖、去除病因和预防再次发生低血糖。

1. 院内救治

（1）升高血糖　对于怀疑低血糖危象的患者，应立即做血糖测定，并在整个治疗过程中动态观察血糖水平。已明确为低血糖而神志清醒者，立即口服葡萄糖液或其他糖类食物或饮料。神志不清者，保持呼吸道通畅，立即静脉注射 25%～50% 葡萄糖 40～60mL，并继以 10% 葡萄糖液静脉滴注，根据病情调节葡萄糖液体量，直至病情完全稳定。必要时可给胰高血糖素 0.5～1mg 肌肉或皮下注射。

（2）病因治疗　针对病因做相应处理，如危象由皮质前叶功能减退或肾上腺皮质功能减退引起者，可适当应用氢化可的松等。合并感染时及时防治感染。

2. 护理措施

（1）即刻护理　意识不清者立即开放气道，保持呼吸道通畅，给予氧气吸入。开放静脉通路，立即准备 25% 或 50% 高渗糖及脱水剂等抢救药，确诊后迅速按医嘱给药。

（2）病情观察　密切观察生命体征、血糖值及神志变化，经急诊治疗处理后，血糖已恢复正常达 30 分钟以上，但意识仍不清者称为"低血糖后昏迷"，说明已有脑水肿存在，应做相应检查和处理。动态观察治疗前后的病情变化，评估治疗效果。意识恢复后应注意观察有无出汗、倦怠、意识模糊等再度低血糖状态，一经发现及时报告医生。

（3）安全护理　低血糖危象患者常有精神失常、异常行为等，应加以特殊保护及防护，避免发生意外。抽搐者可酌情适量应用镇静剂，昏迷者按昏迷常规护理。

3. 健康教育　指导糖尿病患者合理饮食和学会自我检测血糖方法；教会患者及亲属识别低血糖早期表现及自救方法；告知患者随身携带糖果、饼干等食品，以便应急时食用。

第三节　甲状腺危象

甲状腺危象（thyroid storm or thyroid crisis）是甲状腺功能亢进症最严重的并发症，多发生在甲状腺功能亢进症未治疗或控制不良的患者。在感染、手术、创伤或突然停药后出现以高热，大汗，心动过速，心律失常，严重呕吐、腹泻，意识障碍为特征的临床综合征。

一、病因与发病机制

（一）病因和诱因

甲状腺危象是甲状腺功能亢进症病情极度加重的状态。主要诱因有：①感染性疾病，如上呼吸道感染、胃肠道、泌尿道感染。②甲状腺功能亢进症病情未控制而行手术，挤压甲状腺组织、出血、缺氧、麻醉不良、术前药物准备不充分等，均可诱发危象的发生。③不恰当地停用抗甲状腺药物。④放射性碘治疗。⑤应激状态，如创伤、精神刺激等。

（二）发病机制

甲状腺危象发生机制尚不完全清楚，目前认为危象的发生是由多种因素综合作用引起的，可能与下列因素有关：①各种原因导致大量 T_3、T_4 释放入血。②感染、甲状腺以外其他部位手术等应激，使血清游离 T_3、T_4 增多。③周围组织对过多的 T_3、T_4 适应能力减退。④手术前后、进食减少，热量不足，导致 T_4 在肝脏清除降低，使血中甲状腺素含量增加。

二、临床表现

（一）活跃型危象

1. 高热　体温 >39℃，皮肤潮红，大汗淋漓。

2. 心血管表现　心动过速（≥ 140 次 / 分）、心律失常、脉压差增大，部分患者可发生心衰或休克。

3. 胃肠道症状　食欲减退、恶心、呕吐及腹泻，部分患者伴有黄疸和肝功能损伤。

4. 神经精神症状　烦躁不安、定向力异常、幻觉，严重者可出现谵妄和昏迷。

（二）淡漠型危象

起病缓慢，多为中老年患者。临床表现为神志淡漠，嗜睡，虚弱无力，反射降低，体温降低，心率减慢，脉压差减小，严重者出现昏迷。

三、辅助检查

测定 T_3、T_4，蛋白结合碘（PBI）及甲状腺 2 小时吸碘率。

四、急救与护理

救治甲状腺危象的首要目标是保护器官功能、预防脏器衰竭；改善危重病况，维持生命体征。

（一）院内救治

1. 降低甲状腺激素浓度　①抑制甲状腺激素合成：首选丙硫氧嘧啶（PTU）600mg 口服或经胃管注入，以后每 6 小时口服 250mg，待症状缓解后减至一般治疗剂量。②抑制甲状腺激素释放：每日口服复方碘化钾溶液 30 滴或每次 5 滴，6 小时 1 次。也可选用碘化钠 1 ～ 2g 加葡萄糖盐水，静滴 24 小时。③清除血浆内激素：采用血液透析、滤过或血浆置换。

2. 降低周围组织对甲状腺激素的反应　普萘洛尔，20 ～ 40mg 口服，6 ～ 8 小时 1 次，或 1mg 稀释后缓慢静脉注射。利舍平，首次 2.5 ～ 5mg 肌肉注射，以后 2.5mg/ 次，每 4 ～ 6 小时 1 次。

3. 对症和支持治疗　如降温、给氧、给予大量维生素，补液纠正水和电解质紊乱。给予抗生素预防和控制感染。

（二）护理措施

1. 即刻护理　绝对卧床休息，保持环境安静，减少不良刺激；开放静脉通路，做好各种抢救准备；保持呼吸道通畅，给氧。

2. 加强生命体征监测　监测神志、体温、心率、血压、血氧饱和度等变化，发现异常及时报告医生并协助处理。

3. 对症护理　高热患者给予物理降温，避免用乙酰水杨酸类药物。补液纠正水和电解质紊乱，给予高热量、高蛋白、高纤维素饮食。

4. 心理护理　以高度同情心关怀患者，消除恐惧心理，帮助患者树立战胜疾病的信心。

（三）健康教育

1. 告知患者对甲状腺功能亢进症要做到系统规范治疗，严格遵医嘱服药，不得自行停药。

2. 鼓励患者保持身心愉快，避免精神刺激或过度劳累，建立和谐的人际关系和良好的社会支持系统。

3. 告知患者预防和积极有效的控制各种感染，避免出现应激反应。

【病案讨论】

1. 患者，女，62 岁，因出现意识障碍而急诊入院。既往有糖尿病病史，一直口服降糖药治疗。半个月前因感冒引起肺部感染，自觉糖尿病加重，口渴明显，全身疲乏无力。查空腹血糖为 15.1mmol/L，尿糖（++++）。入院前三天咳嗽加重，体温 39℃，伴食欲减退、恶心、呕吐，入院前一天出现意识障碍。查体：T：37.9℃，P：112 次 / 分，R：30 次 / 分，BP：100/64mmHg。神志不清，压眶反射存在。呼吸急促，无烂苹果味，查体不合作。扁桃体 I度肿大，无脓性分泌物。双肺呼吸音粗，左肺中下叶可闻及中小水泡音。实验室检查：血糖 36mmol/L，尿糖（++++），尿酮体（+）。血浆胶体渗透压 450mmol/L。请回答下列问题：

（1）该患者最可能的医疗诊断是什么？

（2）应如何对该患者进行紧急救治？

2. 患者，男，65 岁，退休工人。中午午休起床后突然出现头晕、呕吐、出汗，站立不稳，自感心悸、气促。无耳鸣、耳聋。查体：P：102 次 / 分，BP：234/118mmHg，R：24 次 / 分。神志清醒，双侧瞳孔等大等圆，直径 4mm，对光反射存在，无眼球震颤。双肺呼吸音清，心律齐，腹软。四肢肌力正常。请回答下列问题：

（1）该患者最可能的医疗诊断是什么？

（2）紧急救治措施有哪些？

第十七章　多器官功能障碍综合征

多器官功能障碍综合征（multiple organ dysfunction syndrome，MODS）是指机体在遭受急性严重感染、创伤、烧伤、休克等突然打击后，同时或序贯出现 2 个或 2 个以上与原发病损有或无直接关系的系统或器官的可逆性功能障碍。MODS 概念提出的临床意义在于：第一，MODS 是一个包括早期内环境稳态失衡到多器官功能衰竭（multiple organ failure，MOF）的连续病理生理过程，不是一个孤立的事件。第二，MODS 的提出为早期认识和诊断以及早期干预治疗奠定了基础。

MODS 是一个渐进损伤的过程，在功能正常、功能不全和功能衰竭之间并非泾渭分明，而是有一定范围的重叠，很难划定一个明确的界限。本病病情危重，预后较差，可发展成不可逆的 MOF，尚无有效特异的治疗方法，病死率随着功能衰竭脏器数量的增加而上升，总病死率约 40% 左右。因此，着眼早期治疗，重视其发展趋势尤为重要。

知识链接

MODS 概念的演变过程

1973 年，Tilney 首次提出了"序贯性器官衰竭"（sequential system failure）的概念，并指出继发功能障碍的器官可以是远隔器官；1977 年，Eiseman 最早使用了"多器官功能衰竭（MOF）"的名称；1992 年，美国胸科医师学会和危重病医学会（ACCP/SCCM）正式提出了多器官功能障碍综合征（MODS）的概念。

一、病因与发病机制

（一）病因

各种原因均可导致 MODS 的发生，其中严重感染是 MODS 最常见的一个诱发因素，约占 MODS 的 70%，包括腹腔感染、脓毒血症、重症肺炎等；非感染性因素包括严重创伤、大面积烧伤、低血容量性休克、挤压综合征、大手术、急性中毒等；原有慢性疾病遭受急性打击更易导致 MODS。临床诱发 MODS 和导致患者死亡的高危因素有以下各项（见表 17–1）。

表 17–1　诱发 MODS 的主要高危因素

复苏不充分或延迟复苏	年龄≥55 岁	糖尿病
持续存在感染、炎症病灶	营养不良	使用糖皮质激素
基础脏器功能障碍	存在肠道缺血性损伤	恶性肿瘤
反复大量输血	外科手术	应用抑制胃酸药物
创伤严重度评分≥25 分	嗜酒	高乳酸血症

（二）发病机制

MODS 的发病机制十分复杂，迄今未完全阐明，可能和以下学说有关：①组织缺血再灌注损伤学说。②自由基学说。③肠道动力学说。④炎症反应失控学说。⑤"二次打击"假说。⑥基因多态性学说等。各种学说相互之间有一定的重叠，从不同侧面阐明了 MODS 的发病机制。目前认为 MODS 实际上就是全身性炎症反应失控引起的多器官功能障碍，而传统的 MOF 就是 MODS 继续发展的最严重后果。

知识链接

全身炎症反应综合征

全身炎症反应综合征（systematic inflammatory reactive syndrome，SIRS）指机体对致病因子防御性的应激反应过度，最终转变为全身炎症损伤病理过程的临床综合征。感染或非感染损伤因素导致的炎性细胞激活和炎症介质释放失控是 SIRS 的病理生理机制。SIRS 的诊断标准是具备以下两项或两项以上即可诊断：①体温 >38℃ 或 <36℃。②心率 >90 次 / 分。③呼吸 >20 次 / 分或 $PaCO_2$<32mmHg。④白细胞 >12×10^9/L 或 <4×10^9/L，或未成熟中性粒细胞 >10％。

二、临床表现

（一）临床分期

MODS 的临床表现十分复杂，因基础疾病、器官代偿能力、感染部位和治疗措施等不同而个体差异很大。其病程一般约为 14～21 日，可经历休克、复苏、高分解代谢状态和器官功能衰竭四个期，各期都有典型的临床分期特征（见表 17-2），且发展速度极快，患者可能死于疾病的任一阶段。

表 17-2　MODS 的临床分期和临床特征

临床表现	1 期（休克期）	2 期（复苏期）	3 期（高分解代谢状态）	4 期（MOF）
一般情况	正常或轻度烦躁	急性病态，烦躁	一般情况差	濒死感
循环系统	需要补充血容量	容量依赖性高动力学	休克，心排血量下降，水肿	依赖血管活性药物维持血压，水肿
呼吸系统	轻度呼吸性碱中毒	呼吸急促，呼吸性碱中毒，低氧血症	严重低氧血症，ARDS	呼吸性酸中毒，气压伤
肾脏	少尿，利尿剂有效	肌酐清除率下降，轻度氮质血症	氮质血症，有血液透析指征	少尿，透析时循环不稳定
肝脏	正常或轻度胆汁淤积	高胆红素血症，PT 延长	临床黄疸	转氨酶升高，重度黄疸
胃肠道	胃肠道胀气	不能耐受食物	应激性溃疡，肠梗阻	腹泻，缺血性肠炎
中枢神经系统	意识模糊	嗜睡	昏迷	昏迷
血液系统	正常或轻度异常	血小板减少，白细胞增多或减少	凝血功能异常	不能纠正的凝血功能障碍
代谢	高血糖，胰岛素需要增加	高分解代谢	代谢性酸中毒，血糖升高	骨骼肌萎缩，乳酸酸中毒

NOTE

（二）MODS 的临床特征

尽管 MODS 涉及面广，临床表现复杂多样，但仍具有以下显著特征：

1. 发生功能障碍的器官通常并不是原发致病因素直接损害的器官，而是发生在原发损害基础的远隔器官。从原发损伤（初次打击）到发生器官功能衰竭有一定的间隔时间，一般在 24 小时以上。

2. 发病前，器官功能正常或器官功能受损但仍处于相对稳定的状态。

3. 循环系统的特征是高排低阻的高动力状态。

4. 机体呈持续高代谢状态和能源利用障碍。

5. 高氧输送和内脏器官缺血、缺氧及氧利用障碍，使氧供、需矛盾尖锐。

三、诊断标准

尽管 MODS 已引起临床医师的广泛重视，但是目前仍缺乏统一的诊断标准，导致多器官衰竭和障碍的临床研究结果存在较大差异。诊断的 MODS 多处于器官功能障碍晚期阶段，临床诊断往往还是依据 MOF 的诊断标准。常用的诊断标准是：①凡具有严重感染、创伤、烧伤、休克等诱因；②存在 SIRS 或脓毒症临床表现；③已发生 2 个或 2 个以上器官功能障碍。目前，国内多采用 1997 年我国参照 Fry 提出的第一个多器官衰竭诊断标准进行修正的 Fry-MODS 诊断标准（见表 17-3）。

表 17-3　MODS 的诊断标准

器官或系统	诊断标准
循环系统	收缩压 <90mmHg，持续 1 小时以上，或循环需要药物支持维持稳定
呼吸系统	起病急，$P_aO_2/F_iO_2 \leqslant 200$（已用或未用 PEEP），X 线胸片见双肺浸润，PCWP≤18mmHg，或无左房压升高的证据
肾脏	血肌酐浓度 >177μmol/L，伴有少尿或多尿，或需要进行血液透析治疗
胃肠道	上消化道出血，24 小时出血量 >400mL，或不能耐受食物，或消化道坏死、穿孔
肝脏	血清总胆红素 >34.2μmol/L，血清转氨酶在正常值上限的 2 倍以上，或有肝性脑病
中枢神经系统	Glasgow 昏迷评分 <7 分
代谢	不能为机体提供所需能量，糖耐量降低，需用胰岛素；或出现骨骼肌萎缩、无力
血液系统	血小板计数 <50×10^9/L 或减少 25%，或出现 DIC

四、急救与护理

MODS 发病急、病程进展快、死亡率高，是目前临床一大难题。迄今为止，对其病理过程缺乏有效的遏制手段。目前 MODS 的治疗策略仍然是以加强器官功能监测和支持治疗为主要措施。基本原则是去除诱因，控制原发病；改善氧代谢，纠正组织缺氧；加强器官功能支持和保护；合理应用抗生素；代谢支持与调理和免疫调节治疗等。

（一）院内救治

1. 控制原发病　是治疗 MODS 的关键措施。如积极治疗创伤、休克、感染等疾病。

2. 脏器功能支持和保护

（1）呼吸系统　合理氧疗，必要时呼吸机辅助通气。但在选择呼吸机模式和设定呼吸机参数时，应注意防止呼吸机相关性肺损伤，尽可能地减少机械通气对器官功能的影响。

（2）循环系统　尽早进行液体复苏，必要时使用血管活性药物，以改善微循环组织灌注。休克复苏后早期主要风险是再灌注后产生的大量自由基带来的损伤，因此，应早期、足量使用抗氧化剂。

（3）泌尿系统　改善肾脏灌注，利尿，必要时给予连续性肾脏替代治疗。

（4）消化系统　预防应激性溃疡的发生，在病情允许时尽早给予胃肠内营养支持，以恢复胃肠功能和肠道微生态平衡。

3. 代谢支持与调理　根据高代谢的特点补充营养，并且对导致高代谢的各个环节进行干预治疗。目的是支持器官、组织的结构功能，加速组织修复，促进康复。要求：①增加能量供给，能量供给中蛋白∶脂肪∶糖=3∶4∶3，使热氮比值保持在100∶1左右，并尽可能通过胃肠道摄入营养。②代谢支持时既要考虑器官代谢的需求，又要避免营养供应过多增加器官负担。③代谢调理是代谢支持的必要补充，通过应用药物降低分解代谢率或促进蛋白质合成，改善负氮平衡。

4. 合理使用抗生素，控制感染　在早期经验性用药的同时，应尽快明确病原菌，从而转为目标治疗。注意防止真菌感染和菌群失调。

5. 免疫调节　是 MODS 病因治疗的重要方面。抑制 SIRS 有可能阻断炎症反应发展，最终降低 MODS 病死率。如应用各种类毒素抗体，但目前仍未取得满意疗效。

6. 中医药支持治疗　运用中医"活血化瘀""清热解毒""扶正养阴"的理论，采用以当归、大黄、黄芪等为主药的方药进行治疗。

（二）护理措施

1. 即刻护理　根据各器官功能障碍或衰竭的紧急抢救流程，配合医生进行抢救。注意保持呼吸道通畅，必要时协助医生行气管插管，给予呼吸支持。

2. 病情观察　通过先进的监护设备和技术，连续、动态地对生命体征、意识、尿量及器官功能的变化进行监测，并通过综合分析确定其临床意义，为临床治疗提供依据。正确采集血、尿等标本并及时送检；监测各项实验室检查指标的变化，如有异常，及时报告医生。

3. 脏器功能监测与护理　监测呼吸、循环、中枢神经系统、肝、肾、胃肠和凝血系统功能等。遵医嘱做好器官功能的支持和护理，评估患者对各种器官功能支持和保护的效果，及时发现器官功能变化并配合医生采取相应的处理措施，尽可能维持或促进各器官功能的恢复，减少器官损害的数量和程度。

4. 对症护理　发生 MODS 时机体免疫功能低下，抵抗力差，极易发生院内感染。常见的有肺部感染、尿路感染、导管相关性感染及皮肤的感染，应高度警惕；加强口腔护理，定时翻身叩背，加强呼吸道管理和各导管的护理，严格无菌操作，防止交叉感染；做好营养支持护理工作，保证营养的供给安全、有效。

5. 药物护理　遵医嘱正确使用各种药物。用药过程中可能引起各种不良反应，如过敏反应，肝肾损害，白细胞、红细胞、血小板减少，甚至再生障碍性贫血、溶血性贫血等，还可能出现恶心、呕吐、腹胀、腹泻和便秘等消化道反应，甚至神经系统损害，因此，要做到多巡视，多观察，预防药物不良反应的发生。

6. 安全护理　MODS 患者病情危重，常伴有烦躁或昏迷，全身各类导管较多，应确保管

NOTE

道通畅，防止管道脱落和患者意外受伤，必要时采取保护性措施，如适当约束和使用床档等。

（三）健康教育

消除诱发全身炎症反应的可能因素，改善患者的免疫功能；勿滥用皮质激素和免疫抑制剂，适当使用免疫增强剂等；了解患者心理状况和需求，帮助患者树立战胜疾病的信心，促进患者康复。

【病案讨论】

患者，男，50 岁，因"右大腿根部刀砍伤，失血性休克"1 小时入院。急诊行"右股动、静脉修补术"，术中出血较多，共输入全血 3000mL。术后第二天，患者处于昏迷状态，双侧瞳孔对光反射消失，直径 5mm，无自主呼吸，使用呼吸机辅助通气。心电图示窦性心律，P：145 次 / 分，静脉泵入多巴胺和去甲肾上腺素，BP：86/52mmHg，皮肤苍白、厥冷，肢端青紫，无尿，胃肠减压引出咖啡色液体。实验室检查：Hb 43g/L，WBC 22×10^9/L，PLT 38×10^9/L，SCr 562μmol/L，STB 256μmol/L。请回答下列问题：

（1）该患者目前最可能的诊断是什么？诊断依据是什么？

（2）如何对其进行器官功能监测和护理？

主要参考文献

1. 王一镗. 急诊医学【M】. 第 2 版. 北京：清华大学出版社，2015.

2. 吴孟超，吴在德. 黄家驷外科学【M】. 第 7 版. 北京：人民卫生出版社，2015.

3. 倪自翔，等. 气管异物及急救方法的法医病理学探讨【J】. 华西医学，2015，30（8）.

4. 费素定，李冬，李延玲. 急重症护理【M】. 武汉：华中科技大学出版社，2015.

5. 李秀华. 灾害护理学【M】. 北京：人民卫生出版社，2015.

6. 张印明，鲍明征，等. 实用急危重症医学【M】. 广州：世界图书出版社，2014.

7. 沈洪，刘中民. 急诊与灾难医学【M】. 第 2 版. 北京：人民卫生出版社，2014.

8. 李春盛. 急诊医学高级教程【M】. 北京：人民军医出版社，2014.

9. 申文龙，张年萍. 急诊医学【M】. 第 3 版. 北京：人民卫生出版社，2014.

10. 张松峰，王群. 急危重症护理学【M】. 第 2 版. 江苏：江苏科技出版社，2014.

11. 李红玉，刘玉锦. 灾害救援与护理【M】. 北京：人民卫生出版社，2014.

12. 李宗浩. 紧急医学救援【M】. 北京：人民卫生出版社，2013.

13. 罗彩凤. 灾难护理学【M】. 第 4 版. 南京：江苏科学技术出版社，2013.

14. 阮满珍，黄海燕. 危重症护理监护技术【M】. 北京：人民军医出版社，2013.

15. 葛均波，徐永健. 内科学【M】. 第 8 版. 北京：人民卫生出版社，2013.

16. 陈孝平，汪建平. 外科学【M】. 第 8 版. 北京：人民卫生出版社，2013.

17. 张翔宇. 重症监护【M】. 郑州：郑州大学出版社，2013.

18. 梁万年，王声湧，田军章. 急诊医学【M】. 北京：人民卫生出版社，2013.

19. 李春玉，朱京慈. 灾害护理学【M】. 北京：人民卫生出版社，2012.

20. 方芳. 危重症监护【M】. 北京：人民卫生出版社，2012.

21. 李小寒，尚少梅. 基础护理学【M】. 第 5 版. 北京：人民卫生出版社，2012.

22. 许虹. 急救护理学【M】. 北京：人民卫生出版社，2012.

23. 张波，桂莉. 急危重症护理学【M】. 第 3 版. 北京：人民卫生出版社，2012.

24. 万长秀. 急救护理学【M】. 第 9 版. 北京：中国中医药出版社，2012.

25. 王祥瑞，于布为. 重症监测与治疗技术【M】. 北京：人民卫生出版社，2011.

26. 王丽华，李庆印. ICU 专科护士资格认证培训教程【M】. 北京：人民军医出版社，2011.

27. 桑文凤，王国珍. 急救护理学【M】. 郑州：郑州大学出版社，2011.

28. 王祥瑞，于布为. 重症监测与治疗技术【M】. 北京：人民卫生出版社，2011.

29. 王曙红，吴欣娟. 重症监护【M】. 北京：高等教育出版社，2010.

30. 李艳菊，陈振峰. 突发事件现场应急救护【M】. 北京：人民军医出版社，2010.

NOTE

31. 王一镗，茅志成.现场急救常用技术【M】.第2版.北京：中国医药科技出版社，2010.

32. 何志捷，管向东.重症医学【M】.北京：人民卫生出版社，2010.

33. 徐丽华，钱培芬.重症护理学【M】.北京：人民卫生出版社，2010.

34. 张淑香，赵玉敏，于鲁欣，等.重症监护【M】.北京：中国科学技术出版社，2010.

35. 邱海波，黄英姿.ICU监测与治疗技术【M】.上海：上海科学技术出版社，2009.

36. 李亚洁，曹秉振，马壮.实用内科危重症护理学【M】.北京：人民卫生出版社，2009.

37. 姜良铎.中医急诊学【M】.第2版.北京：中国中医药出版社，2009.

38. Richard S.Irwin, James M.Rippe原著，朱继红，余剑波主译.危重症医学的操作、技术和微创监测【M】.第4版.北京：人民卫生出版社，2008.

39. 郭瑞华.中医饮食调护【M】.北京：人民卫生出版社，2008.

40. 肖振忠.突发灾害应急医学救援【M】.上海：上海科学技术出版社，2007.